Le Livre Homéopathique

Dr Víctor Denis Purcell

Published by Dr Víctor Denis Purcell, 2023.

While every precaution has been taken in the preparation of this book, the publisher assumes no responsibility for errors or omissions, or for damages resulting from the use of the information contained herein.

LE LIVRE HOMÉOPATHIQUE

First edition. December 4, 2023.

Copyright © 2023 Dr Víctor Denis Purcell.

ISBN: 979-8223987154

Written by Dr Víctor Denis Purcell.

Alexander

Le livre homéopathique
Par le Dr Victor Denis Purcell

Le livre homéopathique

Synopsis : Le livre homéopathique

L'homéopathie : Une exploration approfondie des principes et des pratiques de guérison

Ce livre explore en profondeur la médecine homéopathique, en mettant en lumière ses principes fondamentaux, sa riche histoire et l'évolution de sa philosophie. Depuis sa création par Samuel Hahnemann, les lecteurs sont initiés au concept fondamental de "ce qui se ressemble s'assemble", explorant l'utilisation de remèdes minutieusement dilués qui exploitent les capacités de guérison intrinsèques de l'organisme. Le livre élucide également les principes homéopathiques essentiels, tels que le principe du dosage minimal et le sens de la guérison, qui permettent de suivre et de guider le processus de guérison.

Un aspect notable de l'homéopathie est son approche holistique, qui met l'accent sur l'importance d'une prise en charge complète des cas. Par une observation attentive, une écoute active et un questionnement détaillé, les praticiens reconstituent l'état physique, émotionnel et mental du patient, garantissant ainsi la sélection d'un remède en résonance avec le tableau symptomatique unique de ce dernier.

Exploring the Materia Medica présente aux lecteurs divers remèdes homéopathiques issus de la nature, en expliquant leurs propriétés et indications uniques. L'ouvrage s'intéresse également aux applications pratiques, démontrant l'efficacité de l'homéopathie dans le traitement des affections mineures et des problèmes de santé spécifiques aux hommes et aux femmes.

Dans un mélange de sagesse ancienne et de pratiques modernes, l'intégration intrigante de l'astrologie dans la prise de cas est discutée, offrant des aperçus plus profonds de la constitution d'un patient et aidant à la sélection des remèdes.

Alors que nous nous dirigeons vers un avenir où la médecine intégrative gagnera en importance, ce livre aborde les perspectives florissantes de l'homéopathie, en soulignant son acceptation croissante dans les soins de santé traditionnels et les voies de recherche prometteuses qui s'ouvrent à elle. Ce guide complet fournit à la fois une base et une perspective visionnaire, résumant l'essence intemporelle et le dynamisme évolutif de la médecine homéopathique.

Clause de non-responsabilité

Veuillez lire attentivement les termes et conditions suivants avant de poursuivre.

Informations générales uniquement : Les informations fournies ci-après le sont uniquement à des fins d'information générale et de divertissement. Toutes les informations sont fournies en toute bonne foi ; toutefois, l'auteur ne fait aucune déclaration et ne donne aucune garantie, expresse ou implicite, quant à l'exactitude, l'adéquation, la validité, la fiabilité, la disponibilité ou l'exhaustivité des informations contenues dans le présent document.

Il ne s'agit pas d'un avis médical : Le contenu fourni ci-dessous n'est pas destiné à se substituer à un avis médical professionnel, à un diagnostic ou à un traitement. Demandez toujours l'avis de votre médecin ou d'autres fournisseurs de soins de santé qualifiés pour toute question relative à un état de santé ou à des problèmes de santé.

Pas de relation médecin-patient : la lecture des informations ci-dessous ne constitue pas une relation médecin-patient. Les informations sur la santé communiquées ne constituent pas une recommandation, un diagnostic ou un régime de traitement.

Assistance professionnelle : Vous ne devez pas considérer les informations ci-dessous comme une alternative aux conseils médicaux de votre médecin ou d'autres professionnels de la santé. Si vous pensez souffrir d'un problème de santé, consultez immédiatement un prestataire de soins de santé agréé.

Risques liés à l'autodiagnostic : L'autodiagnostic peut être préjudiciable, et les professionnels de la santé doivent effectuer le diagnostic et le traitement.

Limitation des garanties : Les informations médicales fournies le sont "en l'état", sans aucune représentation ou garantie, expresse ou implicite. L'auteur ne fait aucune déclaration et ne donne aucune garantie concernant le rapport médical.

Responsabilité : Vous acceptez de dégager l'offre de toute responsabilité et de l'exonérer de toute réclamation légale liée aux informations médicales fournies.

Contactez un médecin : Ne négligez pas, n'évitez pas ou ne retardez pas l'obtention d'un avis médical auprès d'un prestataire de soins de santé qualifié en raison de ce que vous avez pu lire dans ce livre ou ci-dessous.

Vous comprenez et acceptez les termes de cette clause de non-responsabilité. Si vous n'acceptez pas ces conditions, vous n'êtes pas autorisé à obtenir des informations ou à procéder d'une autre manière.

Titres des chapitres

Chapitre 1 : Introduction à la médecine homéopathique

Chapitre 2 : La Materia Medica

Chapitre 3 : La médecine homéopathique pour la santé de l'homme et de la femme

Chapitre 4 : L'homéopathie pour les premiers soins

Chapitre 5 : L'utilisation de l'astrologie dans la prise en charge des cas

Chapitre 6 : Perspectives de la médecine homéopathique et synthèse des informations.

Chapitre 1 : Introduction à la médecine homéopathique

Dans ce premier chapitre, nous nous penchons sur les principes fondamentaux, l'histoire et la philosophie qui ont formé l'ossature de la médecine homéopathique. Nous explorons les concepts fondamentaux de "ce qui se ressemble s'assemble" et l'utilisation de remèdes hautement dilués pour stimuler les réactions de guérison et la sagesse innée de l'organisme. En outre, nous parcourons les riches racines historiques de l'homéopathie, depuis sa création par Samuel Hahnemann jusqu'au développement et à l'évolution de ses principes au fil du temps. En comprenant les fondements de l'homéopathie, les lecteurs comprendront les principes qui sous-tendent cette forme évoluée de médecine.

La genèse de l'homéopathie : la vision de Samuel Hahnemann

L'histoire de l'homéopathie commence avec les travaux d'un médecin allemand, Samuel Hahnemann, à la fin du XVIIIe siècle. Désabusé par les pratiques médicales de son époque, qu'il jugeait barbares et inefficaces, Hahnemann a cherché une approche plus humaine et plus rationnelle de la guérison. Sa quête incessante d'une meilleure méthode l'a conduit à découvrir le principe qu'il a appelé similia similibus curentur, ou "le semblable guérit le semblable", qui est devenu la pierre angulaire de la médecine homéopathique. Il s'agissait d'une rupture radicale avec les pratiques médicales conventionnelles de saignées, de purges et d'utilisation de substances toxiques. La vision d'Hahnemann était celle d'un système médical soutenant la tendance naturelle du corps à s'autoguérir, un principe qu'il a trouvé dans les textes anciens, mais qui, jusqu'alors, n'avait pas été rigoureusement appliqué ou compris dans le contexte d'un système médical complet.

La loi des similitudes : Comprendre le principe "Qui se ressemble s'assemble"

Le principe fondamental de l'homéopathie, "Qui se ressemble s'assemble", postule que les substances capables de provoquer des symptômes de maladie chez les individus sains peuvent traiter des symptômes similaires chez les malades. Hahnemann a découvert cette idée en traduisant un texte médical et s'est particulièrement intéressé à une allégation concernant l'utilisation de l'écorce de quinquina (dont la quinine est dérivée) pour traiter le paludisme. Faisant l'expérience sur lui-même, il ingéra du quinquina et remarqua qu'il produisait des symptômes rappelant ceux du paludisme. Cette observation a été le catalyseur de son principe, conduisant à d'autres expériences et à l'élaboration d'une doctrine qui proposait qu'en utilisant ces symptômes similaires comme guide, un médecin pouvait sélectionner des substances qui stimuleraient les processus de guérison innés de l'organisme. Cette loi ne signifiait pas seulement un changement dans la compréhension du traitement, mais suggérait également une profonde interconnexion entre l'homme et la nature - une relation que l'homéopathie cherche à exploiter.

En poursuivant ses expériences, Hahnemann a commencé à documenter les effets spécifiques de diverses substances sur des individus en bonne santé, un processus qu'il a appelé "provings". Au cours de ces essais, des volontaires, dont Hahnemann lui-même, prenaient un sens pour noter les symptômes physiques, émotionnels et mentaux détaillés qui en résultaient. Ces observations ont été méticuleusement répertoriées, créant ainsi la première materia medica rudimentaire de l'homéopathie. Ce recueil de remèdes, accompagné des profils de symptômes correspondants, est devenu un guide essentiel pour le traitement, permettant aux homéopathes de faire correspondre le tableau des symptômes d'un patient à un remède précis.

Grâce à une pratique et une expérimentation continues, Hahnemann a affiné le processus de préparation des remèdes homéopathiques. Il a introduit la méthode de la potentialisation, qui consiste à diluer systématiquement la substance originale et à la succéder (en la secouant vigoureusement) à chaque étape de la dilution. Hahnemann a proposé que ce processus ne réduise pas seulement la toxicité de la substance réelle, mais qu'il renforce également ses pouvoirs curatifs. L'idée était que même dilué au point de ne plus contenir aucune molécule de la substance originale, le remède conserverait une empreinte ou une "mémoire" des propriétés curatives de la substance.

Le concept de traitement individualisé est un autre élément essentiel de l'homéopathie. Contrairement à l'approche unique de la médecine conventionnelle de l'époque, l'homéopathie insiste sur le caractère unique de l'expérience de la maladie de chaque patient. Hahnemann soutenait qu'un traitement efficace ne pouvait être obtenu sans une compréhension approfondie des symptômes, du mode de vie et de l'état psychologique du patient. Cette vision holistique reconnaît la complexité de la santé humaine et met l'accent sur l'adaptation du remède à la personne, et pas seulement à la maladie.

L'approche holistique s'étend au-delà des symptômes physiques pour inclure les aspects émotionnels et mentaux de la santé, une idée novatrice à l'époque d'Hahnemann. Il a observé que des états émotionnels tels que le chagrin ou le choc pouvaient avoir un impact profond sur la condition physique et devaient donc être pris en compte dans le traitement. Cette perspective s'éloignait de la pensée médicale dominante de l'époque, qui se concentrait principalement sur le corps physique et ignorait souvent les composantes mentales et émotionnelles de la maladie.

Le développement de l'homéopathie par Hahnemann a également apporté une perspective différente sur la maladie. Il considérait la maladie comme une perturbation de la force vitale du corps, un principe énergétique qui maintient la santé. Les remèdes homéopathiques étaient donc censés agir en stimulant l'énergie intense du corps pour rétablir l'équilibre et la santé. Cette vision vitaliste de la médecine a suscité à la fois intérêt et scepticisme, car elle remettait en cause les conceptions mécanistes du corps qui commençaient à s'imposer dans les cercles scientifiques.

La pratique de l'homéopathie a commencé à se répandre au fur et à mesure que les élèves et les disciples d'Hahnemann continuaient à pratiquer et à enseigner ses méthodes. Au début du XIXe siècle, l'homéopathie a commencé à s'implanter en Europe et en Amérique. Elle offrait un contraste frappant avec les pratiques médicales souvent dures et invasives de l'époque, ce qui a contribué à sa popularité. La promesse de traitements doux et non toxiques de l'homéopathie a séduit les patients qui s'étaient lassés des remèdes plus nocifs de la médecine conventionnelle.

La diffusion mondiale de l'homéopathie a été diversement accueillie. Dans certains pays, elle s'est bien intégrée aux systèmes médicaux existants, tandis que dans d'autres, elle s'est heurtée à la résistance de la communauté médicale établie. Malgré cela, au milieu du XIXe siècle, l'homéopathie est devenue de plus en plus populaire et de nombreux hôpitaux, collèges et pharmacies homéopathiques ont vu le jour en Europe et aux États-Unis. Cette période est souvent considérée comme l'âge d'or de l'homéopathie, ses pratiques étant largement adoptées par les médecins et le public.

Malgré sa croissance et sa popularité, les principes de l'homéopathie ne sont pas exempts de controverses. L'idée de la potentialisation, en particulier, a été critiquée parce qu'elle s'éloignait des principes de la chimie et de la physique. Les dilutions élevées utilisées en homéopathie, souvent au-delà du point où il reste une molécule de la substance d'origine, sont devenues un point central du débat. Les critiques ont fait valoir que tout bénéfice ressenti par les patients était dû à l'effet placebo plutôt qu'à un quelconque impact physiologique du remède homéopathique.

En réponse au scepticisme, les homéopathes ont mis en avant la nature empirique de leur pratique, en insistant sur les résultats cliniques et les guérisons dont ils ont été témoins. Ils ont fait valoir que l'efficacité de l'homéopathie ne pouvait être niée simplement parce qu'elle ne s'inscrivait pas dans les paradigmes scientifiques actuels. Le débat sur la légitimité de l'homéopathie s'est poursuivi à l'ère moderne, incarnant la tension entre l'expérience empirique et la demande d'une médecine fondée sur des preuves.

La communauté homéopathique s'est également engagée dans une recherche continue pour explorer et valider les mécanismes qui sous-tendent ses remèdes. Les efforts pour étudier scientifiquement l'homéopathie ont inclus des essais cliniques, des études d'observation et des recherches en laboratoire. Malgré les défis que représentent les principes homéopathiques pour les méthodologies scientifiques conventionnelles, les partisans de l'homéopathie continuent à chercher des moyens de comprendre comment les substances diluées de l'homéopathie peuvent interagir avec les processus de l'organisme. Cette recherche s'inscrit dans une tentative plus large de combler le fossé entre l'homéopathie et la médecine conventionnelle, en favorisant un dialogue qui pourrait conduire à une approche plus intégrative des soins de santé, où les connaissances de l'homéopathie seraient prises en compte au même titre que celles de la médecine conventionnelle. La recherche d'une compréhension plus approfondie de l'homéopathie reflète donc un mouvement plus important vers une connaissance inclusive de la guérison et de la médecine, qui reconnaît la valeur des diverses traditions médicales et la complexité de la santé humaine.

Arrêter

La loi des similitudes : Comprendre "Ce qui se ressemble s'assemble"

S'écartant radicalement de la pensée médicale conventionnelle, la loi des similitudes constitue le fondement de la médecine homéopathique. Ce concept, imaginé par Samuel Hahnemann, affirme qu'une maladie peut être guérie par une substance qui produit des symptômes similaires chez les personnes en bonne santé. C'est cette idée paradoxale qui est à la base de tous les remèdes et traitements homéopathiques. L'intuition d'Hahnemann concernant la loi des similitudes n'est pas née du mysticisme ou de conjectures, mais d'une méthode disciplinée et méticuleuse de recherche et d'observation. Il a commencé par s'auto-administrer des substances et à noter les effets qu'elles produisaient, jetant ainsi les bases d'une approche systématique de la guérison, à la fois cohérente et reproductible.

Le principe "ce qui se ressemble s'assemble" contraste fortement avec les paradigmes médicaux du XVIIIe siècle, qui consistaient souvent à traiter les opposés par les opposés. Au lieu d'utiliser des composés qui neutralisent les symptômes, la méthode d'Hahnemann cherche à refléter le processus de la maladie, stimulant ainsi les défenses naturelles de l'organisme. Cette approche repose sur une compréhension profonde des symptômes, non pas comme de simples manifestations de la maladie, mais comme le reflet des tentatives de guérison du corps.

L'approche systématique d'Hahnemann pour découvrir la loi des similitudes était rigoureuse. Il s'est engagé dans ce que l'on appellerait aujourd'hui des essais cliniques, bien que rudimentaires, pour tester sa théorie. En documentant les réactions d'individus sains à diverses substances, il a constitué une base de données de symptômes et de substances associées susceptibles de les induire. Cette compilation exhaustive permet de disposer d'un point de référence à partir duquel les remèdes peuvent être prescrits avec précision, en respectant les nuances de l'expérience de la maladie de chaque patient.

Au fur et à mesure que l'homéopathie se développait, la pratique consistant à documenter les "essais" s'est également développée. Il s'agit d'examens détaillés et d'enregistrements des symptômes provoqués par des substances chez un groupe de volontaires en bonne santé. La précision avec laquelle ces symptômes étaient enregistrés soulignait la nature méticuleuse de la pratique homéopathique. Chaque preuve était ajoutée à la base de connaissances en expansion, aidant les homéopathes à faire correspondre le profil de symptômes d'un patient avec un remède spécifique dont il a été démontré qu'il produisait un profil similaire chez des individus en bonne santé.

L'affinement de la loi des similitudes a nécessité un équilibre entre spécificité et généralisation. Si le principe d'Hahnemann veut que le remède soit similaire à la maladie, il faut aussi comprendre que l'expérience des symptômes est unique pour chaque personne. Les subtilités de l'état émotionnel et physique d'un patient devaient être soigneusement prises en compte, afin de s'assurer que le remède choisi traite la maladie dans son contexte personnel.

L'application de la loi des similitudes dans la pratique impliquait également une posologie individualisée. Hahnemann savait qu'une même substance pouvait provoquer des réactions différentes chez des personnes différentes, voire chez la même personne dans d'autres conditions. Par conséquent, la détermination de la puissance et du dosage adéquats était aussi cruciale que le choix de la substance correcte. Cette approche personnalisée s'éloignait considérablement de la mentalité "taille unique" qui prévalait à l'époque dans la médecine traditionnelle.

Les implications thérapeutiques de la loi des semblables vont au-delà du simple soulagement des symptômes. En homéopathie, l'objectif n'est pas seulement de soulager les symptômes, mais de traiter la perturbation sous-jacente de la force vitale. En choisissant un remède qui reflète l'ensemble des symptômes du patient, les homéopathes pensaient pouvoir susciter une réponse plus profonde et plus curative, en faisant appel aux capacités d'autoguérison inhérentes à l'organisme.

Les détracteurs de l'homéopathie se sont souvent attaqués à la loi des similitudes, la qualifiant d'invraisemblable d'un point de vue scientifique. L'argument était que le principe ne s'alignait pas sur le modèle biomédical émergent, fondé sur l'identification et l'antagonisme direct des facteurs pathogènes. L'homéopathie, qui s'appuie sur la similitude des symptômes plutôt que sur l'opposition des agents pathogènes, est souvent considérée comme non scientifique selon les critères de l'époque.

Pour leur défense, les homéopathes mettaient en avant la nature empirique de leur travail. Ils affirmaient que la loi des similitudes était dérivée de l'observation et de l'expérimentation, caractéristiques de la méthode scientifique. Selon eux, l'efficacité d'un remède est validée par l'amélioration observable de l'état du patient après son administration, quelles que soient les théories médicales dominantes de l'époque.

Le débat autour de la loi des semblables met en évidence une question philosophique plus large sur la nature de la guérison et le rôle de la médecine. L'homéopathie propose une vision du traitement qui s'adapte aux subtilités de l'individu et à l'expression nuancée de la maladie, invitant à une approche plus personnalisée et holistique de la santé. Malgré le scepticisme auquel elle est confrontée, la loi des similitudes continue d'inspirer ceux qui cherchent une alternative à l'approche parfois impersonnelle et réductionniste de la médecine conventionnelle.

L'art de la dilution : Potentialisation et succussion

Dans la pratique complexe de l'homéopathie, la potentialisation et la succussion sont des processus essentiels qui transforment les substances en agents thérapeutiques. La potentialisation consiste à diluer systématiquement la substance d'origine, souvent jusqu'à ce qu'aucune molécule du produit de départ ne soit détectable, conformément à la croyance homéopathique en la force des préparations fortement diluées. La succussion, qui consiste à agiter vigoureusement la substance à chaque étape de la dilution, est censée transférer l'essence ou l'"énergie" de la substance dans le milieu, généralement de l'eau ou de l'alcool. Hahnemann, qui était très empiriste, a mis au point ces méthodes pour atténuer les effets toxiques qu'il observait lors de l'administration de substances non diluées. Il a découvert que, même si la présence physique de l'importance originale diminuait, ses propriétés curatives non seulement persistaient, mais semblaient même améliorées.

Cette méthodologie est au cœur de la rupture de l'homéopathie avec la pharmacologie conventionnelle, qui s'appuie généralement sur des effets dose-dépendants. La théorie de la potentialisation suggère que le processus de dilution et d'agitation imprime la mémoire de la substance dans le diluant, qui interagit alors avec la force vitale du corps. Hahnemann a proposé que cette méthode permette de conserver et d'amplifier les propriétés curatives sans risque d'effets secondaires toxiques. Ce concept remet en question la relation dose-effet conventionnelle et a suscité l'intrigue et le scepticisme de la communauté médicale au sens large.

Chaque niveau de dilution dans le processus de potentialisation, connu sous le nom de puissance, est marqué par un ratio spécifique. Les puissances standard, telles que 6C ou 30C, indiquent que la substance a été diluée à raison d'une partie sur 100, six ou trente fois, respectivement. La puissance choisie est adaptée à chaque patient et dépend de la nature de ses symptômes. Les symptômes aigus peuvent être traités avec des puissances plus faibles, tandis que les affections plus profondes ou chroniques peuvent être traitées avec des puissances plus élevées. Le choix de la puissance est un élément essentiel de la prescription homéopathique, qui reflète la compréhension nuancée de la dynamique entre le remède, le patient et sa maladie.

La succussion ajoute une autre couche au processus de potentialisation. Hahnemann a demandé que le mélange soit frappé contre un corps élastique, une procédure qu'il jugeait vitale pour activer les propriétés médicinales de la solution. Bien que la science traditionnelle n'ait pas encore élucidé les mécanismes par lesquels la succussion pourrait renforcer l'efficacité thérapeutique d'une solution homéopathique, les praticiens et les patients de l'homéopathie attestent de la différence qualitative entre les remèdes succussés et non succussés, ce qui suggère que le processus physique de la secousse fait partie intégrante de la préparation du remède.

Le débat sur la plausibilité de la potentialisation touche à des principes fondamentaux de la chimie et de la physique. Les sceptiques affirment que les dilutions homéopathiques, qui dépassent souvent le nombre d'Avogadro, devraient théoriquement annuler toute activité chimique de la substance d'origine. Les partisans de l'homéopathie rétorquent que l'efficacité des remèdes homéopathiques est empiriquement évidente et qu'elle justifie une recherche ouverte sur la possibilité de formes non chimiques d'activité biologique. Il s'agit là d'une frontière où l'homéopathie et la science conventionnelle s'affrontent souvent, chaque partie restant fermement attachée à ses principes fondamentaux.

Malgré la controverse, la potentialisation est restée un aspect essentiel de la médecine homéopathique. Elle représente une intersection unique entre l'art et la science, où la méthodologie précise s'appuie sur une philosophie qui dépasse les limites de la chimie médicinale conventionnelle. Elle reflète une approche holistique plus large, où le remède est préparé avec l'intention et la compréhension de son éventuelle interaction dynamique avec la force vitale du patient.

Les principes de potentialisation et de succussion reflètent également l'importance du processus en homéopathie. Ce n'est pas seulement la substance qui guérit, mais la façon dont elle est préparée et administrée. Cela met en évidence un aspect caractéristique de l'homéopathie - la croyance en une approche de la guérison axée sur le processus, où chaque étape, de la sélection du remède à la préparation, est exécutée avec une délibération et un objectif minutieux.

Les homéopathes soutiennent que le processus de potentialisation est autant un art qu'une science. Il exige non seulement une compréhension des aspects techniques, mais aussi une compréhension intuitive des changements énergétiques plus subtils que le processus implique. L'art de la potentialisation est donc une synthèse de méthodes empiriques et d'une vision holistique - une danse entre les aspects tangibles et intangibles de la guérison.

La pratique persistante et la popularité de l'homéopathie, malgré le manque de clarté scientifique sur la potentialisation et la succussion, suggèrent une efficacité de résonance que beaucoup trouvent convaincante. Même si cette efficacité n'est pas encore entièrement explicable en termes scientifiques, les résultats empiriques observés par les praticiens de l'homéopathie constituent un argument convaincant pour de nombreux patients à la recherche de traitements alternatifs ou complémentaires.

En conclusion, les pratiques de potentialisation et de succussion restent au cœur de l'identité de la médecine homéopathique. Elles résument la volonté de l'homéopathie d'adopter des concepts qui remettent en question le statu quo, invitant à un dialogue et à une recherche continus sur la nature de la guérison et sur le potentiel de la médecine à opérer au-delà des limites de la substance mesurable.

Le principe de la dose minimale en homéopathie est le concept selon lequel la plus petite quantité d'une substance nécessaire pour déclencher une réaction de guérison est le dosage le plus souhaitable.

Ce principe découle du désir d'éviter les effets secondaires et de la philosophie selon laquelle les processus naturels de guérison de l'organisme doivent être soutenus, mais non dominés ou supprimés par le traitement. Hahnemann, témoin des méthodes dures des traitements conventionnels de son époque, qui comprenaient souvent des saignées et de fortes doses de substances toxiques, a cherché une approche plus douce et plus respectueuse de la guérison. C'est ainsi qu'il a fait œuvre de pionnier en réduisant les quantités au minimum nécessaire pour obtenir un changement. Cette pratique ne s'oppose pas seulement à la médecine conventionnelle, elle définit également un principe fondamental de la philosophie homéopathique.

Le principe de la dose minimale fonctionne en tandem avec la potentialisation pour produire des remèdes censés interagir avec la force vitale du corps plutôt qu'avec le corps physiologique directement. En effet, alors que la médecine conventionnelle s'attache souvent à modifier les symptômes physiques par une action chimique directe, l'homéopathie vise à déclencher les mécanismes d'autorégulation inhérents à l'organisme. On pense que même l'introduction la plus subtile du bon remède homéopathique peut catalyser une réponse de guérison profonde sans surcharger les systèmes de l'organisme.

La mise en œuvre de la dose minimale est considérée comme un effort hautement individualisé. Les homéopathes consacrent beaucoup de temps à comprendre le profil symptomatique, les antécédents et la constitution uniques d'un patient avant de déterminer le remède et le dosage précis. Cette spécificité garantit que le traitement est adapté au patient, conformément à la croyance selon laquelle la dose minimale n'est pas une quantité fixe mais une mesure relative, qui dépend de la sensibilité de l'individu et de la nature de son état.

Dans la pratique clinique, la dose minimale est administrée juste assez souvent pour maintenir la dynamique de guérison. L'homéopathe observe attentivement la réaction du patient et ajuste la fréquence et la puissance des doses en conséquence. L'objectif est de stimuler suffisamment la réaction de guérison de l'organisme sans provoquer d'aggravation ou de répétition inutile du remède. Le principe de la dose minimale respecte ainsi le rythme et la capacité de récupération de l'organisme.

Les détracteurs de l'homéopathie ont souvent cité la dose minimale comme point de discorde, arguant que des doses aussi infimes, souvent au-delà de la limite de la présence moléculaire, ne peuvent avoir aucun effet. Les homéopathes, cependant, affirment que les résultats cliniques justifient leur approche et appellent à une compréhension élargie de l'action des médicaments, qui ne se limite pas à la relation dose-réponse matérielle qui domine la pharmacologie.

Malgré le scepticisme de la communauté médicale au sens large, le principe de la dose minimale de l'homéopathie a trouvé un écho dans des domaines où l'on s'inquiète de plus en plus de la surconsommation de médicaments et de leurs effets secondaires. L'homéopathie offre une alternative qui s'inscrit dans le mouvement moderne en faveur d'une utilisation plus durable et plus prudente des interventions médicales.

Le principe de la dose minimale renvoie également à une position philosophique qui reconnaît le corps comme un organisme autoguérisseur, le rôle de la médecine étant de soutenir le processus de guérison plutôt que de l'usurper. Il suggère un partenariat entre le praticien et le patient, où le premier fournit le stimulus et le corps du second effectue le travail de guérison.

Les homéopathes considèrent également la dose minimale comme un moyen d'honorer la sagesse du corps. En utilisant l'intervention mineure nécessaire, ils pensent reconnaître et respecter la capacité du corps à corriger les déséquilibres et à rétablir la santé. Cela contraste fortement avec les interventions qui cherchent à contrôler ou à supprimer les symptômes sans s'attaquer aux déséquilibres sous-jacents.

L'utilisation continue de la dose minimale dans la pratique homéopathique témoigne des principes durables sur lesquels l'homéopathie a été fondée. Elle représente un engagement en faveur d'une forme de médecine douce, respectueuse et conforme à une vision holistique de la santé. La philosophie qui sous-tend la dose minimale continue de remettre en question le modèle médical conventionnel et offre une perspective de guérison qui est subtile mais qui, pour beaucoup, a une résonance profonde.

En résumé, le principe de la dose minimale fait partie intégrante de l'homéopathie, mettant l'accent sur une intervention douce et le respect des capacités de guérison inhérentes à l'organisme. Bien que ce principe défie la sagesse pharmacologique conventionnelle, il reste une pierre angulaire de la médecine homéopathique, incarnant un engagement en faveur d'une approche des soins de santé moins invasive et plus centrée sur le patient.

L'approche individualisée : Le patient au centre des préoccupations

L'approche individualisée en homéopathie est un aspect distinctif qui considère chaque patient comme une entité unique, nécessitant une stratégie de traitement sur mesure. Cette approche contraste avec la méthodologie unique souvent observée en médecine conventionnelle, où les maladies sont généralement traitées à l'aide de protocoles standardisés. Les homéopathes estiment que deux personnes présentant ce qui pourrait être considéré comme la même maladie en termes traditionnels peuvent avoir besoin de remèdes homéopathiques complètement différents. Cette individualisation est basée sur une évaluation complète des symptômes physiques, émotionnels et mentaux du patient, ainsi que sur ses antécédents médicaux personnels et les circonstances de sa vie.

Cette approche centrée sur le patient exige un processus de prise de cas approfondi, l'une des parties les plus exigeantes en temps de la pratique homéopathique. Les homéopathes mènent des entretiens approfondis pour mieux comprendre les symptômes subtils du patient et ses réactions à diverses influences, y compris les facteurs environnementaux et les facteurs de stress. L'interrogatoire détaillé peut explorer des aspects tels que les préférences alimentaires, les habitudes de sommeil et le tempérament émotionnel, qui peuvent ne pas sembler directement liés à la maladie mais qui sont considérés comme cruciaux pour sélectionner le remède le plus approprié.

Le répertoire homéopathique, un index complet des symptômes et des remèdes associés, est un outil essentiel pour personnaliser le traitement. En faisant correspondre le profil symptomatique unique du patient avec les détails nuancés du répertoire, les homéopathes peuvent identifier les remèdes qui correspondent le mieux à l'état du patient. Ce processus, appelé "répertorisation", reflète la nature complexe de la sélection des remèdes et le degré élevé de personnalisation du traitement homéopathique.

Cette approche individualisée reconnaît la complexité de la condition humaine, en respectant le fait que les manifestations de la maladie sont aussi diverses que les personnes qui les vivent. Elle part du principe qu'un traitement efficace ne doit pas seulement s'attaquer à la maladie, mais qu'il doit aussi être en résonance avec le bien-être général du patient. Ce niveau de personnalisation est conçu pour stimuler les processus de guérison du corps de la manière la plus conforme à la vitalité et à la santé de l'individu.

Les homéopathes considèrent l'individualisation du traitement comme un moyen d'honorer la personne dans son ensemble plutôt que de se concentrer sur des symptômes ou des maladies isolés. Cette vision holistique s'étend à la compréhension et au traitement de la santé mentale et émotionnelle du patient en tant que composantes intégrales du bien-être général. Ce faisant, l'homéopathie cherche non seulement à soulager les symptômes, mais aussi à améliorer la vitalité globale du patient et sa capacité d'autoguérison.

L'approche individualisée reflète également l'adaptabilité du traitement homéopathique. Au fur et à mesure que les patients suivent une thérapie et que leur état évolue, leurs plans de traitement sont réévalués et ajustés en conséquence. Ce processus dynamique répond aux changements des symptômes et de l'état de santé du patient, ce qui permet de mettre en place une stratégie de traitement souple et réactive qui évolue.

L'accent mis par l'homéopathie sur l'individu a été loué pour sa compassion et ses soins centrés sur le patient, et critiqué pour son manque de protocoles de traitement standardisés. Pourtant, malgré les opinions divergentes, cette approche est restée une caractéristique de la pratique, signifiant la profondeur et l'attention accordées à l'expérience unique de la maladie de chaque patient.

L'approche individualisée de l'homéopathie souligne également la relation entre le patient et le praticien, favorisant un partenariat fondé sur la confiance mutuelle et une compréhension approfondie. Le rôle de l'homéopathe est autant d'écouter et d'interpréter que de guérir, un aspect que les patients trouvent souvent rassurant et valorisant.

Cette approche personnalisée de la médecine attire particulièrement les personnes qui se sentent marginalisées ou incomprises par les systèmes de santé conventionnels. Elle attire souvent des patients qui recherchent une approche plus personnalisée et plus empathique de leurs problèmes de santé et qui sont prêts à s'engager activement dans leur cheminement vers la santé.

En résumé, le praticien homéopathe place le patient au centre du processus de traitement, en mettant l'accent sur une stratégie sur mesure qui respecte la complexité et l'individualité de chaque personne. Il s'agit d'une pratique méticuleuse qui cherche à comprendre le patient, en fournissant un plan de traitement personnalisé conçu pour travailler en harmonie avec les capacités naturelles de guérison du corps.

La philosophie holistique de l'homéopathie incarne le principe du traitement de l'individu dans son intégralité, et pas seulement des symptômes isolés d'une maladie. Cette approche est à la base de la médecine homéopathique et reflète un profond respect pour l'interaction complexe entre l'esprit, le corps et l'âme dans la recherche de la santé et de la guérison. Elle repose sur l'idée que les symptômes sont l'expression de la tentative du corps de se guérir lui-même et que la véritable guérison passe par le rétablissement de l'équilibre au sein de la personne dans son ensemble.

Dans la pratique homéopathique, cette philosophie implique un examen méticuleux des symptômes physiques, de l'état émotionnel, de la santé mentale et des circonstances générales de la vie du patient. L'approche holistique reconnaît que les perturbations émotionnelles ou les facteurs de stress de la vie peuvent se manifester par des affections physiques et vice versa. Les homéopathes accordent donc de l'importance au bien-être psychologique et à l'équilibre émotionnel, qui font partie intégrante de la santé du corps, en tenant compte de facteurs tels que les relations personnelles, le stress de la vie et l'état d'esprit.

Cette vision globale s'étend à l'examen physique du patient, qui comprend une évaluation de sa vitalité générale et de ses susceptibilités. Il n'est pas rare qu'un homéopathe s'enquière du niveau d'énergie d'un patient, de la qualité de son sommeil et même de ses rêves, car tous ces éléments sont considérés comme pertinents pour le profil de santé holistique de la personne. Le principe est que tout déséquilibre ou toute disharmonie dans une partie du système peut influencer l'ensemble, d'où l'importance d'une évaluation complète et globale.

En s'adressant à la personne dans son ensemble, l'homéopathie vise à créer un état d'harmonie où la santé peut s'épanouir à tous les niveaux. Les remèdes sélectionnés sont destinés à soutenir les mécanismes d'autoguérison de l'organisme, en encourageant le retour à un état d'équilibre plutôt qu'en supprimant simplement les symptômes. Les homéopathes pensent que lorsque le corps est en équilibre, les symptômes disparaissent naturellement.

La philosophie holistique considère également les perceptions et les expériences des patients à l'égard de leur maladie comme des outils de diagnostic précieux. Les homéopathes écoutent attentivement la façon dont les patients décrivent leurs symptômes, reconnaissant que les mots et les images choisis par les personnes peuvent donner un aperçu de leur état intérieur et aider à la sélection d'un remède approprié.

Cette position philosophique est particulièrement pertinente dans le cas des maladies chroniques, où les symptômes peuvent être complexes et multiformes. L'approche holistique de l'homéopathie cherche à comprendre les schémas sous-jacents qui entretiennent la maladie, en travaillant à une restauration plus durable et à long terme de la santé plutôt qu'à une réparation rapide des symptômes.

La consultation homéopathique est un exercice holistique, qui ressemble souvent à un dialogue thérapeutique. L'environnement sûr et ouvert offert pendant la consultation est considéré comme faisant partie du processus de guérison, car il permet aux patients de s'exprimer pleinement et d'être entendus sans jugement.

L'approche holistique reflète un changement plus large dans la conscience de la santé qui valorise le bien-être plutôt que la simple absence de maladie. Les homéopathes conseillent souvent leurs patients en matière de régime alimentaire, d'exercice physique et de pratiques de pleine conscience, qui complètent les remèdes fournis.

Dans un monde où les soins de santé sont souvent fragmentés et compartimentés, la philosophie holistique de l'homéopathie offre une approche plus intégrée et centrée sur la personne. Elle séduit les personnes à la recherche d'une forme de médecine qui reconnaît la complexité de leur expérience et l'interconnexion de leurs symptômes.

En résumé, la philosophie holistique de l'homéopathie consiste à reconnaître et à traiter les multiples facettes de l'individu, dans le but de rétablir l'équilibre à tous les niveaux de l'être. C'est une approche qui souligne le caractère unique de chaque parcours de guérison, en donnant la priorité aux soins personnalisés et à la compréhension du fait que la santé est un état de bien-être physique, mental et social complet.

Le concept Dynamis : La force vitale comme essence de la vie

En homéopathie, ce concept, également connu sous le nom de force vitale ou d'énergie vitale, est fondamental pour la compréhension de la santé et de la maladie. Il postule qu'une force énergétique dynamique anime tous les êtres vivants, régissant leurs fonctions physiques et leurs processus d'adaptation. En homéopathie, cette force vitale maintient l'équilibre et, lorsqu'elle est déséquilibrée, entraîne des symptômes de maladie. Le rôle des remèdes homéopathiques est donc de stimuler l'énergie nécessaire pour rétablir l'équilibre et la santé.

Cette perspective vitaliste différencie l'homéopathie de nombreuses autres formes de médecine, notamment la médecine occidentale conventionnelle, dont l'approche est principalement mécanique et biochimique. Les homéopathes affirment que la force vitale, bien qu'elle ne soit pas directement observable, est perceptible par les effets qu'elle produit - un peu comme le mouvement des feuilles connaît le vent. L'état de la force vitale se reflète dans le bien-être général de l'individu, y compris ses conditions mentales, émotionnelles et physiques.

En pratique, lorsqu'un homéopathe choisit un remède, il cherche à faire correspondre l'énergie du remède avec l'énergie de la force vitale perturbée du patient. On pense que la qualité dynamique du remède, renforcée par le processus de potentialisation, interagit avec la force essentielle, donnant l'impulsion nécessaire pour que le processus d'autoguérison s'enclenche. C'est pourquoi des doses infimes suffisent ; c'est l'énergie ou l'"information" du remède, plutôt qu'une quantité matérielle, qui est déterminante.

Le concept de force vitale comme moteur de la santé conduit à un traitement holistique des patients. Les homéopathes considèrent les symptômes comme l'expression d'une force essentielle perturbée et ne cherchent donc pas à les supprimer, mais plutôt à comprendre ce qu'ils indiquent sur le déséquilibre sous-jacent. Cette perspective valorise les symptômes en tant que guides critiques pour la sélection d'un remède approprié plutôt que comme des nuisances à éliminer.

La force particulière est également au cœur de la compréhension homéopathique de l'évolution de la maladie. La maladie n'est pas simplement considérée comme un dysfonctionnement d'un organe ou d'un système spécifique, mais comme une perturbation plus profonde de la force vitale. Ainsi, la réussite du traitement est mesurée par l'amélioration de la vitalité globale du patient et le retour à un sentiment de bien-être, plutôt que par la disparition de symptômes particuliers.

Le concept de force vitale entre en résonance avec plusieurs systèmes de guérison traditionnels, qui reconnaissent également une force vitale invisible - comme le qi dans la médecine traditionnelle chinoise ou le prana dans l'Ayurveda. Cette reconnaissance interculturelle d'une énergie vitale qui doit être équilibrée pour être en bonne santé est un point de connexion entre l'homéopathie et d'autres pratiques de santé holistiques.

Divers facteurs, notamment les états émotionnels, les conditions environnementales et les choix de mode de vie, influencent la force et l'harmonie de la force vitale. C'est pourquoi l'homéopathe peut donner des conseils sur le régime alimentaire, la gestion du stress et d'autres aspects de la vie qui peuvent soutenir la vitalité du patient. Il est entendu que le maintien d'une force vitale solide et équilibrée est essentiel pour résister à la maladie.

Dans le traitement des maladies chroniques, le concept de Dynamis est particulièrement important. Les homéopathes prennent en compte la vitalité à long terme et les schémas énergétiques de l'individu, dans le but de rétablir progressivement l'équilibre de la force vitale perturbée. Les symptômes chroniques indiquent un déséquilibre profond de l'influence forte qui nécessite une stratégie thérapeutique soutenue.

La force vitale éclaire également la perspective homéopathique en matière de prévention. Une énergie essentielle bien équilibrée confère immunité et résistance, réduisant ainsi la vulnérabilité aux maladies. L'homéopathie met donc fortement l'accent sur le renforcement de la force vitale comme moyen de prévenir les maladies et de promouvoir la santé à long terme.

En résumé, le concept de force vitale est une pierre angulaire de la médecine homéopathique, représentant l'énergie essentielle qui, lorsqu'elle est équilibrée, conduit à la santé et, lorsqu'elle est perturbée, entraîne la maladie. Le traitement homéopathique est conçu pour travailler avec cette force vitale, en aidant la capacité inhérente du corps à se guérir lui-même et à maintenir l'équilibre. Cette notion d'énergie animatrice propre à chaque individu est au cœur de l'approche individualisée et holistique de l'homéopathie en matière de santé et de guérison.

Le principe de potentialisation : Déverrouiller l'énergie curative

Le principe de potentialisation est une caractéristique de la médecine homéopathique, représentant un processus unique par lequel les remèdes sont préparés pour améliorer leurs propriétés curatives. Il s'agit d'une dilution en série et d'une succession (agitation vigoureuse) d'une substance, dans le but de libérer son potentiel énergétique. Les homéopathes pensent que ce processus permet au remède de devenir plus efficace en stimulant plus puissamment la force vitale de l'organisme, tout en minimisant le risque d'effets secondaires toxiques.

La potentialisation repose sur l'idée que les qualités thérapeutiques d'une substance peuvent être séparées de sa matière physique et que ces qualités sont amplifiées lorsque le sens est dilué. On pense que le processus imprime la "mémoire" de la substance originale sur l'eau ou l'alcool dans lequel elle est affaiblie, chaque étape successive de dilution et de succussion augmentant cette empreinte énergétique. Ce concept remet en question les relations dose-réponse conventionnelles que l'on trouve en pharmacologie et constitue souvent un point de discorde pour les détracteurs.

Les implications de la potentialisation vont au-delà de la simple préparation des remèdes. Elle suggère que les substances curatives peuvent agir à un niveau plus subtil que le niveau moléculaire ou chimique ; elle implique une capacité de l'eau à transporter l'information. Cette perspective recoupe les concepts de la physique quantique et l'étude de la structure de l'eau, ce qui suscite des débats et des recherches sur la nature de l'eau et son rôle potentiel dans la potentialisation homéopathique.

Dans la pratique, le choix de la puissance est une décision cruciale pour l'homéopathe et est adapté à chaque patient. Les puissances vont de faibles (telles que 1X ou 6C, indiquant un petit nombre de dilutions) à très élevées (telles que 1M ou CM, indiquant un grand nombre de dilutions). Le choix est basé sur différents facteurs, notamment la sensibilité du patient, la nature de la maladie et la durée des symptômes.

La préparation d'un remède homéopathique par potentialisation implique également une intentionnalité que les praticiens apprécient. Chaque étape est exécutée avec soin et précision, car on estime que la qualité de la préparation influe sur la qualité de l'énergie curative du remède. Ce processus méticuleux fait partie de l'art et de la science de l'homéopathie, reflétant son respect pour les aspects matériels et immatériels de la guérison.

Le principe de potentialisation indique également que l'homéopathie considère que moins il y a, mieux c'est. En utilisant la plus petite dose nécessaire pour stimuler la guérison, l'homéopathie cherche à éviter de submerger la force vitale du corps et à la pousser doucement vers l'équilibre. Cette approche minimaliste contraste avec les doses souvent élevées des médicaments conventionnels qui peuvent entraîner des effets secondaires et une toxicité.

En outre, la potentialisation incarne le respect homéopathique de la complexité et de la sensibilité du corps. Elle part du principe que des déclencheurs très subtils peuvent activer les mécanismes de guérison de l'organisme et que ces mécanismes sont capables de réactions profondes. Les puissances adaptées s'adressent à cette sensibilité, offrant un spectre de stimuli qui peuvent être adaptés à la santé et à la vitalité de l'individu.

Le principe de potentialisation permet également de personnaliser la médecine. Comme la même substance peut être préparée dans différentes puissances, chacune ayant son propre profil, cela permet un plus grand degré de spécificité dans l'adaptation d'un remède aux besoins d'un patient. Cette personnalisation témoigne de la nature détaillée de la pratique homéopathique et de son engagement à fournir des soins individualisés.

En homéopathie, la potentialisation n'est pas seulement un moyen de préparation des remèdes, mais aussi une position philosophique sur la nature de la médecine et de la guérison. Elle part du principe que l'énergie et l'information sont au cœur de la santé et que les substances ont des capacités qui vont au-delà de leur composition chimique. Ces principes remettent en question les paradigmes médicaux conventionnels et invitent à une compréhension plus large de ce qui est possible sur le plan thérapeutique.

En résumé, le principe de potentialisation est une caractéristique essentielle de la médecine homéopathique, qui met l'accent sur la dynamique énergétique et la croyance dans le pouvoir curatif des doses "informatives". Il s'agit d'un processus qui sous-tend la préparation de chaque remède homéopathique, contribuant à l'approche unique de la santé de cette pratique et à sa capacité à stimuler les processus d'autoguérison de l'organisme avec une grande précision et une grande subtilité.

La doctrine de l'épreuve du médicament : Comprendre les remèdes par l'expérience humaine

La doctrine de l'épreuve des médicaments est un aspect fondamental de la médecine homéopathique, selon lequel les effets des substances sont systématiquement testés sur des individus en bonne santé afin de déterminer l'éventail des symptômes qu'elles produisent. Ces symptômes sont méticuleusement répertoriés afin de créer un profil détaillé de l'action du remède. Ce principe garantit que l'application thérapeutique des remèdes homéopathiques est fondée sur l'observation empirique et l'expérience humaine directe plutôt que sur des spéculations théoriques.

L'expérimentation des médicaments repose sur le principe que pour comprendre les capacités curatives d'une substance, il faut connaître l'ensemble des effets qu'elle peut produire. En observant les symptômes provoqués lors d'une épreuve, les homéopathes se font une idée des affections que la substance pourrait traiter chez une personne malade, selon le principe "qui se ressemble s'assemble". Cette méthode contraste avec les essais de médicaments conventionnels qui se concentrent généralement sur les effets sur des personnes déjà malades et ne révèlent pas nécessairement tout le potentiel de la substance.

La doctrine de l'expérimentation des médicaments reflète un engagement en faveur d'une approche démocratique et participative de la découverte de remèdes. Les expérimentateurs qui se portent volontaires pour tester les substances viennent de tous les horizons et leurs expériences contribuent à la connaissance collective de l'homéopathie. Cette diversité garantit une compréhension globale des remèdes, en tenant compte des variations de symptômes qui peuvent résulter des différences individuelles.

Au cours d'une expérimentation, les expérimentateurs prennent une dose homéopathique de la substance testée et notent tous les changements qu'ils ressentent, qu'ils soient physiques, émotionnels ou mentaux. Ces auto-observations requièrent attention et introspection, contribuant à la richesse de la materia medica homéopathique - la référence exhaustive aux propriétés médicinales des substances.

Les homéopathes compilent et examinent minutieusement les résultats des essais de médicaments afin de discerner les schémas et les symptômes caractéristiques qui sont systématiquement produits par la substance. Ces symptômes typiques deviennent essentiels dans le processus de prescription homéopathique, car ils aident le praticien à faire correspondre les symptômes d'un patient au profil du remède.

La doctrine de la preuve des médicaments témoigne également du respect de l'homéopathie pour la subtilité de la perception humaine et la complexité des expériences humaines. Contrairement aux essais conventionnels qui peuvent rejeter les expériences subjectives comme non pertinentes ou anecdotiques, l'homéopathie considère ces rapports personnels comme des données essentielles pour comprendre l'impact multidimensionnel des remèdes.

L'expérimentation des médicaments est un processus continu, qui reflète l'ouverture de l'homéopathie à la découverte de nouveaux remèdes et à l'élargissement de sa materia medica. À mesure que la société rencontre de nouvelles substances et que notre environnement change, l'homéopathie reconnaît la nécessité d'explorer et de comprendre en permanence le potentiel de guérison des nouveaux agents.

La méthode d'expérimentation des médicaments met également l'accent sur la sécurité, car les remèdes utilisés sont fortement dilués, ce qui minimise le risque d'effets indésirables tout en provoquant des symptômes informatifs. Cette approche prudente est conforme au principe homéopathique primum noncore, "d'abord, ne pas nuire", et souligne l'attachement de la discipline à des interventions thérapeutiques douces mais efficaces.

En prouvant l'efficacité des médicaments, l'homéopathie fait preuve d'une approche intégrative de la connaissance, combinant la recherche empirique avec une compréhension qualitative de la santé humaine. Elle respecte les récits des individus en tant que sources précieuses d'information, contribuant ainsi à une médecine sensible aux subtilités de la pathologie humaine.

En résumé, la Doctrine de la preuve des médicaments est une pierre angulaire de la pratique homéopathique, offrant une base systématique et expérimentale pour la sélection des remèdes. Elle fournit un cadre qui respecte les nuances des expériences humaines, met l'accent sur la sécurité et la participation, et souligne l'importance des preuves empiriques dans le développement des thérapeutiques homéopathiques. Cette doctrine renforce l'engagement de l'homéopathie à approfondir sa compréhension des substances curatives grâce aux expériences directes de ceux qui les testent.

Chapitre 2 : Materia Medica

Il s'agit de remèdes homéopathiques dérivés de diverses sources naturelles. L'accent est mis sur la symptomatologie mentale, émotionnelle, psychologique et physique associée aux médicaments homéopathiques les plus prescrits. En comprenant les propriétés et les indications uniques de ces remèdes, les praticiens peuvent prendre des décisions éclairées lorsqu'ils choisissent le traitement le plus approprié pour le patient.

Introduction

Bienvenue dans le monde profond de la Materia Medica homéopathique, un dépôt central de connaissances en homéopathie. Ce compendium est un guide qui dévoile les détails complexes des substances médicinales issues de la vaste tapisserie de la nature. Dans cette présentation exhaustive, nous nous lançons dans une exploration érudite de la Materia Medica homéopathique, en examinant son objectif, sa structure, son évolution historique, son interprétation, ses perspectives contemporaines, sa formulation, ses principes, la liste détaillée des médicaments homéopathiques, la vérification clinique, la materia medica clinique, les relations entre les remèdes, l'aggravation et l'amélioration, les épreuves modernes, l'individualisation.

Au cœur de la philosophie thérapeutique de l'homéopathie se trouve le principe de "similia similibus curentur" - des remèdes semblables. Les remèdes sont choisis en fonction de leur capacité à induire chez un individu sain des symptômes correspondant à ceux du patient. La Materia Medica, compilation des descriptions des remèdes et de la symptomatologie associée, est un guide essentiel pour ce processus. Elle offre un catalogue exhaustif de profils de remèdes tirés de sources végétales, animales et minérales, détaillant leurs caractéristiques clés, leurs symptômes et leurs indications thérapeutiques.

L'évolution historique de la Materia Medica homéopathique témoigne des contributions visionnaires de pionniers tels que Samuel Hahnemann, Constantine Hering et James Tyler Kent. Les travaux fondamentaux d'Hahnemann ont initié l'expérimentation systématique des médicaments et jeté les bases de la compilation de la materia medica. La "loi de la direction de la guérison" de Hering et l'accent mis sur la progression des symptômes ont enrichi la compréhension de la dynamique de la guérison. L'approche méticuleuse de Kent a affiné les caractéristiques des remèdes et la prescription constitutionnelle.

L'architecture des entrées de la Materia Medica englobe les classifications botaniques ou chimiques, le contexte historique, les épreuves et les applications cliniques. Chaque remède est défini par des symptômes clés, des modalités (facteurs aggravants ou améliorants) et des symptômes d'accompagnement qui fournissent une vision holistique de ses effets. Des renvois aux remèdes apparentés facilitent la différenciation et la prescription précise.

La compilation des données de Materia Medica est un processus méticuleux qui s'appuie sur de multiples sources - essais, observations cliniques et textes existants de Materia Medica. La vérification consiste à confirmer l'authenticité des symptômes par l'expérience clinique, ce qui garantit la fiabilité et l'exactitude des effets enregistrés. La difficulté consiste à discerner les symptômes authentiques de ceux qui sont périphériques ou secondaires.

L'interprétation du Materia Medica nécessite une compréhension nuancée de la hiérarchie des symptômes, des modalités et de l'ensemble de la présentation du patient. Les index des symptômes des répertoires aident à réduire les options de remèdes. La sélection finale dépend de l'alignement du remède sur le profil symptomatique complet du patient, qui englobe les dimensions physiques, mentales et émotionnelles.

Les progrès modernes renforcent la compréhension traditionnelle de la Materia Medica. Les études pharmacologiques, la recherche moléculaire et les essais cliniques permettent de mieux comprendre les mécanismes des remèdes. De plus, les auteurs contemporains intègrent les découvertes de la psychologie, de la neurobiologie et de la psychoneuroimmunologie, enrichissant ainsi l'interprétation des symptômes.

La Materia Medica homéopathique est formulée par le biais d'un processus méticuleux d'expérimentation des médicaments -

l'administration d'un remède à des individus en bonne santé et l'enregistrement méticuleux de leurs symptômes. Ces essais servent de base aux profils des remèdes, élucidant les effets de chaque substance sur les différents systèmes de l'organisme. Les principes de la materia medica impliquent la correspondance des symptômes, la totalité des symptômes et la loi de la guérison, guidant les praticiens vers une prescription holistique.

La liste complète des médicaments homéopathiques comprend de nombreuses substances issues du monde naturel, couvrant les règnes végétal, animal et minéral. Cette compilation détaille les symptômes, les modalités et les applications thérapeutiques de chaque remède. De l'Aconit au Zincum, le profil unique de chaque remède fournit une mine d'informations aux praticiens pour qu'ils puissent adapter les symptômes à chaque individu.

Les praticiens cliniques valident la Materia Medica par des expériences de cas réels, confirmant l'efficacité des remèdes dans le traitement d'affections spécifiques. La Materia Medica clinique implique l'application des remèdes dans des contextes cliniques, y compris les traitements aigus, chroniques et constitutionnels.

La compréhension des relations entre les remèdes, tels que les remèdes complémentaires et similaires, améliore la précision de la prescription. La connaissance des facteurs qui aggravent ou soulagent les symptômes - aggravation et amélioration - aide à sélectionner les remèdes avec précision.

Les approches contemporaines font appel à la technologie moderne et aux méthodes de recherche pour prouver l'efficacité des médicaments, affinant ainsi notre compréhension des remèdes. L'individualisation, caractéristique de l'homéopathie, met l'accent sur l'adaptation du traitement au profil symptomatique unique de chaque patient.

Les informations présentées ci-dessous illustrent l'application de Materia Medica au traitement des patients hospitalisés, en montrant l'alignement réussi des remèdes sur les symptômes individuels. Par essence, la Materia Medica homéopathique fait le lien entre les substances naturelles et le bien-être humain, en favorisant la santé holistique et en constituant une pierre angulaire indispensable dans la mosaïque de la pratique homéopathique.

Ce qui suit est une description plus complète et plus détaillée de la façon dont les remèdes homéopathiques sont créés :

Création des remèdes homéopathiques : Le processus de vérification

Sélection de la substance

Les remèdes homéopathiques reposent sur l'exploitation des effets thérapeutiques potentiels des substances naturelles. Ces substances couvrent un spectre diversifié, allant des éléments botaniques aux minéraux et aux matières d'origine animale. La phase initiale consiste à sélectionner un sens qui possède des attributs thérapeutiques relativement peu connus. Il peut s'agir d'une espèce végétale, d'une variété minérale, d'un composé d'origine animale ou même de composants liés à une maladie.

Recrutement de volontaires sains

Le recrutement d'individus sains qui jouent le rôle d'"expérimentateurs" fait partie intégrante du processus d'expérimentation. Cette cohorte est délibérément choisie pour être dépourvue de tout problème de santé préexistant. Ce critère de sélection permet de s'assurer que les conditions de santé existantes ne viennent pas perturber les effets de la substance étudiée. Les sujets servent de référence contrôlée pour l'observation de l'impact de la substance.

Administration de la substance préparée

La substance sélectionnée est soumise à une préparation spécialisée. Cela implique une séquence de dilutions et de potentialisations. Cette procédure rend la substance sûre mais très puissante. La dilution est associée à une agitation vigoureuse, un processus connu sous le nom de "succussion", qui confère des propriétés distinctives aux remèdes homéopathiques.

Cataloguer les changements et les réactions

Les expérimentateurs s'engagent dans un régime de traitement du remède préparé, en notant méticuleusement tout changement physiologique, psychologique ou émotionnel. Ces observations englobent les modifications des habitudes de sommeil, les changements d'humeur, les variations des niveaux d'énergie et toute autre expérience nuancée. L'objectif est d'obtenir un éventail complet de réactions.

Diverses réactions individuelles

Un aspect fascinant du processus de vérification est la diversité des réactions de chaque prouveur. Bien que des points communs puissent émerger, la nature individuelle des réactions souligne l'interaction multiforme de la substance avec l'organisme humain.

Compilation et analyse des données

À la fin de la période d'expérimentation, les journaux détaillés tenus par les expérimentateurs sont rassemblés. Ces journaux constituent une mine de données précieuses, qui rendent compte de la complexité des expériences individuelles. Les données ainsi recueillies constituent la base d'une analyse méticuleuse.

Discerner les modèles et les effets

Les praticiens procèdent à une analyse systématique des données agrégées. L'objectif est de discerner des schémas - des symptômes récurrents et des réponses partagées par différents expérimentateurs. Ces schémas constituent la base de la compréhension de l'impact potentiel de la substance sur les domaines physiologique, psychologique et émotionnel.

Élaboration du remède homéopathique

Grâce à une compréhension nuancée des effets de la substance, l'élaboration d'un remède homéopathique s'ensuit. Ce remède renferme l'essence de l'importance, obtenue grâce à une dilution et une potentialisation poussées. La préparation du remède incarne l'esprit thérapeutique de la substance.

Guérison personnalisée

Dans l'application clinique, le praticien homéopathe adapte le traitement aux symptômes, à la constitution et au profil de santé de la personne. Lorsque les symptômes d'un patient correspondent à ceux présentés par les expérimentateurs au cours de l'épreuve, le remède homéopathique correspondant est administré. Ce remède déclenche la réaction de guérison intrinsèque de l'organisme, favorisant ainsi un chemin personnalisé vers la guérison.

Le processus d'expérimentation est essentiellement une exploration scientifique des capacités de guérison potentielles de la nature. Il associe les subtilités de la physiologie humaine aux interactions nuancées entre les substances et les mécanismes innés de guérison de l'organisme. Les remèdes homéopathiques, ainsi dérivés, illustrent la fusion de l'observation empirique et de l'innovation thérapeutique.

Liste des remèdes homéopathiques les plus prescrits :

Avertissement médical : remèdes homéopathiques et médecine alternative

Ce contenu, y compris toutes les discussions, suggestions et références aux remèdes homéopathiques et à la médecine alternative, est fourni uniquement à des fins de divertissement et d'information. Il n'est pas destiné à servir de conseil médical et ne doit pas se substituer à des consultations avec des professionnels de santé qualifiés connaissant vos besoins médicaux.

Si vous envisagez de combiner des remèdes homéopathiques avec des traitements médicaux conventionnels, il est essentiel de consulter un professionnel de la santé agréé. Seul un professionnel de la santé qualifié peut vous conseiller sur ce qui est sûr et efficace pour vos besoins particuliers en matière de santé, et diagnostiquer et traiter les affections médicales.

Toute décision concernant votre santé ou vos traitements médicaux doit être prise en collaboration avec un professionnel de santé agréé. Les créateurs et les distributeurs de ce contenu déclinent toute responsabilité en cas de dommages ou d'effets indésirables résultant de l'utilisation ou de l'application des informations fournies ici. Les téléspectateurs sont invités à consulter un professionnel de la santé avant d'adopter des pratiques de santé alternatives.

N'oubliez pas : Ce contenu est destiné au divertissement et ne doit pas être considéré comme un avis médical.

Materia, Medica

Voici quelques-uns des remèdes homéopathiques les plus couramment prescrits.

Aconit (Aconitum Napellus)

- Mental : L'aconit est important pour son impact profond sur l'état mental, souvent dans les cas de peur et d'anxiété aiguës. Ce remède est choisi pour les états soudains et intenses, en particulier à la suite d'un choc ou d'une frayeur. Les patients peuvent éprouver un sentiment d'agitation extrême et une peur aiguë de la mort, avec une préoccupation pour la mortalité. Ce remède convient aux états résultant de facteurs de stress émotionnels et physiques, tels que l'exposition au froid ou les événements traumatisants.

- Émotionnel : L'aconit affecte les personnes qui éprouvent une peur et une anxiété intenses face à n'importe quelle affection. Il y a un sentiment d'inquiétude face à l'avenir. L'état émotionnel peut inclure un stress incontrôlé conduisant à des symptômes physiques. L'aconit est également utile en cas de symptômes liés à l'exposition au froid et à la sécheresse, qui provoquent une détresse émotionnelle.

- Psychologique : Sur le plan psychologique, l'aconit affecte les patients présentant une tension accrue due à des facteurs de stress émotionnels et physiques. C'est le premier choix dans les maladies aiguës et les conditions inflammatoires avant que les changements pathologiques ne se produisent. Le profil psychologique comprend un état d'esprit hyper-aigu avec des réponses exagérées.

- Physique : Aconite traite les affections aiguës avec des symptômes tels que picotements, froideur, engourdissement et faiblesse soudaine. Il est efficace contre la grippe et les infections impliquant les membranes séreuses et les tissus musculaires. Il est souvent indiqué dans les premiers stades de la fièvre, de l'inflammation et des symptômes liés aux courants d'air froid ou aux changements de température.

Phos acide (Phosphoricum Acidum)

- Mental : Acid Phos affecte profondément les facultés mentales, entraînant souvent des troubles de la mémoire et des difficultés de compréhension. Il est particulièrement efficace pour traiter les états consécutifs à un choc mental ou à un chagrin, se manifestant par une incapacité à rassembler ses pensées ou à trouver les mots justes. Ce remède convient aux personnes qui connaissent un déclin important de leurs fonctions cognitives après un traumatisme émotionnel.

- Émotionnel : Sur le plan émotionnel, Acid Phos est indiqué en cas de tristesse et de dépression profondément enracinées, qui résultent souvent d'un traumatisme émotionnel tel qu'un deuil ou un chagrin d'amour. Les patients peuvent manifester une aversion pour le travail mental et faire preuve d'une indifférence émotionnelle générale, reflétant un désengagement global des activités de la vie.

- Psychologique : Sur le plan psychologique, Acid Phos traite l'impact des émotions intenses telles que le chagrin, la déception ou le chagrin d'amour. Ce remède est connu pour son efficacité dans le traitement des séquelles psychologiques de la souffrance émotionnelle, où l'individu éprouve une perte de motivation ou de dynamisme, conduisant souvent à une réduction significative des activités de la vie.

- Physique : Sur le plan physique, Acid Phos est couramment utilisé pour traiter les états de débilité et d'épuisement consécutifs à un traumatisme émotionnel. Il est particulièrement efficace dans les cas où la fatigue physique et mentale est exacerbée par une période de détresse émotionnelle, de chagrin ou de déception. Ce remède aide à restaurer les niveaux d'énergie et à améliorer la vitalité physique générale.

Allium Cepa

- Mental : Allium Cepa a un impact significatif sur les processus mentaux, provoquant souvent de la confusion et des difficultés de concentration. Il est particulièrement efficace dans les cas de capacités cognitives réduites, comme le traitement des pensées ou la recherche des mots justes, surtout après une exposition à des allergènes ou en cas de rhume. Ce remède s'attaque au brouillard mental et à la désorientation qui accompagnent souvent les affections des voies respiratoires supérieures.

- Émotionnel : Sur le plan émotionnel, Allium Cepa est bénéfique pour les personnes qui éprouvent une profonde tristesse, du désespoir et du mécontentement, souvent en réaction à un malaise physique. Il est utile dans les cas où les troubles émotionnels sont liés aux symptômes physiques des problèmes respiratoires. Ce remède aide à stabiliser les réactions émotionnelles déclenchées par l'inconfort des rhumes ou des allergies.

- Psychologique : Sur le plan psychologique, Allium Cepa est utile dans les cas où la dépression mentale est aggravée par des symptômes physiques persistants. Il est efficace pour soulager la détresse psychologique associée aux affections respiratoires chroniques ou aiguës, améliorant ainsi l'état mental général des personnes souffrant de ces affections.

- Physique : Sur le plan physique, Allium Cepa est réputé pour son efficacité dans le traitement des symptômes du rhume ou du rhume des foins, comme les yeux larmoyants et le nez qui coule, en particulier lorsqu'ils sont aggravés dans des environnements chauds et atténués à l'air libre. Il s'attaque également aux sensations de piqûre et de morsure dans les yeux et le nez, soulageant ainsi les rhumes ou les réactions allergiques les plus courants.

Antimonium Crudum (Antim Crud)

- Mental : Antimonium Crudum a un impact significatif sur les états mentaux, notamment en cas d'irritabilité, d'humeur changeante et de mélancolie. Ce remède est souvent choisi par les personnes généralement insatisfaites de la vie, surtout lorsqu'elles sont liées à des troubles digestifs. Il s'attaque au brouillard mental et à la désorientation qui peuvent accompagner les troubles gastro-intestinaux.

- Émotionnel : Sur le plan émotionnel, Antim Crud est efficace pour traiter une sensibilité émotionnelle accrue, souvent liée à un inconfort physique ou à des indiscrétions alimentaires. Il est utilisé pour les patients qui ont des sautes d'humeur ou qui s'énervent facilement, en particulier après un excès de nourriture ou avec des sensibilités nutritionnelles spécifiques.

- Psychologique : Sur le plan psychologique, ce remède est utile dans les cas où les troubles émotionnels sont étroitement liés à des affections physiques, en particulier gastro-intestinales. Il aide à modérer les réactions psychologiques associées à l'inconfort physique, apportant une stabilité émotionnelle dans le contexte des problèmes de santé physique.

- Physique : Sur le plan physique, Antimonium Crudum est utilisé pour des affections telles que l'indigestion, caractérisée par des symptômes comme la nausée ou une langue enrobée. Il est également bénéfique dans le traitement des affections cutanées telles que l'eczéma ou les callosités sensibles, offrant un soulagement de l'inconfort associé à ces problèmes.

Antimonium Tartaricum (Antim Tart)

- Mental : Antimonium Tartaricum a un impact sur l'état mental, notamment en induisant la confusion et la somnolence. Il est choisi pour les personnes présentant un état mental passif, souvent associé à des affections respiratoires. Ce remède traite la léthargie mentale et le manque de vigilance, en particulier chez les patients âgés ou lors de maladies respiratoires.

- Émotionnel : Sur le plan émotionnel, Antim Tart traite l'irritation et la détresse émotionnelles liées aux symptômes respiratoires physiques. Il convient aux patients qui présentent une irritabilité ou une sensibilité émotionnelle, en particulier en réponse à la gêne respiratoire ou à la fatigue.

- Psychologique : Sur le plan psychologique, Antim Tart est utile dans les cas où des troubles mentaux et émotionnels sont associés à des troubles respiratoires physiques. Il aide à stabiliser les réponses psychologiques découlant de la gêne respiratoire, de la maladie ou du sentiment d'être submergé par les symptômes physiques.

- Physique : Sur le plan physique, Antimonium Tartaricum est réputé pour son efficacité dans les affections respiratoires présentant des symptômes congestifs, comme la présence de mucus dans la poitrine. Il est bénéfique en cas de bronchite, d'infections respiratoires avec production de mucus, et en cas de difficulté à expectorer le mucus.

Apis Mellifica (Apis Mell.)

- Mental : Apis Mellifica affecte de manière significative les conditions mentales, conduisant souvent à l'agitation et à la nervosité. Il est particulièrement efficace pour les personnes qui font preuve d'un manque de concentration et d'un sentiment d'accablement mental, en particulier dans des conditions aiguës. Ce remède convient à ceux qui connaissent des changements rapides d'état d'esprit et qui ont des difficultés à garder leur sang-froid.

- Émotionnel : Sur le plan émotionnel, Apis Mell. Traite les états de volatilité émotionnelle liés à des symptômes physiques tels que l'enflure ou la douleur. Il est bénéfique pour les patients qui ont des crises émotionnelles soudaines ou une sensibilité accrue en réponse à l'inconfort physique, en particulier dans les conditions inflammatoires.

- Psychologique : Sur le plan psychologique, Apis Mell. aide dans les situations où il existe une corrélation entre les troubles mentaux et émotionnels et les conditions physiques. Il aide à modérer les réponses psychologiques associées à l'inconfort physique, en particulier l'inflammation ou les réactions allergiques.

- Physique : Sur le plan physique, Apis Mellifica est réputé pour traiter les gonflements, les rougeurs et les douleurs dues aux piqûres d'abeilles. Il est bénéfique dans les conditions inflammatoires aiguës, les réactions allergiques et les cas de rétention d'eau, offrant un soulagement de ces symptômes physiques spécifiques.

Arnica

- Mental : L'arnica a un impact significatif sur l'état mental, en particulier en cas de choc ou de traumatisme. Il est généralement indiqué pour les personnes qui souffrent de désorientation mentale ou de confusion après une blessure ou un événement traumatisant. Ce remède est bénéfique pour les personnes qui se sentent mentalement étourdies et incapables d'assimiler les événements de façon normale.

- Émotionnel : Sur le plan émotionnel, l'arnica est efficace pour traiter la détresse émotionnelle associée aux blessures physiques ou aux traumatismes. Les patients peuvent faire preuve de détachement émotionnel ou de déni de leur état, insistant souvent sur le fait qu'ils vont bien malgré des signes évidents de dommages ou de douleur.

- Psychologique : Sur le plan psychologique, l'arnica aide à stabiliser les réactions mentales et émotionnelles aux traumatismes physiques. Il est utile dans les cas où des perturbations psychologiques résultent de blessures, d'opérations chirurgicales ou de chocs physiques, en aidant au traitement émotionnel des expériences traumatisantes.

- Physique : Sur le plan physique, l'arnica est réputé pour son efficacité en cas d'ecchymoses, de gonflements et de douleurs, en particulier en cas de traumatismes ou de lésions des tissus mous. Il est également largement utilisé après une intervention chirurgicale pour réduire l'inflammation et accélérer le processus de guérison, aidant ainsi à se remettre d'un traumatisme physique.

Argentum Nitricum

- Mental : Argentum Nitricum est largement utilisé pour gérer l'anxiété, en particulier l'anxiété liée à des événements ou des performances futurs. Ce remède est idéal pour les personnes qui éprouvent une anticipation nerveuse, se manifestant souvent par des comportements précipités et impulsifs. Il traite également les états mentaux avec un sentiment de précipitation et un manque de contrôle sur les pensées.

- Emotionnel : Ce remède traite de manière significative la nervosité intense et l'impulsivité émotionnelle. Les personnes qui bénéficient de ce remède présentent souvent des réactions émotionnelles accrues au stress et peuvent connaître des accès soudains d'anxiété ou de peur sans cause claire.

- Psychologique : Ce remède est efficace contre diverses peurs irrationnelles et phobies, telles que la peur de l'avion, la claustrophobie ou la peur de l'échec. Il contribue à réduire l'impact psychologique de ces peurs, en aidant les individus à faire face aux situations qui déclenchent leurs angoisses.

- Physique : Argentum Nitricum est largement utilisé pour les troubles digestifs liés à la nervosité, tels que les gaz, les ballonnements et la diarrhée, et est particulièrement efficace lorsque ces symptômes s'aggravent avec le sucre. Il est particulièrement efficace lorsque ces symptômes s'aggravent avec le sucre. Il traite également les symptômes physiques qui se manifestent sous l'effet du stress, tels que les tremblements ou les palpitations.

Belladone

- Mental : La belladone est largement utilisée dans les états mentaux aigus caractérisés par de la fièvre, du délire et des hallucinations. Il est efficace en cas d'agitation intense, de confusion et d'apparition soudaine de symptômes cognitifs. Ce remède est également utilisé dans les situations de comportement maniaque ou en cas de réaction intense aux stimuli sensoriels.

- Émotionnel : Sur le plan émotionnel, Belladonna traite les réactions émotionnelles extrêmes telles que l'effroi, la rage ou la peur intense. Elle est bénéfique dans les cas où les symptômes émotionnels apparaissent soudainement et avec une grande intensité, accompagnant souvent les symptômes physiques.

- Psychologique : Sur le plan psychologique, Belladonna est essentiel pour gérer les troubles psychologiques aigus tels que les délires, les hallucinations vives et les peurs extrêmes. Ce remède est particulièrement indiqué dans les situations délicates avec des changements rapides d'état psychologique, accompagnant souvent une forte fièvre ou une douleur physique.

- Physique : Belladonna est connue pour traiter les symptômes de forte fièvre, de rougeur, de douleur lancinante, d'inflammation et d'infections aiguës. Elle est typiquement utilisée dans des conditions telles que les pics de fièvre soudains, les otites, les maux de gorge, les maux de tête et tout trouble inflammatoire d'apparition rapide.

Bellis Perennis

- Mental : Bellis Perennis traite la léthargie et la fatigue mentales profondes, résultant principalement d'un surmenage physique. Il est bénéfique pour ceux qui se sentent mentalement épuisés, incapables de se concentrer, ou mentalement dans le brouillard après des activités physiques intenses ou des blessures.

- Sur le plan émotionnel : Sur le plan émotionnel, ce remède soulage les baisses de moral ou la fatigue émotionnelle qui suivent souvent un travail physique intense ou un traumatisme. Il est utile en cas d'épuisement émotionnel directement lié à un travail physique ou à des blessures.

- Sur le plan psychologique : Sur le plan psychologique, Bellis Perennis aide dans les cas d'accablement ou d'épuisement mental consécutifs à des tâches physiquement exigeantes ou à des blessures. Il favorise la récupération de l'énergie mentale et de la résilience, aidant ceux qui ont subi des situations physiquement éprouvantes.

- Physique : Pour les affections physiques, Bellis Perennis excelle dans le traitement des blessures des tissus profonds, telles que les contusions importantes, les entorses et la convalescence post-chirurgicale. Il est également efficace pour soulager les douleurs générales du corps, les courbatures et la fatigue résultant d'un effort physique important, ce qui en fait un remède essentiel pour le rétablissement après des activités physiquement exigeantes ou des traumatismes corporels profonds.

Berberis Vulgaris

- Mental : Berberis Vulgaris est utilisé dans les cas de fatigue mentale ou de léthargie, souvent en relation avec des problèmes de reins ou de vessie. Il est utile pour ceux qui souffrent d'un manque de clarté mentale ou d'un fonctionnement cognitif léthargique, qui peuvent être liés à des conditions physiques sous-jacentes.

- Émotionnel : Ce remède est efficace en cas d'irritabilité émotionnelle et de frustration, en particulier lorsque ces émotions sont liées à un inconfort physique tel que des problèmes urinaires. Il aide à gérer les sautes d'humeur et la détresse émotionnelle liées à des affections physiques.

- Psychologique : Sur le plan psychologique, Berberis Vulgaris peut aider les personnes qui se sentent mentalement dépassées ou épuisées, souvent en raison d'affections physiques chroniques telles que les troubles des voies urinaires ou les problèmes rénaux. Il favorise le bien-être mental dans le contexte de problèmes de santé physique permanents.

- Physique : Connu pour son efficacité dans le traitement des affections des reins et de la vessie, y compris les calculs rénaux et les infections des voies urinaires, Berberis Vulgaris s'attaque également à la douleur et à l'inconfort associés à ces affections. Il est bénéfique pour soulager les symptômes tels que les douleurs aiguës et irradiantes et est souvent utilisé dans la gestion des affections urinaires chroniques.

Bryonia

- Mental : Bryonia est typiquement choisi par les personnes qui éprouvent une irritabilité importante et une forte préférence pour la solitude lorsqu'elles ne sont pas bien. Il est particulièrement efficace pour les personnes qui deviennent facilement frustrées ou agitées en raison d'un inconfort physique ou d'une maladie.

- Émotionnel : Sur le plan émotionnel, ce remède convient à la gestion des états présentant un besoin accru de stabilité et une aversion pour le changement, qui deviennent souvent plus prononcés pendant la maladie. Il aide à stabiliser les émotions pendant les périodes de difficultés physiques.

- Psychologique : Sur le plan psychologique, Bryonia aide les personnes qui sont accablées ou anxieuses au sujet de leur santé, en particulier dans les cas de maladies chroniques. Elle aide à réduire le stress et l'anxiété qui accompagnent souvent les conditions physiques prolongées.

- Physique : Connue pour son efficacité dans le traitement des affections telles que la toux sèche, les douleurs articulaires et les problèmes digestifs, la bryone est particulièrement utile lorsque les symptômes s'intensifient avec le mouvement. Elle est également pratique pour les maux de tête, la constipation et d'autres problèmes liés à la déshydratation ou à la sécheresse.

Cactus

- Mental : Cactus est particulièrement efficace pour les états mentaux marqués par une sensation de constriction ou d'oppression. Il est utilisé dans les cas où le stress émotionnel se manifeste par une sensation d'étroitesse mentale ou d'enfermement.

- Emotionnel : Sur le plan émotionnel, ce remède convient aux sensations de lourdeur ou d'étouffement émotionnel, souvent liées à des troubles cardiaques ou à une détresse émotionnelle intense. Il aide les personnes qui se sentent émotionnellement oppressées ou accablées.

- Psychologique : Sur le plan psychologique, Cactus est bénéfique pour les personnes qui éprouvent des sentiments accablants ou qui ont l'impression d'être piégées dans leur état émotionnel. Il aide à atténuer l'impact psychologique du stress émotionnel et physique.

- Physique : Connu pour traiter les symptômes cardiaques tels que les palpitations, les douleurs thoraciques ou les sensations d'oppression, le cactus est également bénéfique en cas de sensation physique de constriction, que ce soit au niveau de la poitrine ou dans d'autres régions.

Calcarea Carb

- Mental : Calcarea Carb est très efficace pour les états mentaux marqués par l'anxiété et l'inquiétude, en particulier en ce qui concerne la santé, la sécurité et les tâches routinières de la vie. Il est souvent choisi par les personnes qui se sentent dépassées par leurs responsabilités et qui craignent les changements imprévus. Ce remède aide ceux qui sont généralement prudents mais qui luttent contre des angoisses internes concernant leurs capacités et leur avenir.

- Emotionnel : Sur le plan émotionnel, ce remède est adapté aux personnes qui ont peur de l'instabilité et de l'échec et est familier aux personnes qui s'inquiètent fréquemment de leur avenir et de leur sécurité. Calcarea Carb aide à soulager ces préoccupations émotionnelles profondes, en apportant stabilité et ancrage.

- Psychologique : Sur le plan psychologique, Calcarea Carb aide les personnes accablées par les exigences de la vie. Il est bénéfique pour ceux qui sont stressés par leurs responsabilités personnelles et professionnelles, car il les aide à maintenir un équilibre mental et émotionnel face aux défis.

- Physique : Sur le plan physique, Calcarea Carb est réputé pour traiter les problèmes de métabolisme et de développement, tels que les problèmes osseux et dentaires, et est également utilisé en cas de fatigue, de faiblesse et de sensibilité au froid. Il est également utilisé en cas de fatigue, de faiblesse et de sensibilité au froid. Il permet de gérer les symptômes physiques qui se manifestent en raison de déséquilibres métaboliques.

Calcarea Fluor

- Mental : Calcarea Fluor est apte à traiter les états mentaux marqués par la rigidité et une peur profonde de la perte financière ou de l'instabilité. Il est bénéfique pour ceux qui se sentent mentalement contraints par des soucis liés à la sécurité matérielle, se manifestant par une incapacité à s'adapter à des circonstances changeantes ou à de nouvelles idées.

- Émotionnel : Sur le plan émotionnel, ce remède est adapté à ceux qui sont accablés par le stress des responsabilités, en particulier lorsque ces préoccupations sont liées au maintien de la stabilité et de la sécurité. Il soutient les personnes accablées par le poids émotionnel des soucis financiers et des obligations.

- Psychologique : Sur le plan psychologique, Calcarea Fluor aide les personnes qui ont du mal à s'adapter au changement et qui sont confrontées à un stress important en raison d'un état d'esprit rigide ou inflexible. Il aide à soulager l'inconfort associé au refus ou à l'incapacité d'adopter de nouvelles perspectives ou de relever de nouveaux défis.

- Physique : Sur le plan physique, Calcarea Fluor est réputé pour son efficacité dans le traitement des problèmes osseux et articulaires, tels que les douleurs articulaires, les épines osseuses et les problèmes de santé dentaire comme les caries. Il joue un rôle important dans la santé dentaire, notamment en renforçant l'émail des dents et en luttant contre les caries.

Calcarea Phos

- Mental : Calcarea Phos est particulièrement efficace en cas de fatigue mentale, d'insatisfaction ou d'agitation, fréquents chez les enfants et les adolescents en pleine croissance. Il aide à résoudre des problèmes tels que les difficultés de concentration, le sentiment d'être mentalement dépassé en raison des changements physiques, et le malaise général qui accompagne souvent les étapes du développement.

- Émotionnel : Ce remède est adapté aux défis émotionnels pendant les phases de croissance, tels que l'irritabilité, les sautes d'humeur et le mécontentement communément observés pendant les poussées de croissance chez les enfants et les adolescents. Il aide à stabiliser les réactions émotionnelles associées à la pression des changements physiques et sociaux.

- Psychologique : Sur le plan psychologique, Calcarea Phos est bénéfique pour ceux qui sont dépassés par les changements rapides associés à la croissance et au développement. Il est bénéfique pour soulager le stress et l'anxiété qui accompagnent ces périodes, offrant un soutien au bien-être psychologique pendant les changements significatifs du développement.

- Physique : Connu pour son efficacité dans la santé des os et des dents, principalement pendant la croissance rapide, Calcarea Phos est largement utilisé pour guérir les fractures, aider à la guérison et traiter des conditions telles que les douleurs de dentition ou la faiblesse osseuse. Il joue un rôle essentiel dans le développement physique des os et des dents chez les enfants et les adolescents.

Calcarea Sulph

- Mental : Calcarea Sulph est principalement utilisé pour les troubles mentaux tels que l'ennui et la léthargie, généralement observés après une maladie prolongée ou des infections chroniques. Il traite la fatigue mentale profonde et le manque de concentration, souvent un effet résiduel de longues luttes pour la santé.

- Émotionnel : Ce remède aide à réguler les émotions, en particulier l'irritabilité et le mécontentement, familiers pendant la convalescence ou les problèmes de santé chroniques. Il aide à stabiliser les bouleversements émotionnels pendant les phases de rétablissement, en aidant les individus à gérer les sentiments de frustration et d'insatisfaction liés à leur état de santé.

- Psychologique : Sur le plan psychologique, Calcarea Sulph apporte un soutien aux personnes confrontées à des problèmes de santé à long terme. Il permet de faire face à la tension mentale et à la charge émotionnelle associées aux périodes de rétablissement prolongées, en aidant les individus à gérer l'impact psychologique de leur parcours de santé.

- Physique : Réputé pour son efficacité dans les affections cutanées telles que l'acné, les abcès et les plaies à cicatrisation lente, Calcarea Sulph est également crucial dans le traitement des maladies avec formation ou écoulement de pus. Son rôle dans le soutien des processus naturels de guérison de l'organisme, en particulier dans les affections liées à la peau, est significatif, aidant à la guérison globale.

Calendula

- Mental : Le calendula offre des avantages mentaux nuancés, notamment en apaisant les troubles mentaux qui accompagnent les blessures physiques. Il exerce une influence calmante sur l'esprit, particulièrement bénéfique lors de la récupération après un traumatisme physique, en réduisant la charge cognitive et en améliorant la concentration sur la guérison.

- Émotionnel : Sur le plan émotionnel, le calendula est inestimable pour soulager la détresse liée aux blessures cutanées, à la convalescence chirurgicale et à d'autres traumatismes physiques. Il aide à stabiliser les fluctuations émotionnelles pendant le rétablissement, favorisant un sentiment de résilience émotionnelle et de bien-être.

- Psychologique : En termes de santé psychologique, le calendula est efficace pour atténuer le stress et le traumatisme associés aux blessures physiques. Il aide les individus à faire face aux conséquences psychologiques d'un traumatisme physique, favorisant ainsi un processus de rétablissement plus sain.

- Physique : Les bienfaits physiques du calendula sont considérables, englobant la guérison de divers types de blessures cutanées, de brûlures et de lésions tissulaires plus profondes. Ses propriétés antiseptiques et cicatrisantes en font un composant essentiel du traitement naturel des plaies, favorisant une guérison efficace et saine de la peau.

Cantharis

- Mental : Cantharis est particulièrement efficace pour l'irritation et l'agitation mentale, souvent observées chez les personnes souffrant d'affections des voies urinaires. Il s'attaque au malaise mental accru, à l'agitation et à l'irritabilité généralement associés à un inconfort physique intense.

- Émotionnel : Sur le plan émotionnel, ce remède est essentiel pour gérer la volatilité et la sensibilité accrue. Il est bénéfique pour les personnes qui réagissent émotionnellement à l'inconfort physique ou à l'irritation, aidant à stabiliser les sautes d'humeur et les réponses émotionnelles liées aux affections physiques.

- Psychologique : Sur le plan psychologique, Cantharis aide les personnes qui souffrent de stress ou d'agitation en raison d'affections physiques aiguës. Il offre un soulagement aux personnes qui luttent contre l'impact psychologique de symptômes physiques douloureux et inconfortables.

- Physique : Cantharis est réputé pour traiter des affections telles que les infections des voies urinaires, les brûlures et les échaudures. Il est efficace pour soulager les douleurs intenses, les sensations de brûlure et l'inconfort pendant la miction, ce qui en fait un remède essentiel en cas d'irritation physique sévère.

Carbo Veg

- Mental : Carbo Veg traite la fatigue mentale profonde et le sentiment de léthargie profonde, souvent dus à la maladie, au surmenage ou à l'épuisement. Ce remède est particulièrement adapté aux personnes qui souffrent d'une réduction significative de l'énergie et de la clarté mentales, ce qui a un impact sur leur capacité à s'engager dans les tâches quotidiennes.

- Sur le plan émotionnel : Sur le plan émotionnel, Carbo Veg est bénéfique pour les personnes qui souffrent d'engourdissement émotionnel ou d'indifférence, une conséquence fréquente d'une maladie ou d'une fatigue prolongée. Il aide à revigorer la réactivité émotionnelle et à atténuer les sentiments de détachement émotionnel.

- Psychologique : Sur le plan psychologique, ce remède soulage les personnes accablées par un manque de vitalité. Il aide à restaurer l'énergie et la vigueur psychologiques, ce qui est particulièrement utile pour ceux qui se remettent d'un épuisement physique ou émotionnel.

- Physique : Connu pour son efficacité dans les affections digestives et respiratoires, Carbo Veg est particulièrement efficace pour soulager les symptômes tels que les ballonnements, les gaz et l'indigestion. Il est également précieux pour gérer la faiblesse physique générale, en aidant le corps à se rétablir et à retrouver son énergie.

Caulophyllum

- Mental : Bien que Caulophyllum ne soit pas principalement axé sur les symptômes mentaux, il peut aider à soulager le stress mental, en particulier lorsqu'il est lié aux problèmes menstruels ou au processus d'accouchement. Il aide à gérer les aspects mentaux de la santé gynécologique, tels que le stress ou l'inquiétude.

- Émotionnel : Sur le plan émotionnel, ce remède aide à gérer les fluctuations souvent associées aux cycles menstruels ou à l'accouchement. Il aide à stabiliser les réactions émotionnelles et à gérer les sautes d'humeur liées aux changements hormonaux.

- Sur le plan psychologique : Sur le plan psychologique, Caulophyllum aide à faire face au stress et à l'anxiété, en particulier ceux liés à la santé gynécologique ou à l'accouchement. Il apporte un soutien aux femmes qui doivent faire face à l'impact psychologique des troubles menstruels ou des difficultés liées à l'accouchement.

- Physique : Caulophyllum est réputé pour traiter les troubles menstruels, les difficultés d'accouchement et les douleurs articulaires, notamment au niveau des petites articulations. Il est efficace pour soulager les crampes menstruelles, les cycles irréguliers et les problèmes liés à l'accouchement.

La camomille

- Mental : Chamomilla est bénéfique pour gérer l'irritabilité et l'agitation, en particulier chez les enfants. Il traite les conditions d'hypersensibilité à la douleur, où même un inconfort mineur peut conduire à une agitation mentale significative. Ce remède est souvent choisi pour sa capacité à calmer l'esprit en cas de sensibilité accrue.

- Émotionnel : Sur le plan émotionnel, Chamomilla traite les explosions émotionnelles soudaines telles que la colère ou l'irritabilité. Ces réactions sont souvent observées en cas de douleur ou d'inconfort, ce qui rend Chamomilla idéal pour apaiser les troubles émotionnels dans de tels scénarios.

- Psychologique : Sur le plan psychologique, ce remède aide à gérer le stress et la frustration qui accompagnent la douleur ou la maladie. Il est utile pour les enfants qui ont du mal à gérer les aspects psychologiques de l'inconfort physique.

- Physique : Connue pour son efficacité dans le traitement des douleurs de dentition chez les nourrissons, Chamomilla est également largement utilisée pour les crampes menstruelles, les maux d'oreille et d'autres conditions caractérisées par une douleur intense. Elle est utile lorsque la réponse à la douleur semble disproportionnée par rapport à la cause.

Officine de Chine

- Mentale : China Officinalis est largement utilisé en cas de fatigue mentale profonde et de débilité, en particulier après une maladie, une perte de sang importante ou un épuisement profond. Il traite les conditions dans lesquelles les capacités mentales sont sévèrement diminuées en raison de l'effort physique ou de l'épuisement, en aidant à restaurer la vigilance et la clarté mentales.

- Émotionnel : Ce remède est particulièrement efficace pour gérer la sensibilité émotionnelle accrue et l'irritabilité chez les personnes affaiblies par la maladie ou la perte de liquide. Il aide à stabiliser les fluctuations émotionnelles et soulage l'irritabilité souvent associée à l'affaiblissement physique.

- Psychologique : Sur le plan psychologique, China Officinalis aide les personnes qui se sentent profondément épuisées ou accablées en raison d'un affaiblissement physique important. Il aide à rajeunir la vigueur psychologique et à faire face aux aspects mentaux du rétablissement après une maladie ou une perte de liquide.

- Physique : Reconnu pour traiter les affections résultant d'une perte importante de liquide, telles que les hémorragies, les diarrhées sévères ou les sueurs abondantes, China Officinalis est également connu pour ses effets thérapeutiques en cas de faiblesse physique et d'épuisement. Il est couramment utilisé pour reconstituer les forces de l'organisme après des épisodes d'épuisement liquidien important ou à la suite de maladies chroniques.

Cimicifuga

- Mental : Le Cimicifuga est largement utilisé pour les symptômes mentaux plus profonds tels que la dépression sévère et l'anxiété accrue, principalement liés aux fluctuations hormonales au cours des cycles menstruels ou de la ménopause. Il est efficace pour traiter les sentiments intenses de désespoir et les niveaux d'anxiété fluctuants qui sont liés aux changements hormonaux.

- Émotionnel : Ce remède excelle dans la gestion des bouleversements émotionnels importants, y compris les sautes d'humeur prononcées et l'irritabilité souvent liée aux phases menstruelles et ménopausiques. Il offre une stabilité et un soulagement des turbulences émotionnelles pendant ces transitions hormonales.

- Psychologique : Sur le plan psychologique, le Cimicifuga est inestimable pour soulager le stress ou la tension résultant de problèmes gynécologiques. Il aide à faire face aux défis psychologiques et aux facteurs de stress associés à l'inconfort des règles et aux changements de la ménopause.

- Physique : Le rôle du Cimicifuga dans la santé des femmes s'étend au traitement efficace des crampes menstruelles sévères, du syndrome prémenstruel intense et des symptômes difficiles de la ménopause, y compris les douleurs articulaires et musculaires importantes. Son importance dans le soulagement de l'inconfort physique associé aux changements hormonaux est significative.

Cocculus Indicus

- Mental : Cocculus Indicus est très efficace pour les symptômes mentaux plus profonds tels que les vertiges sévères, la confusion marquée et les troubles cognitifs importants souvent liés au mal des transports ou à un manque de sommeil sévère. Il traite la désorientation mentale intense et l'incapacité à se concentrer ou à penser clairement dans ces conditions.

- Émotionnel : Sur le plan émotionnel, ce remède est essentiel pour traiter l'anxiété profonde et les sentiments de faiblesse, en particulier pendant les périodes prolongées de stress physique ou mental. Il aide à équilibrer les réponses émotionnelles à la fatigue extrême ou au stress.

- Sur le plan psychologique : Sur le plan psychologique, Cocculus Indicus est inestimable pour ceux qui sont accablés par une fatigue ou un stress intenses, car il les aide à gérer l'impact psychologique de ces conditions. Il aide à gérer l'impact psychologique de ces conditions. Il apporte un soutien pour faire face à l'épuisement mental et émotionnel.

- Physique : Cocculus Indicus est réputé pour son efficacité dans le traitement des symptômes sévères du mal des transports, du vertige et des nausées intenses. Il est également largement utilisé pour traiter les faiblesses musculaires importantes et l'épuisement. Le remède est bénéfique pour contrer les symptômes physiques liés au stress, aux voyages ou au manque de repos.

Colocynthis

- Mental : Colocynthis traite en profondeur l'angoisse mentale et l'irritabilité accrue, qui découlent principalement de douleurs abdominales sévères ou de problèmes digestifs complexes. Il s'attache à soulager la détresse mentale qui accompagne souvent un inconfort physique intense, offrant ainsi un soulagement aux troubles mentaux causés par une douleur chronique ou aiguë.

- Émotionnel : Ce remède est essentiel pour gérer une profonde détresse émotionnelle, souvent en réponse à une douleur physique aiguë. Il aide à stabiliser les bouleversements émotionnels et à atténuer les solides réactions émotionnelles souvent liées à la souffrance physique.

- Psychologique : Colocynthis est bénéfique pour les personnes qui subissent un stress psychologique important ou une frustration due à un inconfort physique intense. Il aide à soulager les impacts psychologiques associés à une douleur persistante ou sévère.

- Physique : Colocynthis est réputé pour traiter les crampes abdominales aiguës, les névralgies et les sciatiques. Elle est capable d'atténuer les douleurs aiguës et les troubles gastro-intestinaux sévères, ce qui en fait un remède essentiel pour gérer les douleurs physiques débilitantes.

Conium Maculatum

- Mental : Conium Maculatum traite en profondeur les symptômes mentaux plus complexes tels que la confusion avancée, le ralentissement cognitif significatif et le déclin de la mémoire, typiquement observés chez les adultes plus âgés. Il est spécifiquement conçu pour atténuer les effets de la détérioration mentale et pour soutenir les fonctions cognitives chez les personnes âgées.

- Émotionnel : Sur le plan émotionnel, ce remède est essentiel pour gérer les états dépressifs profonds et les peurs intenses, y compris la peur de la solitude et de l'isolement qui affecte souvent les personnes âgées. Il apporte un soulagement substantiel à ces défis émotionnels qui accompagnent le vieillissement.

- Sur le plan psychologique : Sur le plan psychologique, Conium Maculatum est bénéfique pour ceux qui sont aux prises avec des sentiments de stagnation ou de peur du vieillissement et du déclin physique. Il aide à traiter les implications psychologiques du vieillissement et à aider les personnes âgées à faire face aux aspects mentaux et émotionnels de cette étape de la vie.

- Physique : L'efficacité de Conium Maculatum s'étend au traitement de diverses affections physiques liées à l'âge. Il est bénéfique pour les problèmes glandulaires, les cas prononcés de vertige et les faiblesses importantes. Ce remède est essentiel pour gérer et soulager les maux physiques associés au vieillissement.

Cuprum Metallicum

- Mental : Cuprum Metallicum est largement utilisé pour traiter les symptômes mentaux graves tels que la nervosité profonde, l'agitation intense et l'anxiété accrue, particulièrement liés aux troubles neuromusculaires et aux spasmes musculaires. Il vise à soulager le profond malaise mental et la détresse qui accompagnent souvent ces problèmes physiques.

- Émotionnel : Ce remède gère efficacement les états émotionnels profonds, tels que la peur intense ou l'anxiété, en particulier ceux qui sont liés à des conditions physiques telles que les épisodes convulsifs ou les crampes musculaires sévères. Il aide à stabiliser et à modérer ces fortes réactions émotionnelles aux affections physiques.

- Psychologique : Sur le plan psychologique, Cuprum Metallicum est utile à ceux qui sont aux prises avec un stress ou une anxiété importants résultant d'affections musculaires ou nerveuses permanentes. Il aide les individus à faire face aux effets psychologiques et aux défis de ces problèmes de santé chroniques.

- Physique : Reconnu pour traiter les spasmes musculaires extrêmes, les crampes intenses et divers troubles convulsifs, Cuprum Metallicum est également très efficace pour gérer les affections respiratoires comme l'asthme avec des symptômes spasmodiques. Il apporte un soulagement substantiel aux manifestations physiques de ces affections.

Digitale

- Mental : La digitale est largement utilisée pour gérer l'anxiété et les peurs profondes, en particulier celles liées à la peur de la mort et aux problèmes cardiaques graves. Elle traite efficacement le stress intense et l'inquiétude souvent liés aux troubles cardiaques, apportant un soulagement dans les situations où la santé cardiaque est une préoccupation importante.

- Sur le plan émotionnel : Sur le plan émotionnel, ce remède aide considérablement à faire face à la dépression sévère et à la mélancolie, en particulier lorsque ces états émotionnels sont liés à des maladies cardiaques. Il aide à soulager la détresse émotionnelle associée aux affections cardiaques chroniques.

- Psychologique : Sur le plan psychologique, Digitalis est inestimable pour les personnes confrontées à un stress et à une anxiété importants dus à des problèmes cardiaques. Elle aide à gérer l'impact psychologique des problèmes de santé cardiaque, en apportant soutien et soulagement.

- Physique : La digitale est reconnue pour son efficacité dans un large éventail de troubles cardiaques, notamment les palpitations, l'arythmie et l'insuffisance cardiaque, ainsi que dans les cas de pouls lent. Son rôle dans la prise en charge globale de diverses affections cardiaques est essentiel.

Eupatorium Perfoliatum

- Mental : Bien qu'il ne soit pas principalement utilisé pour les troubles mentaux, Eupatorium Perfoliatum peut soulager l'inconfort mental qui accompagne souvent les douleurs corporelles sévères ou les symptômes grippaux, contribuant ainsi à réduire le sentiment général de malaise et de détresse mentale associé à la maladie physique.

- Émotionnel : Ce remède traite efficacement la détresse émotionnelle qui accompagne souvent un malaise physique intense, tel qu'une forte fièvre ou de graves douleurs corporelles. Il aide à gérer les troubles émotionnels liés à des conditions de santé physique aiguës.

- Psychologique : Sur le plan psychologique, Eupatorium Perfoliatum aide à soulager le stress et l'inquiétude liés aux symptômes graves de la grippe ou aux douleurs corporelles, offrant ainsi un soutien pour faire face aux aspects psychologiques de la maladie.

- Physique : Connu pour son efficacité dans le traitement des symptômes de la grippe, Eupatorium Perfoliatum est particulièrement efficace contre les fortes fièvres, les courbatures et les frissons, ce qui en fait un remède de choix pour les états grippaux.

Ferrum phosphoricum

- Mental : Bien qu'il ne soit pas principalement utilisé pour les troubles mentaux, Ferrum Phosphoricum peut aider à soulager la fatigue mentale qui accompagne la faiblesse physique ou l'apparition de la fièvre. Il convient à ceux qui souffrent d'un manque de vigueur mentale dû à des affections physiques légères.

- Émotionnel : Sur le plan émotionnel, ce remède aide à traiter la fatigue ou un manque général d'énergie, principalement lié à des conditions telles que l'anémie ou les premiers stades de la fièvre. Il aide à gérer la lassitude émotionnelle associée à l'affaiblissement physique.

- Psychologique : Sur le plan psychologique, Ferrum Phosphoricum peut aider les personnes qui se sentent généralement mal ou qui en sont aux premiers stades d'une maladie. Il aide à faire face aux aspects psychologiques de l'affaiblissement physique.

- Physique : Il est surtout connu pour son efficacité dans les premiers stades de la fièvre, de l'inflammation et des problèmes respiratoires. Ferrum phosphoricum est également couramment utilisé dans les cas d'anémie et de faiblesse physique, aidant à traiter ces conditions en améliorant la force et la vitalité du corps.

Gelsemium

- Mental : Gelsemium est particulièrement efficace pour les symptômes mentaux tels que les vertiges, l'ennui mental et la léthargie, souvent observés dans les cas d'anxiété ou d'anticipation. Il est utilisé en cas de brouillard mental ou de léthargie dus à la nervosité face à des événements à venir.

- Émotionnel : Ce remède est bénéfique pour traiter les états émotionnels de profonde appréhension ou de peur, en particulier ceux liés à des événements futurs ou au stress. Il aide à calmer et à stabiliser les réactions émotionnelles associées à l'anxiété.

- Psychologique : Sur le plan psychologique, Gelsemium aide à gérer l'anxiété écrasante ou la sensation d'être paralysé par la peur, en particulier en ce qui concerne les événements futurs. Il aide les personnes à faire face aux aspects psychologiques de l'appréhension et du stress.

- Physique : Connu pour traiter les symptômes grippaux caractérisés par la fatigue, la lourdeur et la faiblesse musculaire, Gelsemium est également efficace contre les maux de tête et les troubles nerveux. Il s'attaque aux manifestations physiques de l'anxiété et du stress.

Hepar Sulph

- Mental : Hepar Sulph est très efficace pour traiter l'irritabilité prononcée et la sensibilité aiguë, en particulier dans les situations impliquant une réaction excessive à des contrariétés ou des stimuli mineurs. Il cible les réactions mentales exacerbées aux irritants mineurs.

- Émotionnel : Sur le plan émotionnel, ce remède est essentiel pour gérer une volatilité importante et une tendance à la colère ou à l'irritabilité rapide, même en réponse à des problèmes apparemment sans importance. Il aide à modérer ces réactions émotionnelles intenses.

- Psychologique : Sur le plan psychologique, heparsulph soutient les personnes qui se laissent rapidement submerger ou mettre en colère par des troubles mineurs, en les aidant à gérer ces réactions psychologiques disproportionnées.

- Physique : Reconnu pour son efficacité dans le traitement des affections cutanées comme les abcès et les furoncles, Hepar Sulph est également utilisé dans les maladies respiratoires avec une sensibilité accrue au froid et une prédisposition aux infections.

Hypericum Perforatum

- Mental : Hypericum est largement utilisé pour son efficacité à atténuer la détresse mentale souvent liée à la douleur nerveuse. Il permet de traiter non seulement les aspects physiques de l'inconfort lié aux nerfs, mais aussi l'agitation mentale et les troubles cognitifs qui peuvent découler d'une telle douleur.

- Émotionnel : Sur le plan émotionnel, Hypericum joue un rôle crucial dans la gestion du spectre des réponses émotionnelles déclenchées par les douleurs nerveuses, en particulier celles de type coup de feu ou coup de poignard. Il apporte un soulagement émotionnel significatif et une stabilisation en réponse à l'inconfort intense associé aux lésions nerveuses ou à l'irritation.

- Psychologique : Sur le plan psychologique, Hypericum est essentiel pour aider les individus à faire face au stress considérable et aux ramifications psychologiques de la douleur ou des lésions nerveuses. Il soutient les aspects de santé mentale de la gestion des conditions liées aux nerfs, en aidant à alléger le fardeau psychologique qui accompagne souvent de telles blessures.

- Physique : Les applications physiques d'Hypericum sont particulièrement variées, notamment dans le traitement des blessures des zones riches en nerfs comme les doigts, les orteils et la région de la colonne vertébrale. Il est particulièrement efficace dans les cas de douleurs aiguës et de lésions nerveuses, ce qui en fait un remède indispensable dans le domaine des traumatismes liés aux nerfs et des douleurs neuropathiques.

Ignatia Amara

- Mental : Ignatia Amara est largement utilisé pour traiter les symptômes mentaux tels que la détresse émotionnelle aiguë, particulièrement liée au chagrin ou au choc émotionnel. Il traite des symptômes tels que les sautes d'humeur et l'hypersensibilité aux stimuli émotionnels.

- Émotionnel : Ce remède est particulièrement efficace pour gérer les réactions émotionnelles profondes, y compris le chagrin aigu, l'anxiété ou la tristesse, souvent à la suite d'un traumatisme émotionnel ou d'une perte.

- Psychologique : Sur le plan psychologique, Ignatia Amara aide à faire face aux effets psychologiques complexes des bouleversements émotionnels, offrant un soulagement du stress et de la tension mentale causés par des expériences émotionnelles intenses.

- Physique : Sur le plan physique, Ignatia Amara est connu pour aider à soulager les symptômes tels que les maux de tête nerveux, les spasmes et autres manifestations physiques liées au stress.

Kali Bichromicum

- Mental : Bien que les effets principaux de Kali Bichromicum ne soient pas sur la santé mentale, il peut être utile pour soulager le brouillard mental ou les fonctions cognitives léthargiques souvent associés aux problèmes de sinus ou aux rhumes de cerveau. Il s'adresse aux patients souffrant de sinusite chronique ou d'affections des voies respiratoires supérieures.

- Émotionnel : Sur le plan émotionnel, ce remède gère les symptômes tels que l'irritabilité ou la dépression qui peuvent accompagner les affections respiratoires chroniques comme la sinusite. Il peut aider à stabiliser les troubles de l'humeur liés à des problèmes respiratoires persistants.

- Psychologique : Sur le plan psychologique, Kali Bichromicum aide les personnes qui se sentent mentalement accablées ou dépassées par des problèmes respiratoires persistants. Il aide à gérer les tensions psychologiques qui accompagnent souvent les affections chroniques des sinus et des voies respiratoires.

- Physique : Connu pour son efficacité dans le traitement des mucosités épaisses et filandreuses, Kali Bichromicum est particulièrement bénéfique pour les sinusites et les infections respiratoires tenaces. Il est spécifiquement indiqué pour les problèmes de sinus et de gorge où le mucus est visqueux et tenace.

Kali Bichromicum est remarquable pour son rôle dans la gestion des conditions respiratoires, en particulier celles caractérisées par des écoulements de mucus spécifiques, et ses implications pour la santé mentale, émotionnelle et psychologique.

Lachesis

- Santé mentale : Lachesis est fréquemment utilisé pour traiter des symptômes mentaux complexes tels que la jalousie intense, la suspicion profondément enracinée et la bavardage excessif, souvent liés à des déséquilibres hormonaux ou à des problèmes circulatoires.

Il est particulièrement efficace lorsque ces états mentaux sont prononcés et ont un impact sur le fonctionnement quotidien.

- Émotionnel : Sur le plan émotionnel, ce remède est apte à gérer les états émotionnels volatils, y compris l'irritabilité significative et les fluctuations de l'humeur, couramment observées dans des conditions telles que les syndromes de la ménopause ou prémenstruels. Il aide à stabiliser ces fluctuations émotionnelles.

- Psychologique : Sur le plan psychologique, Lachesis aide à gérer les sentiments d'oppression, de paranoïa ou de détresse émotionnelle extrême, notamment en cas de troubles hormonaux ou circulatoires. Il aide à faire face aux effets psychologiques de ces problèmes de santé.

- Physique : Connu pour traiter les problèmes liés à une mauvaise circulation et à divers problèmes inflammatoires, Lachesis est également très efficace pour gérer les symptômes de la ménopause. Il traite une série de symptômes physiques associés aux déséquilibres hormonaux et circulatoires.

Lachesis est remarquable pour ses effets étendus dans les conditions impliquant des changements hormonaux et des problèmes circulatoires, avec des implications significatives pour la santé mentale, émotionnelle, psychologique et physique.

Ledum Palustre

- Mental : Bien qu'il ne soit pas principalement utilisé pour les troubles mentaux, Ledum Palustre peut être bénéfique pour réduire l'irritabilité ou l'agitation qui accompagne souvent l'inconfort physique, en particulier dans les cas de blessures par perforation ou d'irritations cutanées.

- Émotionnel : Sur le plan émotionnel, ce remède traite les réactions à la douleur physique, en particulier la douleur associée aux blessures par perforation ou aux piqûres d'insectes. Il aide à gérer les réactions émotionnelles à de telles blessures.

- Psychologique : Sur le plan psychologique, Ledum Palustre aide à faire face au stress ou à l'inconfort résultant de blessures mineures ou d'affections cutanées. Il aide à gérer l'impact psychologique de ces irritations physiques.

- Physique : Connu pour traiter efficacement les blessures par perforation et les piqûres d'insectes, Ledum Palustre est également utilisé lorsque la zone affectée est froide mais qu'elle est soulagée par des applications de froid. Il est particulièrement bénéfique pour gérer les symptômes de ces types de blessures spécifiques.

Ledum Palustre est remarquable pour son application dans la gestion des conditions impliquant des blessures par perforation, des piqûres d'insectes et certaines irritations de la peau, avec des implications pour le bien-être physique et des impacts potentiels sur les états mentaux et émotionnels.

Magnesia Phosphorica

- Mental : Bien que Magnesia Phosphorica ne soit pas directement connue pour ses applications dans le domaine de la santé mentale, elle peut réduire efficacement l'inconfort ou le stress mental qui accompagne souvent les douleurs nerveuses ou les crampes musculaires, contribuant ainsi à atténuer les troubles cognitifs qui en découlent.

- Émotionnel : Ce remède s'attaque aux réactions émotionnelles telles que la détresse ou l'irritabilité qui sont fréquentes chez les personnes souffrant de crampes musculaires et de douleurs nerveuses. Il aide à stabiliser les bouleversements émotionnels causés par ce type d'inconfort physique.

- Psychologique : Sur le plan psychologique, Magnesia Phosphorica aide à gérer le stress et l'inconfort psychologique résultant des problèmes neuromusculaires, offrant un soutien pour faire face aux aspects mentaux de ces conditions physiques.

- Physique : Réputée pour traiter efficacement les crampes, les spasmes et les douleurs nerveuses, Magnesia Phosphorica est particulièrement bénéfique dans les cas de crampes menstruelles intenses et de douleurs névralgiques. Elle joue un rôle crucial dans le soulagement des symptômes physiques associés à ces problèmes neuromusculaires.

Mercurius Solubilis

- Mental : Mercurius Solubilis est largement utilisé pour les symptômes mentaux complexes tels que l'agitation profonde et les troubles importants de la mémoire. Il est particulièrement efficace dans les cas liés aux infections ou aux troubles inflammatoires, en traitant les aspects cognitifs et psychologiques de ces conditions médicales.

- Émotionnel : Ce remède joue un rôle crucial dans la gestion de l'instabilité émotionnelle profonde et des sautes d'humeur importantes, souvent associées à des infections chroniques ou à des problèmes de santé de longue date. Il contribue à l'équilibre émotionnel et à la réduction de la variabilité de l'humeur liée à la maladie.

- Psychologique : Sur le plan psychologique, Mercurius Solubilis aide les personnes qui doivent faire face au stress ou à l'anxiété permanents liés à des problèmes de santé chroniques, en les soulageant du fardeau psychologique que représente une maladie persistante.

- Physique : Particulièrement efficace dans le traitement d'un large éventail d'infections caractérisées par des symptômes prononcés tels qu'une salivation excessive, un gonflement des glandes et des sueurs nocturnes intenses, Mercurius Solubilis est également reconnu pour son rôle dans le traitement des infections dentaires et de la gorge, ainsi que d'autres affections physiques connexes.

Cet aperçu élargi du Mercurius Solubilis offre une perspective détaillée de son application dans diverses conditions de santé, en se concentrant sur son impact global sur les aspects mentaux, émotionnels, psychologiques et physiques, en particulier dans le contexte des infections et des troubles inflammatoires.

Natrum Muriaticum

- Mental : Natrum Muriaticum est largement utilisé dans les cas de dépression, d'introversion et de chagrin, en particulier lorsque ces états mentaux sont liés à des traumatismes émotionnels ou à des chagrins d'amour passés. Il répond aux besoins mentaux profonds comme la tristesse prolongée et la tendance à ressasser les griefs du passé.

- Emotionnel : Ce remède est efficace pour gérer les états émotionnels caractérisés par la réserve et la réticence à partager ses sentiments, souvent observés chez les personnes qui ont été blessées émotionnellement. Il aide à soulager le poids émotionnel des émotions refoulées et des blessures émotionnelles passées.

- Psychologique : Sur le plan psychologique, Natrum Muriaticum aide les personnes aux prises avec un chagrin intériorisé et des cicatrices psychologiques dues à des expériences passées. Il soutient le processus de guérison émotionnelle et le rétablissement psychologique des traumatismes émotionnels.

- Physique : Connu pour son efficacité dans le traitement des maux de tête, des allergies et des troubles cutanés qui peuvent être exacerbés par le stress émotionnel, Natrum Muriaticum est également utilisé pour les symptômes physiques liés au stress et aux bouleversements émotionnels.

Natrum Muriaticum est particulièrement remarquable pour son application dans des conditions impliquant des problèmes émotionnels profonds et leurs manifestations physiques, ayant un impact sur la santé mentale, émotionnelle, psychologique et physique.

Nux Vomica

- Mental : Nux Vomica est utilisé pour traiter les troubles mentaux tels que l'irritabilité accrue, l'impatience chronique et le stress, particulièrement fréquents chez les personnes très compétitives ou ambitieuses. Il cible l'épuisement mental et le surmenage résultant d'exigences professionnelles ou personnelles intenses.

- Émotionnel : Sur le plan émotionnel, ce remède est essentiel pour gérer la colère et la frustration aiguës, communément observées chez les individus enclins au perfectionnisme ou au bourreau de travail. Il aide à atténuer ces réactions émotionnelles fortes et à rétablir un équilibre dynamique.

- Psychologique : Sur le plan psychologique, Nux Vomica soulage les personnes accablées par le stress d'une carrière ou d'un mode de vie exigeant. Il aide à faire face aux aspects psychologiques des environnements à haute pression et à l'accomplissement constant.

- Physique : Réputé pour son efficacité dans les troubles digestifs tels que l'indigestion, la constipation et les symptômes d'excès, Nux Vomica est également bénéfique dans le traitement des maux de tête et des troubles du sommeil liés au stress du mode de vie.

Les effets étendus de Nux Vomica en font un remède vital pour les conditions liées au stress, aux pressions du mode de vie, aux problèmes digestifs et aux impacts mentaux, émotionnels et psychologiques associés.

Phosphore

- Troubles mentaux : Phosphorus est largement utilisé pour traiter les symptômes mentaux tels que l'anxiété envahissante et la peur prononcée, en particulier en ce qui concerne l'avenir ou dans des contextes sociaux. Il traite les aspects cognitifs de l'inquiétude et aide à gérer la tension mentale associée aux interactions sociales ou aux incertitudes futures.

- Émotionnel : Sur le plan émotionnel, ce remède équilibre efficacement la sensibilité émotionnelle accrue. Il est bénéfique pour les personnes qui font preuve d'une grande empathie et de compassion, mais qui peuvent devenir vulnérables en raison de ces traits de caractère. Le phosphore aide à gérer la vulnérabilité émotionnelle et à stabiliser les sautes d'humeur.

- Psychologique : Sur le plan psychologique, Phosphorus aide à faire face au stress et au débordement émotionnel qui accompagnent souvent une grande sensibilité aux émotions des autres et aux stimuli de l'environnement. Il apporte un soutien à ceux qui sont psychologiquement affectés par leur nature empathique accrue.

- Physique : Connu pour son efficacité dans les affections respiratoires, les troubles de la coagulation et les problèmes nerveux, le phosphore est également utilisé pour les troubles gastro-intestinaux et le maintien de la santé osseuse. Son large spectre d'applications physiques en fait un remède polyvalent pour diverses conditions médicales.

Pulsatille

- Mental : Pulsatilla est largement utilisé pour les états mentaux marqués par l'humeur, la tendance aux pleurs et la sensibilité émotionnelle, et convient particulièrement aux personnes à la personnalité douce et conciliante. Il s'adresse aux aspects mentaux de la variabilité dynamique et de la susceptibilité.

- Émotionnel : Sur le plan émotionnel, ce remède gère efficacement les états émotionnels changeants, y compris un besoin prononcé de réconfort et de réassurance. Il est constructif pour les individus qui se sentent émotionnellement mieux avec de la consolation et du soutien.

- Psychologique : Sur le plan psychologique, Pulsatilla aide à faire face aux sentiments de vulnérabilité et de dépendance, offrant un soutien dans les moments d'accablement émotionnel et de sensibilité.

- Physique : Reconnue pour traiter les symptômes fluctuants, Pulsatilla est bénéfique pour les troubles menstruels, les problèmes digestifs et les rhumes caractérisés par des pertes épaisses et changeantes. Sa capacité d'adaptation aux symptômes physiques changeants en fait un remède polyvalent.

Rhus Toxicodendron

- Mental : Rhus Toxicodendron est fréquemment utilisé pour les symptômes d'agitation et d'anxiété, en particulier lorsque ces états mentaux sont associés à des affections physiques ou à des malaises. Il traite le malaise mental et l'agitation qui peuvent accompagner les troubles musculo-squelettiques.

- Émotionnel : Ce remède gère efficacement l'agitation émotionnelle et l'irritabilité, souvent exacerbées en cas de maladie physique ou de douleur. Il aide à stabiliser les réactions émotionnelles liées aux problèmes de santé physique.

- Psychologique : Sur le plan psychologique, Rhus Toxicodendron aide à faire face au stress ou à la frustration couramment associés à la douleur chronique ou aux problèmes de mobilité, offrant ainsi un soutien aux aspects psychologiques de ces conditions.

- Physique : Connu pour son efficacité dans le traitement des affections musculo-squelettiques impliquant des douleurs articulaires, des raideurs et des éruptions cutanées associées, Rhus Toxicodendron est particulièrement bénéfique pour les symptômes qui s'améliorent avec le mouvement, tels que ceux observés dans les affections rhumatismales.

Sépia

- Mental : Sepia est couramment utilisé pour les états mentaux tels que l'indifférence, souvent à l'égard des responsabilités familiales ou des tâches quotidiennes, et est bénéfique en cas de dépression légère ou de détachement émotionnel. Il est bénéfique en cas de dépression légère ou de détachement émotionnel. Il cible la fatigue mentale et le manque d'intérêt qui peuvent prévaloir en cas de déséquilibres hormonaux ou pendant les périodes de stress.

- Émotionnel : Ce remède s'attaque aux symptômes émotionnels tels que l'irritabilité, les sautes d'humeur prononcées et le sentiment d'être dépassé, qui sont souvent liés aux changements hormonaux. Il aide à stabiliser ces fluctuations émotionnelles.

- Psychologique : Sur le plan psychologique, Sepia aide à gérer le stress et la tension liés à la gestion de responsabilités multiples, ce qui convient particulièrement aux femmes qui jonglent avec leurs rôles personnels, familiaux et professionnels.

- Physique : Connu pour traiter les déséquilibres hormonaux, les troubles menstruels et les symptômes de la ménopause, Sepia est également efficace pour la fatigue chronique et les conditions liées au système reproductif. Ses applications s'étendent à toute une série de problèmes de santé gynécologiques et hormonaux.

Silicea

- Mental : Silicea est largement utilisé pour traiter des problèmes tels que le manque de confiance en soi, l'indécision et la nervosité, en particulier face aux défis. Il traite les aspects mentaux de l'insécurité et de l'hésitation, ce qui est souvent bénéfique pour les personnes qui ont des difficultés à s'affirmer et à prendre des décisions.

- Émotionnel : Ce remède gère efficacement la fragilité et la sensibilité émotionnelles, qui sont fréquentes chez les personnes facilement submergées par le stress ou les conflits. Il aide à équilibrer les réponses émotionnelles et à améliorer la résistance émotionnelle.

- Psychologique : Sur le plan psychologique, Silicea aide les individus à faire face aux sentiments de vulnérabilité et aux impacts psychologiques du stress, en leur apportant un soulagement dans la gestion de ces fardeaux mentaux.

- Physique : Reconnu pour son efficacité dans l'amélioration de la santé de la peau, des cheveux et des ongles, Silicea est également bénéfique dans les conditions impliquant les tissus conjonctifs et les os. Il contribue au processus naturel d'expulsion des corps étrangers de la peau.

L'application complète de Silicea s'étend à l'amélioration de la force du tissu conjonctif, à l'amélioration de la santé de la peau, des cheveux et des ongles, ainsi qu'aux bienfaits pour le bien-être mental et émotionnel.

Staphysagria

- Mental : Staphysagria est largement utilisé pour les affections liées à des émotions refoulées ou à une colère non résolue. Il est particulièrement efficace dans les cas où ces sentiments sont intériorisés, ce qui entraîne une tension mentale et émotionnelle. Il traite les répercussions mentales des problèmes émotionnels non résolus.

- Émotionnel : Ce remède est capable de gérer la sensibilité émotionnelle, le ressentiment profond et la frustration, qui découlent généralement du sentiment d'avoir été lésé ou insulté. Il aide les individus à traiter et à libérer ces fardeaux émotionnels.

- Psychologique : Sur le plan psychologique, Staphysagria aide les individus à faire face à la colère refoulée et à traiter les blessures émotionnelles. Il contribue au processus de guérison psychologique, en particulier pour les personnes qui ont intériorisé leur douleur émotionnelle.

- Physique : Connu pour traiter les conditions qui découlent des émotions réprimées, comme les éruptions cutanées ou les problèmes de voies urinaires, Staphysagria est également bénéfique pour la récupération post-chirurgicale ou après avoir subi un traumatisme physique.

Le rôle de Staphysagria s'étend à la gestion des manifestations physiques des émotions refoulées et à l'aide au rétablissement de la santé mentale et émotionnelle, ce qui en fait un remède important dans les soins holistiques.

Soufre

- Mental : Le soufre renforce la curiosité intellectuelle tout en traitant l'agitation mentale et la contemplation philosophique profonde. Il est bénéfique pour les personnes qui ont tendance à être constamment actives mentalement, ce qui entraîne souvent une surstimulation mentale et de la fatigue.

- Émotionnel : Sur le plan émotionnel, le soufre aide à modérer l'irritabilité et la prédisposition à être trop critique ou à avoir des opinions trop arrêtées. Il aide à équilibrer ces tendances émotionnelles, à réduire les attitudes de jugement et à favoriser une vision émotionnelle plus tolérante.

- Psychologique : Sur le plan psychologique, le soufre est essentiel pour gérer le stress et l'anxiété associés à une activité mentale continue et à une tendance à l'analyse excessive. Il aide les individus à gérer les conséquences psychologiques d'un processus mental hyperactif.

- Physique : Réputé pour son efficacité dans diverses conditions physiques, le soufre est particulièrement bénéfique pour traiter les affections cutanées, les inflammations chroniques et les problèmes circulatoires. Il est également connu pour ses effets détoxifiants sur le corps, favorisant la santé physique globale et aidant à la purification systémique.

L'application étendue du soufre en homéopathie en fait un remède fondamental, ayant un impact sur un large éventail d'aspects de la santé mentale, émotionnelle, psychologique et physique. Sa polyvalence et son efficacité à large spectre soulignent son rôle essentiel dans le traitement homéopathique.

Veratrum Album

- Troubles mentaux : Veratrum Album est profondément efficace pour traiter les états mentaux aigus tels que la peur intense, les délires et le désespoir sévère. Il est particulièrement bénéfique lorsque ces symptômes sont aigus, marqués par une intensité extrême et une apparition soudaine.

- Émotionnel : Ce remède est essentiel pour gérer les troubles émotionnels profonds. Il traite les sautes d'humeur graves, l'hystérie et les tendances à la mélancolie profonde ou au désespoir, ce qui le rend essentiel dans les crises émotionnelles aiguës.

- Psychologique : Sur le plan psychologique, Veratrum Album aide à faire face aux états psychologiques extrêmes, y compris l'anxiété sévère, les crises de panique et les réactions de stress aiguës. Il offre un soutien important dans la gestion de ces symptômes psychologiques intenses.

- Physique : Connu pour son efficacité dans le traitement des états aigus graves tels que les vomissements profonds, la diarrhée et les états d'effondrement, Veratrum Album est également utilisé dans les cas caractérisés par une faiblesse et une déshydratation profondes.

Antimonium Tartaricum

- Mental : Antimonium Tartaricum est largement utilisé pour traiter les symptômes mentaux tels que l'irritabilité et le mécontentement, en particulier chez les personnes qui se sentent physiquement faibles ou affaiblies. Il est efficace dans les cas où une affection physique entraîne une irritabilité et une insatisfaction mentales.

- Émotionnel : Sur le plan émotionnel, ce remède est bénéfique pour traiter les états d'agitation ou de frustration, en particulier chez les personnes sujettes à l'agitation. Il aide à gérer les réactions émotionnelles chez les personnes qui sont facilement perturbées ou contrariées.

- Psychologique : Sur le plan psychologique, Antimonium Tartaricum aide les personnes qui luttent contre les effets mentaux de la faiblesse physique ou de la maladie. Il soutient les mécanismes d'adaptation permettant de faire face à l'impact psychologique des problèmes de santé.

- Physique : Connu pour son efficacité dans les affections respiratoires telles que la toux avec une congestion importante de mucus, Antimonium Tartaricum est également utilisé pour divers troubles digestifs. Il est particulièrement bénéfique pour les symptômes respiratoires et digestifs lorsqu'il est nécessaire d'expulser le mucus ou d'autres substances congestionnées.

Aurum Metallicum

- Mental : Aurum Metallicum est largement utilisé en cas de dépression sévère et de sentiments profonds de désespoir, particulièrement liés à un profond sentiment d'échec personnel ou de culpabilité. Il traite les profondeurs psychologiques de la douleur lorsqu'un individu a le sentiment de ne pas avoir répondu à ses attentes ou à celles des autres.

- Émotionnel : Ce remède est essentiel pour gérer les états émotionnels intenses tels que la tristesse profonde et les reproches. Il est souvent choisi dans les cas où l'individu éprouve de graves sentiments de dévalorisation et, dans les cas extrêmes, des pensées suicidaires, qui découlent généralement de ce qu'il perçoit comme des échecs personnels ou des déceptions aiguës.

- Psychologique : Sur le plan psychologique, Aurum Metallicum permet de faire face à l'angoisse mentale associée à des normes personnelles élevées et à l'autocritique. Il aide les individus qui se mettent une pression énorme sur eux-mêmes et qui luttent contre les retombées psychologiques de l'échec de ces normes.

- Physique : Connu pour son efficacité dans les problèmes cardiaques, notamment l'hypertension artérielle et les palpitations nocturnes, Aurum Metallicum est également utilisé pour la santé des os, en particulier pour les douleurs osseuses profondes. Son application s'étend aux affections physiques cardiovasculaires et structurelles.

Berberis Vulgaris

- Mental : Bien que Berberis Vulgaris ne soit pas principalement utilisé pour ses effets mentaux directs, il peut être bénéfique pour soulager l'inconfort mental ou l'irritabilité souvent associés aux affections physiques, en particulier les affections urinaires et rénales. Il aide à réduire la frustration mentale qui peut accompagner les troubles physiques chroniques.

- Émotionnel : Ce remède traite les réactions émotionnelles telles que la frustration ou l'impatience, en particulier celles qui sont liées à des problèmes de santé physique persistants. Il aide à gérer les réactions émotionnelles à l'inconfort et à la douleur persistants.

- Psychologique : Sur le plan psychologique, Berberis Vulgaris est efficace pour les personnes qui subissent le stress ou la tension psychologique liés à des problèmes de santé persistants, en particulier ceux liés aux systèmes urinaire et rénal.

- Physique : Réputé pour son efficacité dans le traitement des affections des reins et des voies urinaires, notamment les calculs rénaux et l'inconfort urinaire, Berberis Vulgaris est également bénéfique pour traiter les douleurs articulaires et dorsales, souvent liées à son action principale sur le système rénal.

Calcarea Phosphorica

- Mental : Calcarea Phosphorica est largement utilisé pour les symptômes mentaux tels que les difficultés de concentration, la fatigue et la confusion. Il est particulièrement bénéfique pour les personnes, y compris les adolescents, qui souffrent de fatigue cognitive ou d'un manque de concentration, souvent liés à la croissance ou aux étapes de développement.

- Émotionnel : Ce remède traite les états émotionnels tels que le mécontentement et un fort désir de changement, fréquemment observés chez les adolescents ou pendant les périodes de croissance et de développement importants. Il aide à gérer les bouleversements émotionnels associés à ces phases de transition.

- Psychologique : Sur le plan psychologique, Calcarea Phosphorica aide les personnes qui se sentent dépassées par les transitions de la vie, les défis de la croissance ou les changements de développement, en leur apportant un soutien pour faire face à ces aspects psychologiques.

- Physique : Connu pour son efficacité dans le traitement des problèmes liés aux os et aux dents, principalement pendant les périodes de croissance des enfants, Calcarea Phosphorica est également utilisé pour les douleurs articulaires et les problèmes spécifiques à la digestion. Il joue un rôle crucial dans le soutien du développement physique et dans le traitement des affections liées à la croissance.

Calcarea Sulphurica

- Mental : Bien qu'il n'ait pas d'impact direct sur la santé mentale, Calcarea Sulphurica peut atténuer l'irritabilité ou l'agitation qui accompagnent souvent les affections physiques chroniques, en particulier les affections cutanées. Il aide à réduire l'inconfort mental associé à des problèmes physiques persistants.

- Émotionnel : Ce remède traite les réactions émotionnelles, telles que la frustration ou l'inconfort, qui découlent des affections cutanées ou des infections persistantes. Il aide à gérer la détresse émotionnelle liée à ces affections physiques.

- Psychologique : Sur le plan psychologique, Calcarea Sulphurica est bénéfique pour les personnes qui doivent faire face au stress et à l'impact psychologique d'affections physiques continues, en particulier celles qui concernent la santé de la peau.

- Physique : Calcarea Sulphurica est connu pour traiter efficacement diverses affections cutanées, notamment les abcès, les boutons et les plaies qui tardent à cicatriser. Il est bénéfique dans les cas d'écoulements purulents, aidant au processus de guérison et au rétablissement de la santé de la peau.

Carcinosine

- Troubles mentaux : Carcinosin est souvent utilisé en cas d'anxiété profonde, en particulier lorsqu'elle est liée à des antécédents de santé personnels ou familiaux. Il traite le stress mental et l'inquiétude qui peuvent survenir chez les personnes ayant des antécédents familiaux importants.

- Émotionnel : Ce remède est efficace pour gérer la profondeur et la sensibilité émotionnelles, que l'on retrouve fréquemment chez les personnes ayant des antécédents familiaux importants de maladies chroniques, y compris le cancer. Il aide à équilibrer les réponses émotionnelles liées aux prédispositions génétiques.

- Psychologique : Sur le plan psychologique, Carcinosin aide à faire face au stress et à l'inquiétude liés aux prédispositions génétiques ou aux antécédents familiaux de maladies graves. Il aide les personnes à gérer les aspects psychologiques de ces problèmes de santé.

- Physique : Connu pour son application dans les cas d'antécédents familiaux de cancer, Carcinosin est également utilisé pour diverses affections en fonction de la symptomatologie individuelle et des facteurs constitutionnels. Il est envisagé en particulier lorsqu'il existe des antécédents médicaux importants de cancer dans la famille.

L'application globale de Carcinosin met en évidence son rôle dans le traitement des personnes ayant des antécédents familiaux importants, affectant la santé mentale, émotionnelle, psychologique et physique, en particulier dans le contexte des prédispositions familiales à la maladie.

Caulophyllum

- Mental : Bien que Caulophyllum ne soit pas principalement axé sur les symptômes mentaux, il peut aider à soulager le stress mental, en particulier lorsqu'il est lié aux problèmes menstruels ou au processus d'accouchement. Il aide à gérer les aspects mentaux de la santé gynécologique, tels que le stress ou l'inquiétude.

- Émotionnel : Sur le plan émotionnel, ce remède aide à gérer les fluctuations souvent associées aux cycles menstruels ou à l'accouchement. Il aide à stabiliser les réactions émotionnelles et à gérer les sautes d'humeur liées aux changements hormonaux.

- Sur le plan psychologique : Sur le plan psychologique, Caulophyllum aide à faire face au stress et à l'anxiété, en particulier ceux liés à la santé gynécologique ou à l'accouchement. Il apporte un soutien aux femmes qui doivent faire face à l'impact psychologique des troubles menstruels ou des difficultés liées à l'accouchement.

- Physique : Connue pour traiter les troubles menstruels, les difficultés d'accouchement et les douleurs articulaires, en particulier au niveau des petites articulations. Il est efficace pour soulager les crampes menstruelles, les cycles irréguliers et les problèmes liés à l'accouchement.

Chelidonium Majus

- Mental : Bien que Chelidonium Majus ne soit pas principalement utilisé pour la santé mentale, il peut être efficace pour soulager l'irritabilité ou les changements d'humeur souvent associés à des problèmes liés au foie. Il s'attaque aux troubles mentaux et émotionnels qui peuvent découler d'un dysfonctionnement du foie.

- Émotionnel : Sur le plan émotionnel, ce remède est bénéfique pour gérer les perturbations qui peuvent découler de problèmes du foie ou du système digestif. Il aide à stabiliser les réactions émotionnelles liées aux problèmes de santé physique.

- Psychologique : Sur le plan psychologique, Chelidonium Majus aide les personnes à faire face au stress ou à l'inconfort causés par les affections chroniques du foie ou de la vésicule biliaire, offrant un soutien pour traiter les aspects psychologiques de ces problèmes de santé.

- Physique : Connu pour traiter les troubles du foie et de la vésicule biliaire, Chelidonium Majus est également utilisé pour divers problèmes digestifs et des conditions qui affectent spécifiquement le côté droit du corps. Son rôle dans l'amélioration de la fonction hépatique et dans le traitement des problèmes de santé connexes est important.

Cinchona Officinalis (Chine)

- Mental : Cinchona Officinalis est très efficace en cas de fatigue mentale et de faiblesse cognitive, notamment à la suite d'une perte importante de fluides corporels ou d'une maladie chronique. Il est particulièrement bénéfique pour améliorer la clarté mentale et réduire la fatigue associée à la débilitation physique.

- Émotionnel : Ce remède est essentiel pour traiter la sensibilité émotionnelle et l'irritabilité qui peuvent être accrues en cas de faiblesse physique ou de convalescence après une maladie. Il aide à stabiliser les fluctuations émotionnelles pendant la convalescence.

- Psychologique : Sur le plan psychologique, Cinchona Officinalis soutient les personnes qui se sentent psychologiquement épuisées ou accablées par la faiblesse physique, en les aidant à retrouver leur résistance psychologique après la maladie.

- Physique : Connu pour son efficacité dans le traitement des affections causées par la perte de fluides corporels, telles que les hémorragies, les diarrhées sévères ou les sueurs abondantes, le Cinchona Officinalis est également reconnu pour ses propriétés thérapeutiques dans la lutte contre la faiblesse et la fatigue. C'est un remède essentiel pour rajeunir l'organisme après une perte de liquide ou en cas d'affaiblissement chronique.

Crotalus Horridus

- Mental : Crotalus Horridus est notamment utilisé pour traiter la confusion mentale et la désorientation, en particulier en cas de maladie grave ou d'état toxique. Il traite les troubles cognitifs qui surviennent dans le contexte de problèmes de santé importants, notamment l'encéphalopathie et les infections systémiques graves.

- Émotionnel : Ce remède aide à gérer l'instabilité émotionnelle et les sautes d'humeur prononcées, souvent observées chez les personnes atteintes d'une maladie grave ou potentiellement mortelle.

Il aide à stabiliser les fluctuations émotionnelles dans ces circonstances stressantes.

- Psychologique : Sur le plan psychologique, Crotalus Horridus est bénéfique pour faire face au stress, à l'anxiété et à la peur associés à des états de santé graves, y compris les états septiques et les infections potentiellement mortelles.

- Physique : Reconnu pour son efficacité dans le traitement des états hémorragiques, des troubles sanguins et des infections graves, Crotalus Horridus est utilisé dans les cas de septicémie et d'autres crises sanitaires douloureuses. Il est essentiel pour gérer les symptômes physiques associés à la toxicité du sang et aux maladies systémiques.

Cuprum Metallicum

- Mental : Cuprum Metallicum est largement utilisé pour traiter la rigidité mentale et les symptômes associés aux troubles neurologiques, y compris les états spasmodiques. Il traite la tension mentale et les problèmes cognitifs qui peuvent découler des maladies neuromusculaires.

- Émotionnel : Ce remède est efficace pour gérer les réactions émotionnelles intenses telles que la peur ou l'anxiété, souvent déclenchées par des symptômes physiques tels que les crampes ou les spasmes. Il aide à stabiliser les réactions émotionnelles à ces conditions physiques.

- Psychologique : Sur le plan psychologique, Cuprum Metallicum aide les individus à faire face au stress ou au traumatisme associé aux troubles convulsifs ou aux spasmes musculaires. Il offre un soutien dans la gestion de l'impact psychologique de ces conditions.

- Physique : Reconnu pour son efficacité dans le traitement des spasmes musculaires, des crampes et de divers troubles convulsifs,

Cuprum Metallicum est également utilisé dans les affections respiratoires comme l'asthme et la bronchite, qui présentent des symptômes spasmodiques importants.

Digitalis Purpurea

- Mental : Bien que Digitalis Purpurea ne soit pas principalement connu pour ses effets sur le mental, il peut être efficace pour réduire l'anxiété spécifiquement liée aux problèmes cardiaques. Ce remède peut aider à soulager l'inquiétude et l'appréhension mentales qui accompagnent souvent les problèmes cardiaques.

- Émotionnel : Ce remède traite les réactions émotionnelles liées à la peur des maladies cardiaques, aux palpitations ou à d'autres angoisses liées au cœur. Il aide à stabiliser les réactions émotionnelles associées aux inquiétudes concernant la santé cardiaque.

- Psychologique : Sur le plan psychologique, Digitalis Purpurea est bénéfique pour gérer le stress ou l'anxiété qui peut résulter d'inquiétudes concernant la santé cardiaque, y compris des conditions telles que l'arythmie ou l'insuffisance cardiaque.

- Physique : Reconnue pour son efficacité dans le traitement de diverses affections cardiaques, Digitalis Purpurea est principalement utilisée dans les cas présentant des symptômes spécifiques tels que l'arythmie, l'insuffisance cardiaque et les palpitations. Elle joue un rôle crucial dans la gestion des symptômes physiques de ces affections cardiaques.

Echinacea Angustifolia

- Mental : Bien qu'elle ne cible pas directement la santé mentale, l'Echinacea Angustifolia peut indirectement favoriser le bien-être mental en améliorant la santé physique générale. Ce soutien peut conduire à une meilleure clarté mentale et à une réduction du stress lié aux problèmes de santé.

- Émotionnel : Ce remède améliore la résistance émotionnelle, ce qui est particulièrement bénéfique pour les personnes dont le système immunitaire est affaibli ou qui sont sujettes à des infections fréquentes. Il favorise un sentiment de force et de stabilité émotionnelles.

- Psychologique : Sur le plan psychologique, Echinacea Angustifolia gère efficacement le stress associé à des problèmes de santé persistants ou à une prédisposition à la maladie. Elle aide les individus à faire face aux aspects psychologiques du maintien de la santé.

- Physique : Connue pour son efficacité à stimuler la fonction immunitaire, l'Echinacea Angustifolia est largement utilisée pour traiter les infections récurrentes, aider à la cicatrisation des plaies et promouvoir la santé en général. C'est un remède essentiel pour renforcer les mécanismes de défense naturels de l'organisme.

Le remède suivant pour une analyse détaillée est Graphites. En voici un aperçu détaillé :

Graphites

- Mental : Les graphites sont souvent utilisés pour les personnes souffrant de dépression légère ou d'indécision, en particulier lorsque ces états mentaux sont associés à des affections cutanées ou à des déséquilibres métaboliques.

- Émotionnel : Ce remède traite la sensibilité émotionnelle et la propension à la mélancolie, en particulier chez les personnes qui luttent contre des problèmes de peau chroniques ou des problèmes de poids.

- Psychologique : Sur le plan psychologique, Graphites peut aider à gérer le stress ou l'anxiété liés à des problèmes de santé persistants, tels que des troubles cutanés ou des perturbations métaboliques.

- Physique : Connu pour son efficacité dans le traitement des affections cutanées telles que l'eczéma, le psoriasis et la peau sèche, le graphite est également utilisé pour les problèmes métaboliques tels que l'obésité et la constipation.

Les graphites sont particulièrement connus pour leur application dans des conditions impliquant des problèmes de peau et de métabolisme, ayant un impact sur la santé mentale, émotionnelle, psychologique et physique.

Hamamelis Virginiana

- Mental : Bien que l'Hamamelis Virginiana ne soit pas principalement axé sur la santé mentale, il peut contribuer à réduire l'irritabilité ou l'inconfort associés aux problèmes circulatoires. Il peut ainsi atténuer indirectement le stress mental lié à des problèmes physiques impliquant les veines.

- Emotionnel : Ce remède aide à gérer la détresse émotionnelle liée aux affections veineuses. Il est bénéfique pour les personnes qui ont des réactions émotionnelles dues à l'inconfort physique causé par des affections telles que les varices ou les hémorroïdes.

- Psychologique : Sur le plan psychologique, Hamamelis Virginiana aide les personnes qui subissent le stress ou la tension psychologique liés aux troubles veineux, en leur apportant un soutien dans la gestion de l'impact psychologique de ces affections.

- Physique : Reconnue pour son efficacité dans le traitement des troubles du système veineux, l'Hamamelis Virginiana est largement utilisée pour des affections telles que les varices, les hémorroïdes et les ecchymoses. Elle s'attaque aux symptômes de congestion veineuse et de saignement, ce qui en fait un remède essentiel pour traiter les problèmes de santé veineuse.

Vous pourriez également être intéressé par les Materia Medica suivantes

Le "Kent's New Repertory" de James Tyler Kent est une pierre angulaire de la littérature homéopathique. Le travail méticuleux de Kent offre un répertoire complet, servant de guide à la symptomatologie et à la sélection des remèdes. Grâce à son approche systématique et à ses références croisées, ce répertoire aide les praticiens à trouver les remèdes les mieux adaptés à diverses affections.

Boericke's Materia Medica par William Boericke

"Boericke's Materia Medica" de William Boericke est un ouvrage classique qui présente les remèdes dans un format concis et accessible. Les idées de Boericke fournissent des symptômes caractéristiques et des notes clés pour chaque remède, ce qui permet une référence et une compréhension rapides. Ce materia medica est un outil précieux pour les débutants comme pour les praticiens expérimentés.

Les symptômes directeurs de notre Materia Medica par Constantine Hering

"Hering's Guiding Symptoms of Our Materia Medica" de Constantine Hering est une contribution fondamentale à la littérature homéopathique. L'accent mis par Hering sur la direction de la guérison et la progression des symptômes guide les praticiens dans la compréhension de la nature dynamique de la guérison. Cet ouvrage propose une exploration approfondie des remèdes et de leurs effets dans le temps.

Clé synoptique de Materia Medica par Cyrus Maxwell Boger

Le livre "Synoptic Key to Materia Medica" de Cyrus Maxwell Boger est vénéré pour sa synthèse des notes et des caractéristiques. L'approche unique de Boger permet de distinguer des remèdes étroitement liés. Cet ouvrage simplifie la différenciation des remèdes, ce qui en fait un support inestimable pour une prescription précise.

"Leaders in Homeopathic Therapeutics" par E.B. Nash est un guide pratique de la thérapeutique, qui offre un aperçu de la sélection des remèdes pour des conditions spécifiques. L'expérience clinique de Nash transparaît lorsqu'il aborde les indications, les modalités et les exemples de cas. Cet ouvrage permet aux praticiens de disposer d'informations exploitables pour un traitement efficace.

Allen's Keynotes and Characteristics par Henry Clay Allen

"Allen's Keynotes and Characteristics" de Henry Clay Allen présente les symptômes caractéristiques et les caractéristiques des remèdes. Les descriptions concises et perspicaces d'Allen aident les praticiens à reconnaître rapidement l'essence de chaque traitement. Cet ouvrage est une référence précieuse pour comprendre les profils des remèdes.

Vermeulen's Concordant Materia Medica par Frans Vermeulen

"Vermeulen's Concordant Materia Medica" de Frans Vermeulen offre une nouvelle perspective sur les remèdes, en établissant des liens entre les sources de materia medica. Les recherches méticuleuses de Vermeulen mettent en évidence les relations entre les remèdes, ce qui nous permet de mieux comprendre leur interconnexion.

Murphy's Clinical Materia Medica par Robin Murphy

"Murphy's Clinical Materia Medica" de Robin Murphy est un compendium moderne qui intègre la symptomatologie traditionnelle et les connaissances contemporaines. L'ouvrage de Murphy comble le fossé entre les approches classiques et modernes, en offrant une vue d'ensemble des indications des remèdes.

Phatak's Materia Medica par S.R. Phatak

"Phatak's Materia Medica" de S.R. Phatak est connu pour son approche pratique, offrant un aperçu des remèdes communs et rares. L'ouvrage de Phatak comprend des expériences cliniques et des exemples de cas, ce qui en fait un guide précieux pour la pratique quotidienne.

Les douze remèdes tissulaires de Schüssler par Boericke et Dewey

"Les douze remèdes tissulaires de Schüssler" de Boericke et Dewey se penche sur les sels tissulaires et donne un aperçu de leurs applications thérapeutiques. Cet ouvrage offre une perspective unique sur les remèdes qui traitent les déséquilibres cellulaires.

Une étude sur la Materia Medica par N. M. Choudhuri

"A Study on Materia Medica" de N. M. Choudhuri est une exploration complète des remèdes, mettant l'accent sur leurs aspects psychologiques et émotionnels. Le travail de Choudhuri enrichit notre compréhension des remèdes au-delà du domaine physique.

Encyclopédie de la Materia Medica pure par Timothy Field Allen

L'"Encyclopedia of Pure Materia Medica" de Timothy Field Allen est un ouvrage monumental qui présente des détails exhaustifs sur les remèdes. L'approche méticuleuse d'Allen permet de plonger en profondeur dans les sources des remèdes et leurs effets sur les différentes dimensions de la santé.

Ces présentations donnent un aperçu des contributions et des perspectives uniques offertes par chacun de ces livres de materia medica, permettant aux praticiens de disposer d'une mine de connaissances pour une pratique homéopathique efficace.

En conclusion :

La conclusion du chapitre sur la Materia Medica nous permet de consolider les connaissances approfondies que nous avons acquises sur les substances médicinales et leurs applications thérapeutiques. Ce chapitre constitue une base essentielle pour comprendre les attributs pharmacologiques et le contexte historique de divers agents dérivés de sources botaniques, minérales et animales.

Tout au long de notre exploration de la Materia Medica, nous avons approfondi les principes fondamentaux qui sous-tendent la sélection et l'utilisation de divers remèdes. L'importance des essais, des expériences et des observations systématiques a souligné la nature empirique de cette étude. Ces pratiques sont essentielles non seulement pour étayer les effets des substances, mais aussi pour affiner notre compréhension de leurs nuances dans différents scénarios cliniques.

Les dimensions historiques ont donné de la profondeur à notre compréhension de la Materia Medica. Le voyage a révélé l'influence durable des remèdes traditionnels sur les pratiques médicales modernes. En retraçant l'évolution des materia medica à travers les cultures et les époques, nous avons reconnu l'adaptabilité de ces remèdes, ainsi que leur intégration dans les cadres de soins de santé contemporains. Cette contextualisation historique nous aide à apprécier la nature dynamique des substances médicinales.

La pierre angulaire de la Materia Medica est l'observation et la documentation méticuleuses. Les praticiens et les chercheurs ont méticuleusement consigné les symptômes, les réactions et les résultats associés à diverses substances. Ces données empiriques sont essentielles pour comprendre les subtilités du potentiel thérapeutique de chaque remède. Ces expériences documentées constituent un précieux réservoir de connaissances qui éclairent la prise de décision clinique.

À la fin de ce chapitre, nous devons reconnaître la relation symbiotique entre la tradition et le progrès. Bien qu'enracinée dans la sagesse historique, la Materia Medica n'est pas statique. Le croisement de la compréhension traditionnelle et de la recherche scientifique moderne a permis de mettre en lumière les mécanismes moléculaires qui régissent les interactions entre les agents médicinaux et le corps humain. Cette intégration enrichit notre expérience et ouvre la voie à une intégration fondée sur des preuves dans les paradigmes médicaux contemporains.

En conclusion, le chapitre sur la Materia Medica nous invite à un voyage d'exploration tout au long de notre vie. Les bases posées ici nous fournissent les outils nécessaires pour sélectionner judicieusement les remèdes, en tenant compte de leur signification historique, des preuves empiriques et des nouvelles connaissances scientifiques. Ce chapitre résume l'essence de l'art de guérir : un amalgame harmonieux de sagesse ancestrale, d'observation rigoureuse et de recherche scientifique. Au fur et à mesure que nous avançons, ces connaissances nous accompagnent, enrichissent notre pratique et renforcent notre engagement en faveur du bien-être des personnes dont nous nous occupons.

Chapitre 3 : Une enquête sur les problèmes de santé des hommes et des femmes

Dans ce chapitre novateur, nous nous lançons dans un voyage d'exploration complet, mettant en lumière le domaine souvent négligé et crucial des questions de santé des femmes et des hommes. En plongeant dans l'écheveau des complexités médicales auxquelles sont confrontés les individus de tous les sexes, nous souhaitons apporter une compréhension encore plus approfondie et exhaustive des divers problèmes de santé qui touchent indifféremment les femmes et les hommes.

On ne saurait trop insister sur l'importance des soins de santé spécifiques au genre, car les femmes et les hommes présentent des différences physiologiques, hormonales et génétiques distinctes tout au long de leur vie. Les problèmes de santé des femmes englobent un large éventail de pathologies, allant des problèmes de santé reproductive, tels que les irrégularités menstruelles, le syndrome des ovaires polykystiques (SOPK) et l'endométriose, aux complications liées à la grossesse et aux symptômes de la ménopause. En outre, nous nous penchons sur les complexités de la santé du sein, des cancers gynécologiques et des maladies auto-immunes qui affectent les femmes de manière disproportionnée.

De même, les questions de santé masculine méritent la même attention, avec des sujets tels que la santé de la prostate, l'infertilité masculine et les affections testiculaires. Nous abordons également la santé cardiovasculaire, la santé mentale et l'impact des changements hormonaux, offrant ainsi un aperçu complet des défis uniques auxquels les hommes sont confrontés à différents stades de leur vie.

Dans les pages de ce chapitre, vous trouverez un large éventail de problèmes de santé affectant les individus de tous les sexes, tous méticuleusement étudiés et présentés. Notre objectif est de permettre aux lecteurs de prendre des décisions éclairées concernant leur santé en leur offrant un éventail encore plus complet d'options thérapeutiques. Bien que la médecine conventionnelle joue un rôle essentiel dans les soins de santé, nous reconnaissons également la valeur de l'exploration des remèdes homéopathiques et alternatifs, car ils peuvent fournir des approches viables et complémentaires pour la gestion de diverses conditions pour les femmes et les hommes.

Grâce à une approche fondée sur des preuves, nous nous efforçons de dissiper les mythes, de démystifier les idées fausses et de présenter une vision impartiale de l'efficacité des différents traitements pour tous. Notre engagement en faveur de l'exactitude et de la rigueur garantit que les lecteurs trouveront une mine de connaissances, favorisant un environnement dans lequel les individus de tous les sexes peuvent participer activement à leurs décisions en matière de soins de santé.

De plus, en parcourant ce chapitre, nous ne devons pas perdre de vue les facteurs sociétaux et culturels qui influencent les résultats en matière de santé. La lutte contre les disparités, l'accès aux soins de santé et la compréhension de l'impact des normes de genre sur les comportements de recherche de santé sont autant d'aspects essentiels de notre exploration de la santé et du bien-être de chacun.

En conclusion, ce chapitre exhaustif et instructif se veut une lumière qui éclaire la voie vers une meilleure santé et un meilleur bien-être pour tous, quel que soit le sexe. En adoptant une perspective holistique et inclusive, nous envisageons un avenir où les individus de tous les sexes pourront naviguer dans leur parcours de santé avec autonomie, connaissance et compassion.

Les meilleurs aspects d'une femme. Pour célébrer la féminité.

L'empathie : L'un des traits les plus admirables d'une femme est sa profonde empathie. Elle a la capacité innée de comprendre et de partager les sentiments des autres, ce qui fait d'elle une présence compatissante et bienveillante dans la vie des gens. Sa capacité d'empathie lui permet d'entrer en contact avec les autres à un niveau émotionnel profond, leur apportant réconfort et soutien lorsqu'ils en ont besoin.

Résilience : La résilience est un attribut remarquable de la femme. Elle fait face aux défis de la vie avec une force et une détermination inébranlables. Quels que soient les obstacles qui se dressent sur sa route, elle rebondit avec courage, tirant les leçons de ses expériences et les utilisant pour devenir plus forte et plus confiante.

Nourricière : La nature nourricière d'une femme est un aspect magnifique de son caractère. Qu'elle soit mère, soignante ou amie, elle apporte une attention et un soutien indéfectibles à ceux qui l'entourent. Ses instincts nourriciers créent un environnement sûr et aimant où les gens se sentent valorisés et chéris.

L'intelligence : L'intelligence d'une femme est un atout puissant. Elle possède un large éventail de capacités intellectuelles et excelle dans divers domaines de connaissance. Sa soif d'apprendre la pousse à explorer de nouvelles idées, contribuant ainsi aux progrès de la science, des arts, de la technologie, etc.

Intelligence émotionnelle : L'intelligence émotionnelle d'une femme est véritablement louable. Elle possède une compréhension aiguë des émotions, tant chez elle que chez les autres. Cela lui permet de communiquer efficacement, de naviguer avec finesse dans des situations sociales complexes et de construire des relations solides et significatives.

Créativité : L'imagination d'une femme ne connaît pas de limites. Elle apporte des perspectives uniques et des idées novatrices. Que ce soit par l'art, la résolution de problèmes ou l'imagination, sa créativité enrichit le monde et inspire ceux qui l'entourent.

Autonomisation : L'autonomisation d'elle-même et des autres est un aspect fondamental du caractère d'une femme. Elle est une source d'inspiration, plaidant pour l'égalité et la justice et soutenant ceux qui ont besoin d'aide. Sa volonté de changement positif a un impact durable sur sa communauté et au-delà.

Capacité d'adaptation : La capacité d'adaptation d'une femme est louable. Elle s'épanouit dans des environnements divers et accepte le changement avec grâce. Sa capacité à s'adapter à de nouvelles circonstances et à rester ouverte à des perspectives différentes lui permet de grandir et d'évoluer en permanence.

Intuition : L'intuition d'une femme est un atout précieux pour prendre des décisions et naviguer dans les complexités de la vie. Elle possède un sens aigu de la perspicacité qui la guide vers des choix réfléchis et perspicaces.

Leadership : De nombreuses femmes sont des leaders naturels. Leur grand sens de l'organisation et leur capacité à motiver et inspirer les autres font d'elles des leaders influents. Elles donnent la priorité au travail d'équipe et à la collaboration, favorisant ainsi un environnement inclusif et solidaire.

Patience : La patience et la compréhension d'une femme créent une atmosphère d'interaction harmonieuse. Elle aborde les défis et les conflits avec calme, recherchant la sagesse et la résolution plutôt que la précipitation.

Diplomatie : Les femmes excellent souvent dans la diplomatie, gérant habilement les conflits et les négociations avec empathie et tact. Elles privilégient une communication ouverte et s'efforcent de trouver des solutions gagnant-gagnant dans toutes les situations.

Respecter la diversité : L'acceptation de la diversité est une valeur fondamentale pour les femmes. Elles célèbrent les différentes cultures, origines et perspectives, favorisant un environnement inclusif où chacun se sent valorisé et respecté.

Humilité : Malgré leurs réalisations, de nombreuses femmes restent humbles et terre-à-terre. Elles valorisent les efforts collectifs et le travail d'équipe, reconnaissant que les succès individuels sont souvent le résultat du soutien des autres.

Courage : Le courage et l'intrépidité d'une femme sont louables. Elle défend ses convictions et ses principes, même lorsqu'elle est confrontée à des défis ou à de l'opposition. Sa détermination à apporter des changements positifs est une véritable source d'inspiration.

L'ambition : Animées par l'ambition, les femmes poursuivent leurs objectifs avec passion et ardeur. Elles s'efforcent continuellement de s'épanouir et d'atteindre l'excellence dans leur vie.

Conscience sociale : Les femmes ont un sens aigu des questions sociales et s'engagent activement dans des initiatives communautaires. Elles utilisent leur voix pour défendre des causes qui leur tiennent à cœur et s'efforcent d'avoir un impact positif sur la société.

Générosité : La générosité des femmes ne connaît pas de limites. Elles sont désintéressées et offrent leur temps, leurs ressources et leur compassion pour aider les personnes dans le besoin, faisant ainsi une différence significative dans la vie de ceux qu'elles touchent.

Le sens de la communauté : Les femmes développent un fort sentiment d'appartenance à la communauté et de soutien partout où elles vont. Elles nouent des relations significatives et créent des réseaux de soutien et d'encouragement mutuels.

Sens de l'humour : Le sens de l'humour des femmes apporte joie et rire à leur entourage. Leur capacité à trouver de l'humour dans diverses situations crée une atmosphère positive et agréable dans leurs interactions.

Curiosité : La curiosité insatiable des femmes les pousse à explorer et à rechercher des connaissances sur le monde qui les entoure. Elles abordent l'apprentissage avec enthousiasme, élargissant sans cesse leurs horizons.

Ouverture d'esprit : Les femmes sont ouvertes à de nouvelles idées et perspectives, embrassent la diversité et apprécient les idées des autres. Leur ouverture d'esprit favorise la collaboration et la compréhension mutuelle.

Gratitude : Les femmes expriment de la gratitude et de l'appréciation pour les aspects positifs de la vie. Elles reconnaissent et chérissent les bienfaits qu'elles reçoivent, ce qui favorise un sentiment de satisfaction et de pleine conscience.

Intégrité : Guidées par des principes moraux et éthiques forts, les femmes font preuve d'intégrité dans tous les aspects de leur vie. Leur honnêteté et leur authenticité leur valent la confiance et le respect de leur entourage.

Spiritualité : Les femmes explorent et trouvent du réconfort dans leurs croyances spirituelles, enrichissant leur vie d'un sentiment d'utilité et de paix intérieure.

Ces attributs mettent en évidence les qualités diverses et admirables que possèdent les femmes et qui font d'elles des personnes remarquables et inspirantes.

Voici quelques considérations qui traitent spécifiquement des questions de santé des femmes

Clause de non-responsabilité : Les informations fournies sont uniquement destinées à des fins de divertissement. Elles ne doivent en aucun cas être considérées comme des conseils médicaux.

Si vous présentez l'un de ces symptômes, veuillez consulter un professionnel de la santé agréé et qualifié.

Certains problèmes de santé fréquents concernent les femmes.

Troubles menstruels :

Les troubles menstruels font référence à une série de conditions qui affectent le cycle menstruel d'une femme. Il peut s'agir de règles irrégulières, de saignements abondants (ménorragie), de règles prolongées (ménométrorragie) ou de l'absence de règles (aménorrhée). Ces troubles peuvent être causés par différents facteurs, tels que des déséquilibres hormonaux, des problèmes de thyroïde, le syndrome des ovaires polykystiques (SOPK) ou des anomalies de l'utérus. Ils peuvent avoir un impact sur le bien-être physique et émotionnel d'une femme, et les options de traitement peuvent inclure des médicaments hormonaux, des changements de mode de vie ou des interventions chirurgicales.

Syndrome des ovaires polykystiques (SOPK) :

Le SOPK est un trouble hormonal qui affecte les ovaires. Il se caractérise par des ovaires hypertrophiés contenant de petits kystes. Les femmes atteintes du SOPK peuvent avoir des règles irrégulières ou absentes, une pilosité excessive (hirsutisme), de l'acné, une prise de poids et des problèmes de fertilité. Le SOPK est causé par des déséquilibres hormonaux, en particulier des niveaux élevés d'androgènes (hormones mâles) et une résistance à l'insuline. Le traitement se concentre sur la gestion des symptômes et peut impliquer des modifications du mode de vie, des contraceptifs hormonaux et des médicaments pour réguler les cycles menstruels et contrôler d'autres symptômes.

Endométriose :

L'endométriose est une affection caractérisée par la prolifération à l'extérieur de l'utérus d'un tissu semblable à la muqueuse utérine. Cela peut provoquer des douleurs, en particulier pendant les règles, une gêne pelvienne, des règles abondantes ou irrégulières et des problèmes de fertilité. Le tissu déplacé peut adhérer à d'autres organes de la région pelvienne, formant des adhérences et provoquant une inflammation. La cause exacte de l'endométriose est inconnue, mais on pense qu'elle implique des facteurs hormonaux, génétiques et immunitaires. Les options de traitement vont des médicaments contre la douleur aux thérapies hormonales et, dans les cas les plus graves, à l'ablation chirurgicale du tissu endométrial.

Fibromes :

Les fibromes utérins sont des excroissances non cancéreuses qui se développent à l'intérieur ou autour de l'utérus. Ils sont composés de muscle et de tissu conjonctif. Les fibromes peuvent varier en taille et en nombre et peuvent provoquer des symptômes tels que des saignements menstruels abondants ou prolongés, une pression pelvienne, des mictions fréquentes et des douleurs pendant les rapports sexuels. La cause exacte des fibromes n'est pas claire, mais des facteurs hormonaux les influencent. Les options de traitement comprennent des médicaments pour gérer les symptômes, des thérapies hormonales pour réduire les fibromes ou une intervention chirurgicale pour les enlever.

Infections vaginales :

Les infections vaginales sont causées par une prolifération de bactéries, de champignons ou de virus dans la zone vaginale. Les infections vaginales les plus courantes sont les infections à levures (causées par une prolifération de Candida), la vaginose bactérienne (résultant d'un déséquilibre des bactéries vaginales) et les infections sexuellement transmissibles (IST) telles que la chlamydia, la gonorrhée ou la trichomonase. Les symptômes peuvent inclure des pertes vaginales anormales, des démangeaisons, des brûlures et une gêne lors de la miction ou des rapports sexuels. Le traitement varie en fonction de l'infection spécifique et peut faire appel à des médicaments antifongiques ou antibiotiques.

Maladie inflammatoire pelvienne (MIP) :

La salpingite est une infection des organes reproducteurs féminins, généralement causée par des bactéries sexuellement transmissibles telles que la chlamydia ou la gonorrhée. Elle peut également être due à d'autres sources d'infection bactérienne. La salpingite peut entraîner une inflammation, des cicatrices et des lésions des trompes de Fallope, de l'utérus et des ovaires. Les symptômes peuvent inclure des douleurs pelviennes, des pertes vaginales anormales, des mictions douloureuses et de la fièvre. Un traitement rapide par antibiotiques est essentiel pour prévenir les complications et préserver la fertilité.

Prolapsus des organes pelviens :

Le prolapsus des organes pelviens se produit lorsque les organes pelviens, tels que l'utérus, la vessie ou le rectum, sortent de leur position normale et s'enfoncent dans le canal vaginal. Ce phénomène peut être causé par un affaiblissement des muscles et des ligaments du plancher pelvien dû à des facteurs tels que l'accouchement, le vieillissement, l'obésité ou la toux chronique. Les symptômes peuvent aller d'une sensation de pression et d'inconfort pelvien à l'incontinence urinaire et à des difficultés à vider la vessie ou les intestins. Les options de traitement comprennent des exercices du plancher pelvien, des pessaires (dispositifs de soutien) ou des interventions chirurgicales.

Incontinence urinaire :

L'incontinence urinaire est la perte involontaire du contrôle de la vessie, entraînant des fuites d'urine. Elle peut être due à un affaiblissement des muscles du plancher pelvien, à des lésions nerveuses, à des changements hormonaux ou à certaines conditions médicales. Les types d'incontinence urinaire comprennent l'incontinence d'effort (fuites lors d'un effort physique ou d'une toux), l'incontinence par impériosité (envie soudaine et forte d'uriner) et l'incontinence par regorgement (incapacité à vider la vessie). Les options de traitement comprennent des changements de mode de vie, des exercices du plancher pelvien, des médicaments ou des procédures chirurgicales, en fonction de la cause sous-jacente.

Les nausées matinales :

Les nausées matinales sont des nausées et des vomissements qui surviennent généralement au début de la grossesse, bien qu'elles puissent affecter certaines femmes tout au long de leur grossesse. La cause exacte est inconnue, mais on pense que les changements hormonaux et la sensibilité accrue à certaines odeurs et à certains goûts contribuent à leur développement. Les symptômes s'atténuent généralement au fur et à mesure que la grossesse avance, mais dans les cas graves, des médicaments et des changements de mode de vie peuvent aider à gérer les symptômes.

Santé des seins :

La santé des seins englobe diverses affections liées au tissu mammaire, notamment les douleurs mammaires (mastalgie), les grosseurs ou masses mammaires, l'écoulement du mamelon ou les anomalies mammaires. Bien que les changements mammaires puissent faire partie des fluctuations hormonales, des symptômes spécifiques peuvent justifier une consultation médicale afin d'exclure un cancer du sein ou d'autres affections. Des auto-examens réguliers des seins, des examens cliniques des seins et des mammographies sont essentiels pour surveiller la santé des seins et détecter toute anomalie.

Dépression post-partum :

La dépression post-partum est un trouble de l'humeur qui affecte certaines femmes après l'accouchement. Elle se caractérise par des sentiments de tristesse, d'anxiété, d'épuisement et d'irritabilité qui peuvent interférer avec le fonctionnement quotidien et le lien avec le nouveau-né. On pense que la dépression post-partum est causée par des changements hormonaux, un stress émotionnel et d'autres facteurs. Le traitement peut comprendre une thérapie, des groupes de soutien, des médicaments et un système de soutien solide pour aider la nouvelle mère à traverser cette période difficile.

Déséquilibres hormonaux : Les déséquilibres hormonaux peuvent être dus à divers facteurs, tels que le stress, certaines conditions médicales, des médicaments ou des facteurs liés au mode de vie. Ces déséquilibres peuvent se manifester par un large éventail de symptômes, notamment des règles irrégulières, des sautes d'humeur, de la fatigue, des changements de poids, de l'acné et des modifications de la libido. Le traitement dépend du déséquilibre hormonal spécifique et peut impliquer des modifications du mode de vie, une thérapie hormonale ou le traitement de la cause sous-jacente.

Kystes ovariens :

Les kystes ovariens sont des poches remplies de liquide qui peuvent se former sur ou dans les ovaires. Ils sont généralement bénins et se résorbent souvent d'eux-mêmes sans provoquer de symptômes. Toutefois, les kystes de grande taille ou ceux qui persistent peuvent entraîner des douleurs ou une gêne pelvienne, des ballonnements et des modifications du cycle menstruel. Les options de traitement vont de l'attente vigilante aux médicaments ou à la chirurgie, en fonction de la taille, du type et des symptômes associés au kyste.

Vulvodynie :

La vulvodynie est une affection chronique caractérisée par une douleur ou une gêne persistante dans la région de la vulve. La cause exacte est inconnue, mais des facteurs tels que l'irritation des nerfs, les spasmes musculaires, les changements hormonaux et les infections ou traumatismes vaginaux antérieurs peuvent contribuer à son développement. Les symptômes peuvent être des brûlures, des picotements ou des douleurs dans la région vulvaire. Le traitement implique souvent une approche multidisciplinaire, comprenant des médicaments topiques, une thérapie physique, des conseils et des changements de mode de vie pour gérer les symptômes et améliorer la qualité de vie.

Gêne pelvienne :

La gêne pelvienne désigne un ensemble de symptômes tels que la douleur, la pression ou l'inconfort dans la région pelvienne. Elle peut avoir diverses causes, notamment des troubles menstruels, une maladie inflammatoire pelvienne, l'endométriose, des fibromes, des infections des voies urinaires ou des problèmes musculo-squelettiques. Le traitement dépend de la cause sous-jacente et peut impliquer des médicaments, des changements de mode de vie, une thérapie physique ou des interventions chirurgicales.

Fibromes utérins :

Les fibromes utérins sont des excroissances non cancéreuses qui se développent dans l'utérus. Ils peuvent varier en taille et en localisation dans l'utérus et peuvent provoquer des symptômes tels que des saignements menstruels abondants ou prolongés, une pression pelvienne, des mictions fréquentes et des douleurs pendant les rapports sexuels. La cause exacte des fibromes est inconnue, mais on pense que les facteurs hormonaux, la génétique et les antécédents familiaux jouent un rôle. Les options de traitement vont de l'attente vigilante à la médication ou aux procédures chirurgicales en fonction de la gravité des symptômes et du désir de préserver la fertilité.

Acné hormonale :

L'acné hormonale désigne les éruptions cutanées influencées par les fluctuations hormonales, généralement pendant la puberté, le cycle menstruel ou les troubles hormonaux. L'augmentation des androgènes (hormones mâles) peut stimuler la production excessive de sébum dans la peau, ce qui entraîne l'obstruction des pores et l'acné. Les options de traitement de l'acné hormonale peuvent inclure des médicaments topiques, des contraceptifs oraux, des médicaments anti-androgènes ou des traitements de l'acné sur ordonnance.

Syndrome prémenstruel (SPM) :

Le syndrome prémenstruel désigne les symptômes physiques et émotionnels qui surviennent dans les jours ou les semaines précédant la menstruation. Les symptômes les plus courants sont les sautes d'humeur, l'irritabilité, les ballonnements, la sensibilité des seins, la fatigue et les fringales. Bien que la cause exacte ne soit pas claire, on pense que les changements hormonaux, les fluctuations de la sérotonine et la sensibilité à la progestérone et à l'œstrogène y contribuent. Les changements de mode de vie, les modifications du régime alimentaire, l'exercice physique et les médicaments peuvent aider à gérer les symptômes du syndrome prémenstruel.

Le trouble dysphorique prémenstruel (TDPM) :

Le trouble dysphorique prémenstruel est une forme grave du syndrome prémenstruel caractérisée par des sautes d'humeur intenses, de l'irritabilité, de la dépression, de l'anxiété et d'autres symptômes émotionnels. Ces symptômes ont un impact significatif sur le fonctionnement quotidien et les relations. La cause exacte du trouble dysphorique prémenstruel n'est pas connue, mais on pense qu'elle implique des changements hormonaux et des déséquilibres au niveau des neurotransmetteurs. Les options de traitement peuvent inclure des changements de mode de vie, des conseils, des médicaments ou des thérapies hormonales.

Cervicite :

La cervicite est une inflammation du col de l'utérus, généralement causée par une infection, telle qu'une infection sexuellement transmissible (IST) ou d'autres infections bactériennes ou virales. Les symptômes peuvent inclure des pertes vaginales, des douleurs pendant les rapports sexuels, une gêne pelvienne et des saignements anormaux. Le traitement consiste à identifier et à traiter l'affection sous-jacente à l'aide d'antibiotiques, de médicaments antiviraux ou d'autres thérapies appropriées.

Absence de règles (aménorrhée) :

L'aménorrhée est l'absence de règles. Elle peut être causée par divers facteurs, notamment des déséquilibres hormonaux, la grossesse, l'allaitement, une perte ou un gain de poids important, l'exercice physique excessif, certaines conditions médicales ou des médicaments. Le traitement dépend de la cause sous-jacente et peut impliquer des modifications du mode de vie, des thérapies hormonales ou le traitement de la situation spécifique à l'origine de l'aménorrhée.

Vaginisme :

Le vaginisme est une affection caractérisée par des spasmes musculaires involontaires dans les muscles du plancher pelvien, rendant difficile ou impossible la pénétration vaginale. Des facteurs physiques ou émotionnels, tels que la peur, l'anxiété, un traumatisme ou certaines conditions médicales, peuvent en être la cause. Le traitement peut faire appel à la kinésithérapie, au conseil, à la désensibilisation progressive ou à des dilatateurs pour aider à détendre les muscles pelviens et à vaincre la maladie.

Sécheresse vaginale :

La sécheresse vaginale est un manque d'humidité et de lubrification dans la zone vaginale, souvent causé par des changements hormonaux, la ménopause, certains médicaments ou des conditions médicales. Elle peut entraîner une gêne, des démangeaisons, des douleurs pendant les rapports sexuels et un risque accru d'infections vaginales. Les options de traitement peuvent inclure des lubrifiants en vente libre ou sur ordonnance, une thérapie hormonale ou le traitement de la cause sous-jacente.

Maladie inflammatoire pelvienne (MIP) :

La salpingite est une infection des organes reproducteurs féminins, généralement causée par des bactéries sexuellement transmissibles. Elle peut entraîner une inflammation, des cicatrices et des lésions des trompes de Fallope, de l'utérus et des ovaires. Les symptômes peuvent inclure des douleurs pelviennes, des pertes vaginales anormales, des mictions douloureuses et de la fièvre. Un traitement rapide par antibiotiques est essentiel pour prévenir les complications et préserver la fertilité.

Sensibilité mammaire prémenstruelle :

La sensibilité mammaire prémenstruelle fait référence à la gêne, à la sensibilité ou à la douleur mammaire qui survient dans les jours précédant les règles. Elle est influencée par les changements hormonaux, en particulier les fluctuations des taux d'œstrogène et de progestérone. Les soutiens-gorge de maintien, les analgésiques en vente libre, les changements de régime alimentaire et les thérapies hormonales peuvent contribuer à atténuer les symptômes.

Syndrome d'hyperstimulation ovarienne (SHSO) :

Le SHO peut survenir à la suite de traitements de fertilité, en particulier la fécondation in vitro (FIV). Il se caractérise par une réponse excessive des ovaires aux médicaments de fertilité, entraînant une hypertrophie des ovaires, une accumulation de liquide dans l'abdomen et des complications potentiellement graves. Les symptômes peuvent inclure des ballonnements abdominaux, des nausées, des vomissements et un essoufflement. Une surveillance étroite et une prise en charge médicale sont nécessaires pour prévenir et traiter le SHO.

Saignement utérin :

Les hémorragies utérines sont des saignements anormaux provenant de l'utérus, qui peuvent survenir pour diverses raisons, notamment des déséquilibres hormonaux, des fibromes utérins, des polypes, certains médicaments ou des affections sous-jacentes. Le traitement dépend de la cause et peut impliquer des thérapies hormonales, des médicaments pour contrôler les saignements ou des interventions chirurgicales.

Démangeaisons et pertes vaginales :

Les démangeaisons et les pertes vaginales peuvent être causées par divers facteurs, tels que les infections à levures, la vaginose bactérienne, les infections sexuellement transmissibles (IST) ou les réactions allergiques. Les symptômes peuvent être des démangeaisons, une irritation, des pertes anormales et une gêne. Les options thérapeutiques vont des médicaments antifongiques ou antibiotiques pour traiter des infections spécifiques aux changements de mode de vie et aux traitements topiques pour atténuer les symptômes.

La ménopause :

La ménopause désigne la transition naturelle dans la vie d'une femme lorsqu'elle n'a plus de règles et n'est plus fertile. Il s'agit généralement d'un processus progressif dû au vieillissement et aux changements hormonaux, en particulier une baisse des niveaux d'œstrogènes. Les symptômes peuvent inclure des bouffées de chaleur, des sueurs nocturnes, des changements d'humeur, une sécheresse vaginale et des troubles du sommeil. L'hormonothérapie, l'adaptation du mode de vie et la prise en charge des symptômes peuvent aider les femmes à traverser la transition ménopausique.

Questions relatives à l'allaitement :

Les problèmes liés à l'allaitement peuvent englober diverses difficultés que les femmes peuvent rencontrer lorsqu'elles allaitent leur enfant. Il peut s'agir de mamelons douloureux, d'engorgement, d'une faible production de lait, de mastite (infection du sein) ou de difficultés à prendre le sein ou à nourrir l'enfant. Le soutien d'une consultante en lactation, des techniques de positionnement et de prise du sein appropriées, la gestion de la production de lait et le traitement de tout problème sous-jacent peuvent aider à surmonter les difficultés liées à l'allaitement et à promouvoir un allaitement réussi.

Voici quelques-uns de ces troubles, accompagnés de suggestions homéopathiques. Encore une fois, il ne s'agit en aucun cas d'un avis médical. Il s'agit uniquement d'un divertissement. Si vous êtes confrontée à l'un de ces problèmes médicaux, veuillez contacter un professionnel de la santé agréé.

Troubles menstruels :

- Pulsatilla : Utilisé pour les cycles menstruels irréguliers, les règles tardives ou peu abondantes, et les sautes d'humeur. Il peut convenir aux personnes qui sont pleurnichardes, collantes et qui ont besoin de réconfort.

- Sepia : Utilisé en cas de règles abondantes ou prolongées, d'irritabilité, de fatigue et d'indifférence à l'égard des proches. Il peut convenir aux femmes qui souffrent de déséquilibres hormonaux et de sautes d'humeur.

- Lachesis : Utilisé en cas de douleurs menstruelles intenses, surtout du côté gauche. Il peut convenir aux femmes qui souffrent de bouffées de chaleur, de jalousie et qui sont de nature bavarde.

Syndrome des ovaires polykystiques (SOPK) :

- Thuja occidentalis : Utilisé pour les déséquilibres hormonaux, l'acné, la pilosité excessive (hirsutisme) et les règles irrégulières. Il peut convenir aux personnes frileuses qui ont tendance à développer des verrues et à avoir envie de sucreries.

- Cyclamen europaeum : Utilisé pour les règles irrégulières, les symptômes liés au SOPK et les sautes d'humeur. Il peut convenir aux femmes qui souffrent de dépression, de maux de tête et de vertiges liés aux irrégularités menstruelles.

- Apis mellifica : Utilisé pour les kystes ovariens, les douleurs associées et les gonflements. Il peut convenir aux personnes qui ressentent des douleurs et des gonflements dus à des piqûres et qui se sentent mieux avec des applications froides.

Endométriose :

- Belladonna : Utilisé pour les crampes menstruelles sévères, les douleurs pelviennes intenses et l'inflammation. Elle peut convenir aux personnes qui souffrent de douleurs soudaines et lancinantes qui s'aggravent au toucher ou lors de mouvements brusques.

- Calcarea carbonica : Utilisé pour les douleurs pelviennes liées à l'endométriose, les saignements abondants et la fatigue. Il peut convenir aux personnes qui présentent des saignements prolongés, excessifs et coagulés, ainsi qu'une frilosité et une prise de poids.

- Colocynthis : Utilisé en cas de douleurs abdominales intenses associées à l'endométriose, en particulier lorsque l'on ressent une amélioration en se penchant en deux ou en exerçant une pression. Il peut convenir aux personnes qui souffrent de coliques de coupure.

Fibromes :

- Thlaspi bursa-pastoris : Utilisé pour les saignements abondants, les règles prolongées et les fibromes utérins. Il peut convenir aux personnes qui ont des saignements sombres et coagulés qui s'aggravent lorsqu'elles bougent et s'accompagnent de fatigue.

- Ustilago maydis : Utilisé pour les gros fibromes, les saignements irréguliers et les tumeurs utérines. Il peut convenir aux personnes qui ont des saignements abondants, prolongés et indolores avec des caillots sombres.

- Aurum muriaticum natronatum : utilisé pour les fibromes accompagnés de dépression, d'anxiété et de désespoir. Il peut convenir aux personnes qui ressentent une lourdeur et une pression dans la région pelvienne.

Infections vaginales :

- Candida albicans : Utilisé pour les infections à levures, y compris les symptômes tels que les démangeaisons, les brûlures et les pertes épaisses. Il peut convenir aux personnes qui souffrent de démangeaisons intenses et de pertes blanches ressemblant à du fromage blanc.

- Borax : utilisé pour les infections vaginales avec des pertes blanches et aqueuses et une sensibilité accrue au toucher. Il peut convenir aux personnes qui ont l'impression que de l'eau chaude coule dans le vagin.

- Pulsatilla : Utilisé en cas d'infections vaginales avec des pertes épaisses de couleur vert jaunâtre et une tendance à se sentir mieux à l'air libre. Il peut convenir aux personnes dont les symptômes sont changeants et qui se sentent collantes.

Maladie inflammatoire pelvienne (MIP) :

- Sepia : Utilisé pour les salpingites accompagnées de douleurs pelviennes, de pertes vaginales et de déséquilibres hormonaux. Il peut convenir aux personnes qui éprouvent une sensation de tiraillement dans le bassin et un sentiment général de lassitude.

- Belladonna : utilisée dans les cas aigus et graves de salpingite avec douleurs pelviennes intenses, fièvre et rougeur. Il peut convenir aux personnes qui ressentent des douleurs soudaines et lancinantes et qui ont le visage rouge.

- Apis mellifica : Utilisé en cas de salpingite accompagnée de douleurs brûlantes et piquantes au niveau du bassin et de gonflements. Il peut convenir aux personnes qui ressentent des douleurs aiguës et sévères qui s'aggravent au toucher et qui sont améliorées par des applications froides.

Cancer du col de l'utérus :

- Carcinosinum : Utilisé comme soutien constitutionnel et comme complément au traitement conventionnel du cancer du col de l'utérus. Il peut convenir aux personnes qui ont besoin d'un traitement individualisé basé sur leurs symptômes et caractéristiques uniques.

- Thuja occidentalis : Utilisé pour la dysplasie cervicale et en complément d'un traitement conventionnel. Il peut convenir aux personnes qui présentent des verrues ou d'autres excroissances anormales.

Prolapsus des organes pelviens :

- Sepia : Utilisé pour le prolapsus des organes pelviens avec une sensation de lourdeur et de pesanteur dans le bassin. Il peut convenir aux personnes dont les symptômes s'aggravent en position debout et qui se sentent mieux au repos.

- Bellis perennis : utilisé pour le prolapsus de l'organe pelvien avec des sensations de meurtrissure et de douleur. Il peut convenir aux personnes qui ressentent des douleurs dans la région pelvienne après un accouchement ou une intervention chirurgicale.

- Staphysagria : Utilisé en cas de prolapsus des organes pelviens à la suite d'un accouchement ou d'un traumatisme sexuel. Il peut convenir aux personnes qui éprouvent une sensation de faiblesse et de dureté dans la région pelvienne.

Dysfonctionnement sexuel :

- Lycopodium clavatum : Utilisé en cas de baisse de la libido, de troubles de l'érection et d'anxiété de performance. Il peut convenir aux personnes qui souffrent d'un manque de confiance en soi, de problèmes digestifs et de ballonnements.

- Argentum nitricum : utilisé pour l'anxiété de performance, l'éjaculation précoce et la peur de l'intimité sexuelle. Il peut convenir aux personnes qui éprouvent de l'appréhension et de la nervosité avant les rapports sexuels.

- Acide phosphorique : Utilisé en cas d'épuisement sexuel, de perte de libido et de faiblesse physique. Il peut convenir aux personnes qui souffrent de fatigue, d'indifférence et d'épuisement émotionnel.

Incontinence urinaire :

- Causticum : Utilisé pour l'incontinence urinaire d'effort, en particulier en cas de toux ou d'éternuement. Il peut convenir aux personnes qui ont des fuites d'urine en raison d'un affaiblissement du contrôle de la vessie.

Vulvodynie :

Kreosotum : Utilisé en cas de vulvodynie avec brûlures, démangeaisons et douleurs dans la région vulvaire. Il peut convenir aux personnes qui présentent une sensibilité accrue au toucher et à la chaleur.

Staphysagria : Utilisé en cas de vulvodynie liée à un traumatisme ou à une intervention chirurgicale passés. Il peut convenir aux personnes qui éprouvent une sensation de dureté, comme si la zone avait été blessée ou coupée.

Graphites : Utilisé en cas de vulvodynie accompagnée de lésions, de démangeaisons et de fissures de la peau. Il peut convenir aux personnes qui ont des pertes épaisses et collantes et qui souffrent de constipation.

Douleurs pelviennes :

Bellis perennis : Utilisé pour les douleurs pelviennes, en particulier après un accouchement ou une intervention chirurgicale. Il peut convenir aux personnes qui éprouvent des douleurs, des sensations d'ecchymoses et des difficultés à marcher.

Magnesia phosphorica : Utilisé en cas de douleurs pelviennes aiguës et fulgurantes, soulagées par la chaleur et la pression. Il peut convenir aux personnes qui souffrent de crampes et de spasmes.

Chamomilla : utilisé pour les douleurs pelviennes accompagnées d'une sensibilité extrême, d'irritabilité et d'agitation. Elle peut convenir aux personnes qui ressentent une douleur insupportable, soulagée par le portage ou le bercement.

Fibromes utérins :

Thlaspi bursa-pastoris : Utilisé pour les fibromes utérins accompagnés de saignements abondants et de règles prolongées. Il peut convenir aux personnes qui ont des saignements sombres et coagulés et qui se sentent faibles et fatiguées.

Sabina : Utilisé pour les fibromes utérins avec des saignements abondants, rouge vif et des douleurs qui s'étendent au dos. Il peut convenir aux personnes dont la douleur est aggravée par le mouvement et qui se sentent mieux au repos.

Silicea : Utilisé pour les fibromes utérins avec une sensation de pression et de dureté dans l'abdomen. Il peut convenir aux personnes qui ressentent une grande fatigue, un manque d'endurance et une sensibilité au froid.

Acné hormonale :

Natrum muriaticum : Utilisé en cas d'acné hormonale avec une peau grasse, en particulier sur le front et le nez. Il peut convenir aux personnes dont l'acné est aggravée par le stress et qui se sentent mieux à l'air libre.

Pulsatilla : Utilisé pour l'acné hormonale avec des éruptions rouges et enflammées et une tendance à changer d'endroit. Il peut convenir aux personnes dont l'acné est associée à des irrégularités menstruelles et à des pleurs.

Sulfur : Utilisé pour l'acné avec des éruptions profondes, des démangeaisons et une tendance à s'aggraver avec la chaleur. Il peut convenir aux personnes dont l'acné est aggravée par le lavage et améliorée par des conditions sèches et chaudes.

Syndrome prémenstruel (SPM) :

Lycopodium clavatum : utilisé pour le syndrome prémenstruel avec ballonnements, irritabilité et envies de sucre. Il peut convenir aux personnes qui ont des problèmes digestifs, un manque de confiance en soi et des sautes d'humeur.

Sepia : Utilisé en cas de syndrome prémenstruel accompagné de sautes d'humeur, de fatigue et d'un sentiment d'indifférence. Il peut convenir aux personnes qui se sentent dépassées, irritables et qui souffrent de déséquilibres hormonaux.

Nux vomica : utilisé pour le syndrome prémenstruel avec irritabilité, colère et problèmes digestifs. Il peut convenir aux personnes qui ont des fringales intenses, qui sont sensibles au bruit et qui ont des troubles du sommeil.

Dysfonctionnement ovarien :

Pulsatilla : Utilisé en cas de dysfonctionnement ovarien avec des règles irrégulières ou absentes. Il peut convenir aux personnes qui éprouvent de la lassitude, de la crispation et un désir de consolation.

Sepia : Utilisé pour les déséquilibres hormonaux et les dysfonctionnements ovariens avec un sentiment d'indifférence, de fatigue et de faible libido. Il peut convenir aux personnes qui se sentent mieux lorsqu'elles font de l'exercice vigoureux et moins bien lorsqu'elles subissent des changements hormonaux.

Lilium tigrinum : Utilisé en cas de dysfonctionnement ovarien accompagné de dépression, d'anxiété et d'irritabilité. Il peut convenir aux personnes qui éprouvent une sensation de poids ou de pression dans le bassin.

Prolapsus utérin :

Sepia : Hypothétiquement utilisé pour le prolapsus utérin avec une sensation de lourdeur et d'affaissement du bassin. Il peut convenir aux personnes qui souffrent de fuites urinaires, d'irritabilité et d'épuisement.

- Bellis perennis : utilisé hypothétiquement en cas de prolapsus utérin avec une sensation de douleur et d'ecchymose dans le bassin. Il peut convenir aux personnes qui souffrent d'inconfort après un accouchement ou une blessure.

- Murex purpurea : Hypothétiquement utilisé pour le prolapsus utérin avec une sensation d'accablement et un désir sexuel intense. Il peut convenir aux personnes qui ressentent des douleurs dans le bassin et une sensibilité de la zone vaginale.

Trouble dysphorique prémenstruel (TDPM) :

- Ignatia amara : Utilisé hypothétiquement pour le trouble dysphorique prémenstruel avec sautes d'humeur, pleurs et sensibilité émotionnelle. Il peut convenir aux personnes qui éprouvent un sentiment de chagrin, des humeurs changeantes et des soupirs.

- Natrum muriaticum : utilisé hypothétiquement pour le trouble dysphorique prémenstruel accompagné de dépression, de repli sur soi et d'envies de sel. Il peut convenir aux personnes qui s'isolent dans la tristesse et qui se sentent plus mal lorsqu'on les console.

- Aurum metallicum : utilisé hypothétiquement pour le trouble dysphorique prémenstruel avec tristesse intense, sentiment d'inutilité et pensées autodestructrices. Il peut convenir aux personnes qui éprouvent un sentiment de désespoir et un désir d'évasion.

Cervicite :

- Sepia : Hypothétiquement utilisé pour la cervicite avec pertes vaginales, irritation et sensation d'entraînement dans le bassin. Il peut convenir aux personnes qui éprouvent un sentiment d'indifférence, de la fatigue et des déséquilibres hormonaux.

- Kreosotum : utilisé hypothétiquement en cas de cervicite avec écoulements corrosifs et nauséabonds et sensations de brûlure. Il peut convenir aux personnes qui ont une sensibilité accrue au toucher et qui ont tendance à se sentir plus mal la nuit.

- Mercurius corrosivus : hypothétiquement utilisé en cas de cervicite accompagnée de brûlures intenses, de douleurs piquantes et d'écoulements semblables à du pus. Il peut convenir aux personnes qui présentent une salivation et une transpiration accrues.

Aménorrhée (absence de règles) :

- Pulsatilla : Hypothétiquement utilisé pour l'aménorrhée avec des règles irrégulières ou absentes dues à des déséquilibres hormonaux. Il peut convenir aux personnes qui éprouvent des pleurs, des sautes d'humeur et un désir de consolation.

- Natrum muriaticum : utilisé hypothétiquement en cas d'aménorrhée associée au chagrin, à la tristesse et à une tendance à l'isolement. Il peut convenir aux personnes qui se sentent moins bien après avoir été consolées et qui ont un grand besoin d'intimité.

- Cyclamen europaeum : hypothétiquement utilisé en cas d'aménorrhée associée à des règles irrégulières et à des déséquilibres hormonaux. Il peut convenir aux personnes qui souffrent de maux de tête, de vertiges et de sautes d'humeur en cas d'irrégularités menstruelles.

Vaginisme :

- Lycopodium clavatum : Hypothétiquement utilisé pour le vaginisme avec contraction involontaire des muscles vaginaux. Il peut convenir aux personnes qui souffrent d'anxiété, de problèmes de performance et de troubles digestifs.

- Belladonna : Utilisé hypothétiquement pour le vaginisme avec douleur intense, rougeur et sensibilité dans la région vaginale. Il peut convenir aux personnes qui ressentent des douleurs soudaines et lancinantes et qui ont le visage rouge.

- Staphysagria : Hypothétiquement utilisé pour le vaginisme lié à un traumatisme passé ou à un abus sexuel. Il peut convenir aux personnes qui éprouvent une sensation de dureté, comme si la région avait été blessée ou violée.

Sécheresse vaginale :

- Sepia : Hypothétiquement utilisé pour la sécheresse vaginale accompagnée d'un sentiment d'indifférence, de fatigue et de baisse de la libido. Il peut convenir aux personnes dont la sécheresse s'accompagne de déséquilibres hormonaux et de sautes d'humeur.

- Lycopodium clavatum : utilisé hypothétiquement en cas de sécheresse vaginale accompagnée de démangeaisons et de brûlures. Il peut convenir aux personnes qui souffrent de sécheresse vaginale, ainsi que d'autres zones sèches comme la peau et les muqueuses.

- Natrum muriaticum : hypothétiquement utilisé en cas de sécheresse vaginale associée au chagrin, à la tristesse et à une tendance à l'isolement. Il peut convenir aux personnes qui se sentent moins bien après avoir été consolées et qui ont un grand besoin d'intimité.

Maladie inflammatoire pelvienne (MIP) :

- Kreosotum : hypothétiquement utilisé pour les salpingites avec pertes vaginales nauséabondes et sensations de brûlure. Il peut convenir aux personnes qui ressentent une sensibilité accrue au toucher et une sensibilité dans la région pelvienne.

- Merc solubilis : utilisé hypothétiquement en cas de salpingite avec pertes abondantes de couleur jaune-vert et douleurs brûlantes. Il peut convenir aux personnes qui présentent une salivation accrue, une mauvaise haleine et de la transpiration.

- Hepar sulfuris calcareum : hypothétiquement utilisé pour les salpingites accompagnées de douleurs aiguës, semblables à des échardes, et d'écoulements nauséabonds. Il peut convenir aux personnes extrêmement sensibles au toucher et sujettes à la formation d'abcès.

Sensibilité mammaire prémenstruelle :

- Conium maculatum : hypothétiquement utilisé pour la sensibilité des seins avant les règles, en particulier en présence de nodules. Il peut convenir aux personnes dont les seins sont gonflés, durs et sensibles au toucher.

- Belladonna : hypothétiquement utilisé en cas de douleur et d'inflammation intenses des seins avant les règles. Elle peut convenir aux personnes qui ressentent une douleur lancinante, une rougeur et une sensibilité au niveau des seins.

- Bryonia alba : Hypothétiquement utilisé en cas de sensibilité des seins aggravée par le mouvement et le toucher. Il peut convenir aux personnes qui ressentent une douleur en forme de point de suture dans les seins et qui se sentent soulagées par une pression ferme.

Syndrome d'hyperstimulation ovarienne (SHSO) :

- Apis mellifica : Utilisé hypothétiquement en cas de SHO accompagné de ballonnements, d'inconfort abdominal et de rétention d'eau. Il peut convenir aux personnes dont les ovaires sont gonflés et sensibles et qui se sentent soulagées par d'excellentes applications.

- Colchicum : utilisé hypothétiquement en cas de SHO accompagné de nausées, de vomissements et de douleurs abdominales. Il peut convenir aux personnes qui éprouvent une aversion pour la nourriture, une faiblesse et une salivation excessive.

- Veratrum album : Utilisé hypothétiquement en cas de SHO avec diarrhée abondante, sueurs froides et faiblesse. Il peut convenir aux personnes qui ont une soif intense, qui ont froid et qui s'évanouissent.

Saignements utérins :

- Pendule Trillium : Hypothétiquement utilisé pour les saignements utérins avec du sang rouge vif et un débit excessif. Il peut convenir aux personnes qui éprouvent une sensation de poids et de traînée dans le bassin.

- Sabina : utilisé hypothétiquement en cas d'hémorragie utérine avec du sang rouge vif accompagné de douleurs intenses. Il peut convenir aux personnes dont la douleur s'étend au dos et s'aggrave lorsqu'elles bougent.

- China officinalis : Hypothétiquement utilisé pour les saignements utérins accompagnés de faiblesse, de fatigue et d'un teint pâle. Il peut convenir aux personnes qui ont des saignements abondants accompagnés d'une sensation de vide.

Cancer de l'ovaire :

- Carcinosinum : hypothétiquement utilisé comme soutien constitutionnel et comme adjuvant au traitement conventionnel du cancer de l'ovaire. Il peut convenir aux personnes qui ont besoin d'un traitement individualisé basé sur leurs symptômes et caractéristiques uniques.

- Conium maculatum : hypothétiquement utilisé pour le cancer de l'ovaire avec des tumeurs nodulaires et des gonflements difficiles. Il peut convenir aux personnes qui souffrent de faiblesse, de vertiges et qui ont tendance à transpirer facilement.

- Lachesis : hypothétiquement utilisé pour le cancer de l'ovaire avec des symptômes du côté gauche et une douleur intense. Il peut convenir aux personnes qui souffrent de bouffées de chaleur, de jalousie et qui sont de nature bavarde.

Syndrome d'hyperstimulation ovarienne (SHSO) :

- Apis mellifica : Hypothétiquement utilisé pour le syndrome d'hyper-stimulation ovarienne avec ballonnements, gêne abdominale et rétention d'eau. Il peut convenir aux personnes dont les ovaires sont gonflés et sensibles et qui se sentent soulagées par d'excellentes applications.

- Colchicum : utilisé hypothétiquement en cas de SHO accompagné de nausées, de vomissements et de douleurs abdominales. Il peut convenir aux personnes qui éprouvent une aversion pour la nourriture, une faiblesse et une salivation excessive.

- Veratrum album : Utilisé hypothétiquement en cas de SHO avec diarrhée abondante, sueurs froides et faiblesse. Il peut convenir aux personnes qui ont une soif intense, qui ont froid et qui s'évanouissent.

Saignements utérins :

- Pendule Trillium : Hypothétiquement utilisé pour les saignements utérins avec du sang rouge vif et un débit excessif. Il peut convenir aux personnes qui éprouvent une sensation de poids et de traînée dans le bassin.

- Sabina : utilisé hypothétiquement en cas d'hémorragie utérine avec du sang rouge vif accompagné de douleurs intenses. Il peut convenir aux personnes dont la douleur s'étend au dos et s'aggrave lorsqu'elles bougent.

- China officinalis : Hypothétiquement utilisé pour les saignements utérins accompagnés de faiblesse, de fatigue et d'un teint pâle. Il peut convenir aux personnes qui ont des saignements abondants accompagnés d'une sensation de vide.

Démangeaisons et écoulements vaginaux :

- Sepia : Hypothétiquement utilisé pour les démangeaisons et les pertes vaginales accompagnées d'une sensation de traînée dans le bassin. Il peut convenir aux personnes qui éprouvent un sentiment d'indifférence, de fatigue et de déséquilibre hormonal.

- Kreosotum : utilisé hypothétiquement en cas de démangeaisons et de pertes vaginales avec sensation de brûlure. Il peut convenir aux personnes qui ressentent une sensibilité accrue au toucher et une sensibilité dans la région vaginale.

- Borax : utilisé hypothétiquement en cas de démangeaisons et de pertes vaginales aggravées par le toucher et déclenchées par l'anxiété. Il peut convenir aux personnes qui ont l'impression que de l'eau chaude coule dans le vagin.

Infection vaginale à levures :

- Candida albicans : Hypothétiquement utilisé en cas d'infection vaginale à levures accompagnée de démangeaisons, de brûlures et de pertes épaisses. Il peut convenir aux personnes qui souffrent de démangeaisons intenses et de pertes blanches ressemblant à du fromage blanc.

- Borax : hypothétiquement utilisé en cas d'infection vaginale à levures accompagnée de pertes blanches et aqueuses et d'une sensibilité accrue au toucher. Il peut convenir aux personnes qui ont l'impression que de l'eau chaude coule dans le vagin.

- Pulsatilla : Utilisé hypothétiquement en cas de mycose vaginale avec des pertes épaisses, vert jaunâtre et une tendance à se sentir mieux à l'air libre. Il peut convenir aux personnes dont les symptômes sont changeants et qui se sentent collées.

Symptômes de la ménopause :

- Lachesis : hypothétiquement utilisé pour les bouffées de chaleur, les sautes d'humeur et autres symptômes de la ménopause. Il peut convenir aux personnes qui ressentent des vibrations thermiques intenses et qui sont bavardes.

- Sepia : Hypothétiquement utilisé pour les déséquilibres hormonaux, la sécheresse vaginale, la baisse de la libido et les sautes d'humeur pendant la ménopause. Il peut convenir aux personnes qui se sentent dépassées, irritables et qui éprouvent un sentiment d'indifférence à l'égard de leurs proches.

- Sanguinaria canadensis : Hypothétiquement utilisé pour les bouffées de chaleur, les maux de tête et les migraines pendant la ménopause. Il peut convenir aux personnes qui ressentent des rougeurs au visage, de la chaleur et des maux de tête pulsatiles.

Questions relatives à l'allaitement :

- Ricinus communis : Hypothétiquement utilisé en cas de production insuffisante de lait et de mamelons crevassés ou douloureux. Il peut convenir aux personnes qui souffrent de sécheresse et de sensations de brûlure.

- Bryonia alba : Hypothétiquement utilisé en cas de seins douloureux et gonflés pendant l'allaitement. Elle peut convenir aux personnes qui ressentent des douleurs dues à des points de suture dans les seins et qui se sentent soulagées par une pression ferme.

- Urtica urens : utilisé à titre hypothétique en cas de faible production de lait et de douleurs mammaires avec picotements ou brûlures. Il peut convenir aux personnes qui ressentent une sensation de chaleur et une sensibilité accrue.

Les meilleurs attributs de l'homme : un éloge de la virilité

La confiance en soi est une caractéristique de la virilité, une certitude tranquille dans ses capacités et ses décisions qui conduit souvent au respect de ses pairs et à la confiance en soi. Il ne s'agit pas d'arrogance, mais plutôt d'une nature stable et sûre d'elle qui aide un homme à relever les défis de la vie. Cette confiance permet à un homme de défendre ses convictions, d'assumer des responsabilités et d'être un pilier pour ceux qui l'entourent. Elle se manifeste dans la façon dont il se porte, dont il parle et dont il prend ses décisions, chacune reflétant une confiance en soi qui est à la fois admirable et inspirante.

Le leadership est souvent un rôle qui incombe naturellement aux hommes, en raison des attentes de la société et de leur inclination personnelle. Un grand leader peut inspirer, guider et soutenir les autres. Chez les hommes, le leadership ne consiste pas seulement à diriger, mais aussi à assumer des responsabilités, à encourager le développement des autres et à donner un exemple positif. Il s'agit d'avoir une vision, de prendre des décisions et d'être capable de conduire une équipe vers un objectif commun tout en respectant et en valorisant les contributions de chacun.

La résilience face à l'adversité est un autre trait souvent associé à la virilité. Cette résilience est la force intérieure qui permet à un homme de se relever d'un échec ou d'une épreuve sans perdre courage. Il s'agit de faire face aux défis et d'en ressortir plus fort. Cette qualité est essentielle car elle signifie qu'un homme ne recule pas devant les situations difficiles mais qu'il en tire des leçons, faisant preuve d'une robustesse de caractère qui l'aide à persévérer.

La compassion n'est peut-être pas la première qualité attribuée aux hommes, mais c'est indéniablement une caractéristique remarquable. La compassion est l'empathie et la compréhension dont un homme fait preuve à l'égard des autres. C'est une sorte de force nourricière, une volonté de se mettre à la place d'autrui et d'agir avec gentillesse. Un homme compatissant établit des liens profonds avec les autres et crée un sentiment de confiance et de sécurité pour ceux qui font partie de sa vie.

L'intégrité est la boussole morale qui guide un homme dans la vie. Il s'agit de l'honnêteté, de l'équité et de la cohérence dans les croyances et les actions. Un homme intègre s'en tient à ses principes, même lorsque cela n'est pas commode ou avantageux. Cette adhésion à un code d'éthique personnel lui vaut le respect des autres et un sentiment d'estime de soi irremplaçable.

La responsabilité est souvent associée à la virilité et englobe à la fois les devoirs personnels et les responsabilités envers les autres. Un homme responsable répond à ses besoins et s'occupe de ceux qui dépendent de lui. Il comprend l'importance de son rôle au sein de la famille, du lieu de travail et de la société, et s'efforce de remplir ses obligations au mieux de ses capacités.

La curiosité intellectuelle est une caractéristique qui pousse un homme à explorer, questionner et comprendre le monde qui l'entoure. Un homme intellectuellement curieux sera toujours en train d'apprendre, cherchant à élargir ses connaissances et à remettre en question ses points de vue. Cet amour de l'apprentissage contribue à un caractère bien équilibré et perspicace.

L'humour est une qualité qui ajoute de l'éclat à la personnalité d'un homme. Un bon sens de l'humour peut atténuer les tensions, unir les gens et soulager les situations difficiles. Un homme qui peut rire de lui-même et trouver de la joie dans les absurdités de la vie peut souvent naviguer dans la vie avec un cœur plus léger et une perspective plus positive.

L'engagement est une caractéristique profondément ancrée qui montre la fiabilité et le dévouement d'un homme. Qu'il s'agisse d'une relation, d'une cause ou d'un objectif, ce trait de caractère démontre la capacité d'un homme à être ferme et inébranlable dans ses efforts. Il s'agit d'un engagement à long terme qui survit aux désirs et aux défis éphémères.

La protection chez un homme peut être un trait de caractère profond. C'est une caractéristique qui se manifeste non pas par un désir de contrôle mais par l'impulsion d'assurer la sécurité et le bien-être des êtres chers. Un homme protecteur assure la sécurité de ceux dont il a la charge, leur offrant soutien et défense contre les dommages physiques et émotionnels.

La créativité n'est pas limitée par le sexe et est un excellent attribut pour un homme. La créativité alimente l'innovation et la résolution de problèmes. Un homme créatif aborde les défis de manière unique et apporte des idées et des solutions originales sur le plan personnel et professionnel.

Le courage est souvent associé à la virilité ; c'est la capacité à affronter la peur, l'incertitude et l'intimidation sans se laisser décourager. Un homme courageux ne manque pas de peur, mais il l'affronte, que ce soit sous la forme de défis physiques, en défendant ses convictions ou en prenant des décisions difficiles.

La patience est une vertu précieuse pour un homme. C'est la capacité à supporter des circonstances difficiles avec persévérance et sang-froid. Un homme patient peut gérer le stress et la frustration sans se laisser submerger ni agir de manière impulsive, ce qui lui permet de prendre des décisions réfléchies et d'offrir une présence calme à ceux qui l'entourent.

La générosité d'un homme enrichit non seulement la vie des autres, mais aussi sa propre vie. Il ne s'agit pas seulement de donner des biens matériels, mais aussi d'être généreux en temps, en attention et en esprit. Un homme serviable partage ce qu'il a, qu'il s'agisse de connaissances, de ressources ou d'une main secourable, et le fait sans rien attendre en retour.

La discipline est une caractéristique qui permet à un homme d'atteindre ses objectifs. Elle consiste à s'entraîner à être cohérent, concentré et à contrôler ses appétits et ses comportements. Un homme discipliné peut se fixer des objectifs et travailler avec diligence, en maintenant le cap malgré les distractions ou les tentations.

La capacité d'adaptation est une qualité particulièrement précieuse dans le monde moderne, qui évolue rapidement et constamment. Un homme adaptable peut s'adapter aux changements de circonstances, de rôles ou d'environnements avec aisance et grâce. Cette souplesse d'esprit et d'approche lui permet de surmonter les obstacles et d'ajuster ses stratégies si nécessaire.

La loyauté est une caractéristique qui favorise les relations profondes et durables. Un homme loyal se tient aux côtés de ses amis, de sa famille et de ses partenaires, leur offrant soutien et fidélité. Cette loyauté crée des liens solides et une réputation de fiabilité et de confiance.

L'ambition d'un homme est le moteur de son développement personnel et professionnel. Un homme ambitieux se fixe des objectifs et travaille sans relâche pour les atteindre. Cette ambition n'est pas égoïste ; au contraire, elle peut conduire à des progrès et à des contributions qui profitent à la société.

Le sens pratique est une qualité qui sert bien un homme dans la vie de tous les jours. Un homme pratique peut aborder les problèmes et les situations avec bon sens, en trouvant des solutions réalisables et en prenant des décisions fondées sur des considérations réalistes.

L'empathie est la capacité de comprendre et de partager les sentiments d'autrui, et chez un homme, elle peut faire tomber les barrières et favoriser les liens. Un homme empathique peut offrir un soutien à la fois authentique et profond, en apportant réconfort et compréhension en cas de besoin.

Voici une liste de sujets de santé qui touchent généralement les hommes :

Avis de non-responsabilité : ces informations sont fournies à titre purement informatif. La liste suivante de remèdes homéopathiques est destinée au divertissement et ne doit pas être considérée comme un avis médical. Il est essentiel de consulter un professionnel de la santé certifié et agréé avant de suivre les informations fournies ci-dessous, en particulier si vous présentez l'un des symptômes ou l'un des problèmes de santé mentionnés.

Éjaculation précoce :

On parle d'éjaculation précoce lorsque l'éjaculation se produit trop rapidement pendant l'activité sexuelle, ce qui entraîne des expériences sexuelles insatisfaisantes. C'est l'un des problèmes sexuels les plus courants chez les hommes. Des techniques comportementales, des agents anesthésiants topiques et des médicaments peuvent être utilisés pour y remédier.

Hypertrophie de la prostate (hyperplasie bénigne de la prostate - HBP) :

L'hypertrophie bénigne de la prostate (HBP) est une hypertrophie non cancéreuse de la prostate, fréquente chez les hommes vieillissants. Elle peut entraîner des difficultés urinaires, telles que des mictions fréquentes, un jet d'urine faible ou des difficultés à commencer et à arrêter d'uriner. Les options de traitement comprennent les médicaments, les procédures peu invasives et la chirurgie.

Cancer de la prostate :

Le cancer de la prostate est le développement de cellules cancéreuses dans la glande prostatique. Il s'agit du deuxième cancer le plus fréquent chez les hommes dans le monde. Les options de traitement dépendent du stade et de l'agressivité du cancer et peuvent inclure la chirurgie, la radiothérapie, l'hormonothérapie, la chimiothérapie et l'immunothérapie.

Cancer du testicule :

Le cancer du testicule est la croissance de cellules cancéreuses dans les testicules. Il touche le plus souvent les hommes jeunes. Le traitement consiste en l'ablation chirurgicale du testicule atteint, suivie d'autres traitements tels que la radiothérapie ou la chimiothérapie si nécessaire.

Infertilité masculine :

L'infertilité masculine désigne l'incapacité à concevoir un enfant en raison de facteurs affectant la production, la mobilité ou la fonction des spermatozoïdes. Les causes peuvent être des déséquilibres hormonaux, des lésions testiculaires, des infections ou des facteurs génétiques. Les options de traitement dépendent de la cause sous-jacente et peuvent impliquer des médicaments, une intervention chirurgicale ou des technologies de reproduction assistée comme la fécondation in vitro (FIV).

Prostatite :

La prostatite est une inflammation de la prostate qui entraîne des problèmes urinaires et des douleurs pelviennes. Elle peut être aiguë ou chronique et le traitement dépend du type et de la cause sous-jacente. Les antibiotiques, les alpha-bloquants et les analgésiques sont des traitements courants.

Andropause (ménopause masculine) :

L'andropause fait référence à une baisse du taux de testostérone liée à l'âge, entraînant divers symptômes tels que la fatigue, une réduction de la masse musculaire, des changements d'humeur et une diminution du désir sexuel. Un traitement hormonal substitutif peut être envisagé pour gérer les symptômes.

Faible taux de testostérone (hypogonadisme) :

L'hypogonadisme est une production insuffisante de testostérone. Des conditions médicales, des blessures ou des facteurs génétiques peuvent en être la cause. Les options de traitement comprennent la thérapie de remplacement de la testostérone sous forme de gels, de patchs, d'injections ou de granules.

La calvitie masculine (alopécie androgénétique) :

La calvitie masculine est une maladie génétique qui entraîne une perte de cheveux, affectant généralement la racine des cheveux et le sommet de la tête. Les options de traitement comprennent des médicaments tels que le minoxidil et le finastéride, la greffe de cheveux et la thérapie au laser de faible intensité.

Augmentation de la taille des seins chez l'homme (gynécomastie) :

La gynécomastie est une hypertrophie du tissu mammaire chez l'homme, souvent due à des déséquilibres hormonaux. Dans la plupart des cas, la gynécomastie disparaît d'elle-même. Une intervention chirurgicale peut être envisagée dans les cas graves ou persistants.

Dépression :

La dépression est un trouble de l'humeur caractérisé par une tristesse persistante, une perte d'intérêt, des changements dans le sommeil et l'appétit, et un sentiment de désespoir. Elle peut toucher les hommes de tous âges et son traitement peut faire appel à une thérapie, à des médicaments ou à une combinaison des deux.

Troubles anxieux :

Les troubles anxieux se traduisent par une inquiétude, une peur et une nervosité excessives qui peuvent avoir des répercussions importantes sur la vie quotidienne. Les options de traitement comprennent la thérapie, les médicaments et les techniques de réduction du stress.

Maladies cardiovasculaires :

Les maladies cardiovasculaires englobent un groupe d'affections touchant le cœur et les vaisseaux sanguins. Les maladies cardiovasculaires les plus courantes chez les hommes sont les maladies coronariennes, les crises cardiaques et les accidents vasculaires cérébraux. Ces maladies sont prises en charge par des changements de mode de vie, des médicaments et des procédures médicales.

Hypertension (pression artérielle élevée) :

L'hypertension est une élévation persistante de la pression artérielle, un facteur de risque important pour les maladies cardiaques et les accidents vasculaires cérébraux. Les modifications du mode de vie et les médicaments sont couramment utilisés pour gérer l'hypertension.

Diabète :

Le diabète est une maladie chronique caractérisée par un taux élevé de sucre dans le sang. Il peut entraîner diverses complications s'il n'est pas bien géré. Le traitement consiste à surveiller la glycémie, à modifier le mode de vie et à prendre des médicaments.

La bronchopneumopathie chronique obstructive (BPCO) :

La BPCO comprend la bronchite chronique et l'emphysème, des maladies pulmonaires progressives souvent causées par le tabagisme. Le sevrage tabagique, les inhalateurs et l'oxygénothérapie sont utilisés dans la gestion de la BPCO.

Apnée du sommeil :

L'apnée du sommeil est un trouble du sommeil caractérisé par des arrêts et des redémarrages répétés de la respiration pendant le sommeil, ce qui entraîne une mauvaise qualité du sommeil et une fatigue diurne. La thérapie par pression positive continue (PPC) et les changements de mode de vie sont des traitements couramment utilisés.

Troubles liés à la consommation d'alcool :

Les troubles liés à la consommation d'alcool impliquent un mode de consommation d'alcool qui entraîne une détresse importante ou une altération de la vie quotidienne. Le traitement peut inclure des conseils, des groupes de soutien et des médicaments.

Abus de drogues et dépendance :

L'abus de drogues et la toxicomanie se réfèrent à l'utilisation abusive de drogues, entraînant une dépendance physique et psychologique. Le traitement peut comprendre une désintoxication, des conseils et des groupes de soutien.

Obésité :

L'obésité est un poids corporel excessif qui augmente le risque de divers problèmes de santé. Les changements de mode de vie, le régime alimentaire et l'exercice physique sont des éléments essentiels de la gestion de l'obésité.

Ostéoporose :

L'ostéoporose se caractérise par un affaiblissement des os, ce qui augmente le risque de fractures. La prise en charge de l'ostéoporose repose sur un apport adéquat en calcium et en vitamine D, des exercices de mise en charge et des médicaments.

Maladie rénale chronique :

La maladie rénale chronique est une atteinte à long terme des reins, qui réduit leur capacité à filtrer les déchets et les liquides du sang. La prise en charge implique des changements de mode de vie, des médicaments et, dans les cas les plus graves, une dialyse ou une greffe de rein.

Anémie :

L'anémie est une carence en globules rouges ou en hémoglobine, qui se traduit par de la fatigue et de la faiblesse. Le traitement peut consister en une supplémentation en fer et en un traitement de la cause sous-jacente.

Hernie inguinale :

Une hernie inguinale se produit lorsqu'une partie de l'intestin ou du tissu abdominal fait saillie à travers une zone affaiblie de la paroi abdominale, généralement près de l'aine. Elle peut provoquer un renflement visible et une gêne, en particulier lors d'un soulèvement ou d'un effort. La chirurgie est le traitement le plus courant des hernies inguinales. Elle permet de réparer la paroi abdominale affaiblie et de remettre le tissu hernié dans sa position correcte.

Varicocèle :

Les varicocèles sont des veines dilatées dans le scrotum, semblables aux varices des jambes. Elles peuvent affecter la production de spermatozoïdes et la fertilité masculine en augmentant la température des testicules et en entravant la circulation sanguine. Les options de traitement dépendent de la gravité des symptômes et des problèmes de fertilité et peuvent inclure une réparation chirurgicale ou une embolisation pour rediriger le flux sanguin hors des veines affectées.

Apnée obstructive du sommeil :

L'apnée obstructive du sommeil est un trouble du sommeil dans lequel les voies respiratoires se bloquent ou s'affaissent pendant le sommeil, entraînant une interruption de la respiration et une réduction de l'apport d'oxygène. Cela peut entraîner un sommeil fragmenté et une somnolence diurne excessive. La thérapie par pression positive continue (PPC) est le traitement le plus courant. Elle utilise une machine qui délivre une pression d'air à travers un masque pour maintenir les voies respiratoires ouvertes.

Torsion testiculaire :

La torsion testiculaire est une urgence médicale dans laquelle le cordon spermatique se tord, coupant la circulation sanguine vers le testicule. Elle se manifeste par une douleur testiculaire soudaine et intense, un gonflement et éventuellement des nausées. Une intervention chirurgicale immédiate est nécessaire pour détordre le cordon et rétablir la circulation sanguine afin d'éviter des lésions permanentes du testicule.

Épididymite :

L'épididymite est l'inflammation de l'épididyme, le tube situé à l'arrière des testicules qui stocke et transporte les spermatozoïdes. Elle peut être causée par des infections, des maladies sexuellement transmissibles ou des infections urinaires. Les symptômes comprennent une douleur, un gonflement et une gêne au niveau du scrotum. D'autres symptômes peuvent être une rougeur, une chaleur, une sensibilité et une grosseur dans la zone touchée. Il est essentiel de consulter rapidement un médecin afin de déterminer la cause sous-jacente et de fournir un traitement approprié, notamment des antibiotiques, des analgésiques et du repos pour soulager les symptômes et prévenir les complications.

Balanite :

La balanite est une inflammation du gland du pénis, généralement causée par une infection ou une mauvaise hygiène. Les symptômes comprennent des rougeurs, des douleurs, des démangeaisons et des écoulements. Des douleurs ou une gêne à la miction, un gonflement, une odeur désagréable et une difficulté à rétracter le prépuce peuvent également être observés. Des pratiques d'hygiène appropriées, notamment un nettoyage en douceur du pénis et l'évitement des produits irritants, peuvent contribuer à prévenir la balanite. Le traitement peut inclure des médicaments topiques ou oraux pour traiter les infections, ainsi que des mesures de soutien pour soulager les symptômes et favoriser la guérison.

Infections fongiques (par exemple, l'eczéma marginé) :

Les infections fongiques, telles que l'eczéma marginé, sont causées par la prolifération de champignons dans les zones chaudes et humides du corps, généralement dans la région de l'aine. Ces infections se traduisent par des rougeurs, des démangeaisons et une éruption cutanée dans la zone touchée. D'autres symptômes peuvent être une sensation de brûlure, une peau qui s'écaille ou qui pèle, une inflammation en forme d'anneau et la présence de cloques ou d'ulcères. Une bonne hygiène, le maintien d'une zone sèche et des traitements antifongiques sont généralement utilisés pour traiter efficacement les infections fongiques.

Infections des voies urinaires (IVU) :

Les infections urinaires affectent le système urinaire, notamment la vessie et l'urètre. Elles peuvent provoquer des mictions douloureuses, des envies fréquentes d'uriner et une sensation de vidange incomplète de la vessie. Les infections urinaires peuvent être causées par des bactéries qui pénètrent dans les voies urinaires. Le traitement consiste à administrer des antibiotiques pour éliminer l'infection et prévenir les complications.

Douleur inguinale à l'aine :

La douleur de l'aine inguinale est une gêne ou une douleur dans la région, souvent causée par des tensions musculaires, des hernies ou une douleur renvoyée par d'autres régions. Le traitement dépend de la cause sous-jacente et peut inclure le repos, la kinésithérapie ou la chirurgie des hernies.

Blessures sportives :

Les hommes peuvent souffrir de diverses blessures sportives, notamment de foulures, d'entorses, de fractures et de lésions articulaires. Un bon échauffement, des étirements et une bonne préparation physique peuvent aider à prévenir les blessures liées au sport. Le traitement varie en fonction du type et de la gravité de la blessure et peut inclure du repos, une thérapie physique ou une intervention chirurgicale.

Cardiomyopathie hypertrophique :

La cardiomyopathie hypertrophique est une maladie cardiaque génétique qui se caractérise par un épaississement du muscle cardiaque, pouvant entraîner une insuffisance cardiaque. Le traitement est axé sur la prise en charge des symptômes et la réduction du risque de complications. Il peut inclure des médicaments, des changements de mode de vie et, dans les cas les plus graves, des interventions chirurgicales.

Cancer du côlon :

Le cancer du côlon est le développement de cellules cancéreuses dans le côlon ou le rectum. Un dépistage régulier et une détection précoce sont essentiels à la réussite du traitement. Les options thérapeutiques comprennent la chirurgie, la radiothérapie, la chimiothérapie et la thérapie ciblée, en fonction du stade et de l'étendue du cancer.

Troubles anxieux :

Les troubles anxieux se traduisent par une inquiétude, une peur et une nervosité excessives qui peuvent avoir des répercussions importantes sur la vie quotidienne. Les options de traitement comprennent la thérapie, les médicaments et les techniques de réduction du stress.

Polyarthrite rhumatoïde :

La polyarthrite rhumatoïde est une maladie auto-immune qui provoque des douleurs, des raideurs et des inflammations articulaires. Un diagnostic et un traitement précoces sont essentiels pour gérer les symptômes et prévenir les lésions articulaires. Les traitements peuvent inclure des médicaments, une thérapie physique et des changements de mode de vie.

Syndrome de fatigue chronique (SFC) :

Le syndrome de fatigue chronique se caractérise par une fatigue sévère qui persiste pendant une période prolongée et qui affecte négativement le fonctionnement quotidien. Il n'existe pas de traitement spécifique pour le SFC et le traitement se concentre sur la gestion des symptômes, y compris les changements de mode de vie, le repos et les activités rythmées.

Psoriasis :

Le psoriasis est une affection cutanée chronique caractérisée par des plaques rouges et squameuses. Les options de traitement comprennent les crèmes topiques, la photothérapie et les médicaments systémiques.

Azoospermie (absence de spermatozoïdes dans le sperme) :

L'azoospermie désigne l'absence de spermatozoïdes dans le sperme. Elle peut résulter de déséquilibres hormonaux, de facteurs génétiques, d'une obstruction de l'appareil reproducteur ou d'anomalies testiculaires, entraînant la stérilité masculine.

Écoulement vaginal (chez l'homme) :

Les pertes vaginales chez l'homme correspondent à l'écoulement anormal de liquide par l'urètre. Il peut être causé par des infections, une inflammation de l'urètre ou des maladies sexuellement transmissibles.

Cancer du sein (chez l'homme) :

Le cancer du sein chez l'homme est le développement de cellules cancéreuses dans le tissu mammaire. Il est relativement rare chez les hommes, mais il peut survenir et se présenter sous la forme d'une masse ou d'un gonflement du tissu mammaire.

Infertilité (facteur masculin) :

L'infertilité masculine est l'incapacité de tomber enceinte en raison de problèmes liés à la production, au fonctionnement ou à la délivrance des spermatozoïdes. Elle peut résulter de déséquilibres hormonaux, de facteurs génétiques, d'infections ou de choix de mode de vie.

Gynécomastie (hypertrophie des seins chez l'homme) :

La gynécomastie est l'augmentation du tissu mammaire chez l'homme, ce qui lui donne un aspect gonflé. Elle peut être due à des déséquilibres hormonaux, à l'obésité, à certains médicaments ou à des conditions médicales sous-jacentes.

Incontinence urinaire :

L'incontinence urinaire est la perte involontaire d'urine, entraînant des fuites de la vessie. Une faiblesse des muscles de la vessie, des lésions nerveuses ou une hypertrophie de la prostate peuvent en être la cause.

Hémorroïdes (Piles) :

Les hémorroïdes, également connues sous le nom de pieux, sont des veines gonflées et enflammées situées dans le bas du rectum et l'anus. Elles peuvent provoquer des douleurs, des démangeaisons et des saignements pendant les selles.

Varices :

Les varices sont des veines élargies, gonflées et tordues, généralement situées dans les jambes. Elles résultent de l'affaiblissement des parois des veines et d'un mauvais fonctionnement des valvules.

Perte de cheveux (calvitie masculine) :

La calvitie est une forme courante de perte de cheveux chez les hommes, caractérisée par une ligne de démarcation des cheveux et un amincissement de la chevelure sur le sommet de la tête. Elle est généralement due à des facteurs génétiques et à des changements hormonaux.

La goutte :

La goutte est une forme d'arthrite caractérisée par des crises soudaines et sévères de douleur, de rougeur et de sensibilité dans les articulations, affectant généralement le gros orteil. Elle est causée par une accumulation de cristaux d'acide urique dans les articulations.

Cirrhose du foie :

La cirrhose du foie est une cicatrisation tardive du foie causée par de nombreuses formes de maladies et d'affections du foie, telles que l'hépatite et l'alcoolisme chronique. Elle entraîne une altération de la fonction hépatique et diverses complications.

Maladie de Parkinson :

La maladie de Parkinson est un trouble progressif du système nerveux qui affecte les mouvements, provoquant des tremblements, des raideurs et des difficultés à marcher et à se coordonner. La perte des cellules cérébrales productrices de dopamine en est la cause.

Trouble du spectre autistique (TSA) :

Les troubles du spectre autistique sont des troubles du développement qui affectent la communication, le comportement et l'interaction sociale. Il s'agit d'un large éventail de conditions et les symptômes peuvent varier de manière significative.

Dysfonctionnement érectile (DE) :

La dysfonction érectile est l'incapacité d'obtenir ou de maintenir une érection suffisante pour l'activité sexuelle. Elle peut résulter de facteurs physiques ou psychologiques, tels que des problèmes vasculaires, des déséquilibres hormonaux ou le stress.

Hyperplasie bénigne de la prostate (HBP) :

L'hypertrophie bénigne de la prostate est une augmentation du volume de la prostate qui survient généralement avec l'âge. Elle peut provoquer des symptômes urinaires, tels que des mictions fréquentes et un faible débit urinaire.

Les troubles obsessionnels compulsifs (TOC) :

Le trouble obsessionnel-compulsif est un trouble mental caractérisé par des pensées obsessionnelles et des comportements compulsifs. Les individus peuvent s'engager dans des actions répétitives pour soulager l'anxiété ou les pensées intrusives.

Alopecia Areata :

L'alopécie areata est une maladie auto-immune qui provoque une perte soudaine de cheveux en petites plaques rondes sur le cuir chevelu ou d'autres parties du corps.

Laryngite :

La laryngite est une inflammation du larynx (boîte vocale) qui entraîne un enrouement ou une perte de voix. Les infections, les tensions vocales ou les irritants peuvent en être la cause.

Gastrite :

La gastrite est une inflammation de la paroi de l'estomac qui se traduit par des symptômes tels que des nausées, des indigestions et des douleurs abdominales.

Sinusite :

La sinusite est une inflammation des sinus, des espaces remplis d'air dans le crâne. Elle peut provoquer une congestion nasale, des douleurs faciales et des maux de tête.

Infections de l'oreille (otite moyenne) :

L'otite moyenne est une inflammation de l'oreille moyenne, souvent causée par des infections bactériennes ou virales. Elle peut entraîner des douleurs dans l'oreille, une accumulation de liquide et une perte temporaire de l'audition.

Polypes nasaux :

Les polypes nasaux sont des excroissances non cancéreuses qui se développent dans la muqueuse du nez ou dans les sinus, entraînant une congestion nasale et des difficultés respiratoires.

Anémie :

On parle d'anémie lorsque l'organisme ne dispose pas d'assez de globules rouges sains pour transporter suffisamment d'oxygène vers les tissus. Elle peut entraîner de la fatigue, de la faiblesse et une pâleur de la peau.

Maladie du foie gras (non alcoolique) :

La stéatose hépatique non alcoolique est l'accumulation de graisse dans le foie sans consommation d'alcool. Elle peut entraîner une inflammation et une cicatrisation du foie.

Hypothyroïdie :

L'hypothyroïdie est une sous-activité de la glande thyroïde qui entraîne une diminution de la production d'hormones thyroïdiennes et provoque des symptômes tels que la fatigue, la prise de poids et la sensibilité au froid.

Cancer de la prostate :

Le cancer de la prostate est le développement de cellules cancéreuses dans la glande prostatique. C'est l'un des cancers les plus fréquents chez l'homme.

Syndrome des ovaires polykystiques (SOPK) chez l'homme (syndrome de Stein-Leventhal) :

Le SOPK chez l'homme est une maladie rare caractérisée par des déséquilibres hormonaux qui peuvent entraîner des symptômes tels que des règles irrégulières, une prise de poids et la stérilité.

Prostatite (chronique non bactérienne) :

La prostatite chronique non bactérienne est une inflammation de la prostate sans infection bactérienne. Elle peut provoquer des symptômes urinaires et une gêne dans la région pelvienne.

Infection à Chlamydia (Chlamydia génitale) :

L'infection à Chlamydia est une infection sexuellement transmissible courante causée par la bactérie Chlamydia trachomatis. Elle peut entraîner des symptômes génitaux et urinaires, mais reste souvent asymptomatique.

Clause de non-responsabilité. Ce qui suit est uniquement destiné à des fins de divertissement. Aucun conseil médical n'est donné à quelque titre que ce soit. Si vous présentez l'un de ces symptômes, veuillez consulter un professionnel de la santé agréé et qualifié.

Dysfonctionnement érectile (impuissance) :

- Agnus castus : Ce remède est bénéfique pour les hommes souffrant de baisse du désir sexuel, d'éjaculation précoce et de dysfonctionnement érectile résultant de la dépression, de l'anxiété ou d'un excès d'activités sexuelles.

- Lycopodium clavatum : ce remède est utilisé en cas d'impuissance accompagnée d'un sentiment d'insuffisance et d'anxiété de performance. Les hommes qui ont besoin de Lycopodium peuvent avoir des difficultés à obtenir une érection, mais une fois qu'elle est obtenue, elle peut être perdue pendant les rapports sexuels.

- Selenium metallicum : ce remède est prescrit en cas de dysfonction érectile liée à une activité sexuelle excessive, à l'épuisement et à la faiblesse.

- Acidum phosphoricum : Ce remède est indiqué pour les hommes qui souffrent d'une perte de puissance sexuelle due au chagrin, à la tristesse ou à l'épuisement mental.

- Aurum metallicum : Ce remède est utilisé pour l'impuissance chez les hommes qui se sentent dévalorisés, qui subissent un stress intense et qui sont dépressifs.

Éjaculation précoce :

- Staphysagria : Ce remède est utile pour les hommes qui souffrent d'éjaculation précoce en raison d'émotions réprimées, en particulier la colère ou le ressentiment.

- Graphites : Les hommes qui ont besoin de Graphites peuvent souffrir d'éjaculation précoce en raison de l'anxiété, de la timidité et de la sensibilité.

- Gelsemium sempervirens : Prescrit aux hommes souffrant d'éjaculation précoce due à l'anxiété de performance et à la peur de parler en public ou au trac.

- Avena sativa : Ce remède est utile pour l'éjaculation précoce liée à l'épuisement sexuel et à la débilité nerveuse.

- Titanium metallicum : Utilisé pour l'éjaculation précoce avec sensibilité excessive et irritabilité.

Hernie inguinale :

- Nux vomica : Ce remède est utilisé en cas de hernie inguinale liée à l'effort, au surmenage ou à la sédentarité.

- Bryonia alba : Prescrit en cas de hernie inguinale aggravée par le mouvement et soulagée par le repos.

- Colocynthis : Utilisé en cas de hernie inguinale avec crampes et douleurs fulgurantes.

- Rhus Toxicodendron : Ce remède est bénéfique pour la hernie inguinale causée par un effort excessif et soulagée par le mouvement.

- Belladonna : prescrit en cas de hernie inguinale soudaine et intense accompagnée de rougeur et de chaleur.

Andropause (ménopause masculine) :

- Lycopodium clavatum : utilisé pour l'andropause avec épuisement physique et mental, baisse de la libido et anxiété de performance.

- Phosphoricum acidum : Ce remède est bénéfique pour l'andropause avec épuisement émotionnel, indifférence et apathie.

- Agnus castus : Prescrit pour l'andropause avec baisse du désir sexuel, éjaculation précoce et dysfonctionnement érectile.

- Selenium metallicum : Utilisé pour l'andropause avec faiblesse, fatigue et débilité sexuelle.

- Acidum phosphoricum : Ce remède est utile pour l'andropause avec épuisement mental et physique, y compris les cas de faiblesse sexuelle.

La ménopause chez l'homme (Andropause) :

- Lycopodium clavatum : prescrit pour l'andropause avec épuisement physique et mental, baisse de la libido et anxiété de performance.

- Phosphoricum acidum : utilisé pour l'andropause avec épuisement émotionnel, indifférence et apathie.

- Agnus castus : Ce remède est bénéfique pour l'andropause avec baisse du désir sexuel, éjaculation précoce et dysfonctionnement érectile.

- Selenium metallicum : Utilisé pour l'andropause avec faiblesse, fatigue et débilité sexuelle.

- Acidum phosphoricum : prescrit pour l'andropause avec épuisement mental et physique, y compris les cas de faiblesse sexuelle.

Oligospermie (faible nombre de spermatozoïdes) :

- Agnus castus : Utilisé en cas d'oligospermie accompagnée d'une baisse du désir sexuel, d'une éjaculation précoce et de troubles de l'érection.

- Lycopodium clavatum : prescrit en cas d'oligospermie accompagnée de déséquilibres hormonaux, de troubles de l'érection et d'éjaculation précoce.

- Selenium metallicum : Ce remède est utile en cas de faiblesse sexuelle, d'épuisement et d'oligospermie.

- Acidum phosphoricum : utilisé en cas d'épuisement mental et physique, y compris en cas d'oligospermie.

- Aurum metallicum : prescrit en cas de dépression, d'anxiété et d'oligospermie liée au stress émotionnel.

Azoospermie (absence de spermatozoïdes dans le sperme) :

- Lycopodium clavatum : Ce remède est bénéfique pour l'azoospermie accompagnée de déséquilibres hormonaux, de troubles de l'érection et d'éjaculation précoce.

- Selenium metallicum : Utilisé en cas de faiblesse sexuelle, d'épuisement et d'azoospermie.

- Acidum phosphoricum : prescrit en cas d'épuisement mental et physique, y compris en cas d'azoospermie.

- Aurum metallicum : ce remède est utile en cas de dépression, d'anxiété et d'azoospermie liée au stress émotionnel.

- Conium maculatum : prescrit pour l'azoospermie en cas de gonflement, d'induration et de dureté des glandes.

Hypertrophie de la prostate (HBP) :

- Sabal serrulata : Ce remède est bénéfique en cas d'hypertrophie de la prostate accompagnée d'une difficulté à déclencher l'écoulement de l'urine et de mictions fréquentes, surtout la nuit.

- Chimaphila umbellata : Utilisé en cas d'hypertrophie de la prostate avec difficulté à uriner et douleur brûlante en urinant.

- Conium maculatum : prescrit en cas d'hypertrophie de la prostate accompagnée d'un écoulement interrompu et faible de l'urine.

- Pulsatilla pratensis : Utilisé en cas d'hypertrophie de la prostate accompagnée d'une envie fréquente d'uriner et de difficultés à uriner.

- Thuja occidentalis : Ce remède est utile en cas d'hypertrophie de la prostate accompagnée de gouttes d'urine et de difficultés à vider la vessie.

Cancer du testicule et cancer de la prostate :

- Conium maculatum : Ce remède est indiqué pour le cancer des testicules et de la prostate en cas de gonflement, d'induration et de dureté des glandes. Il peut également aider en cas de difficultés urinaires.

- Carcinosinum : Utilisé pour les symptômes liés au cancer et le soutien dans les cas de cancer.

- Thuja occidentalis : Prescrit pour les symptômes liés au cancer, les problèmes de peau et les déséquilibres hormonaux.

- Hydrastis canadensis : Bénéfique pour les symptômes du cancer et le soutien immunitaire général.

- Scrophularia nodosa : utilisé pour les glandes enflées et les symptômes liés au cancer.

Infertilité masculine :

- Agnus castus : Ce remède est utile en cas de baisse de la libido et de faiblesse sexuelle dans les cas d'infertilité masculine.

- Lycopodium clavatum : prescrit en cas de stérilité masculine accompagnée de déséquilibres hormonaux, de troubles de l'érection et d'éjaculation précoce.

- Selenium metallicum : utilisé en cas de faiblesse sexuelle, d'épuisement et d'infertilité masculine.

- Acidum phosphoricum : Ce remède est utile en cas d'épuisement mental et physique, y compris en cas de stérilité masculine.

- Aurum metallicum : prescrit en cas de dépression, d'anxiété et de problèmes de fertilité masculine liés au stress émotionnel.

Dépression et troubles anxieux :

- Ignatia amara : utilisé pour les personnes souffrant d'un profond chagrin, de tristesse et de sautes d'humeur. Ignatia est bénéfique pour la sensibilité émotionnelle et la suppression des sentiments.

- Natrum muriaticum : Ce remède est utile pour les personnes qui intériorisent leurs émotions, en particulier le chagrin et la déception. Il est utilisé pour les personnes qui peuvent sembler réservées ou distantes mais qui vivent de profonds bouleversements émotionnels.

- Arsenicum album : Prescrit en cas d'anxiété et d'agitation liées à la peur de la mort, aux problèmes de santé et au désir d'être rassuré et accompagné.

- Pulsatilla pratensis : Utilisé en cas d'instabilité émotionnelle, de pleurs et de sautes d'humeur, en particulier lors des changements hormonaux.

- Gelsemium sempervirens : Ce remède est bénéfique pour l'anxiété et les peurs anticipées, en particulier avant des événements ou des spectacles importants.

Maladies cardiovasculaires :

- Crataegus oxyacantha : Ce remède est prescrit en cas de faiblesse cardiaque et d'affections cardiovasculaires, y compris les troubles du rythme cardiaque et l'hypertension.

- Digitalis purpurea : Utilisé pour les problèmes cardiaques avec un pouls faible, un rythme cardiaque irrégulier et les symptômes d'insuffisance cardiaque.

- Baryta carbonica : Ce remède est utile en cas d'hypertension artérielle chez les personnes âgées dont le cœur est faible et hypertrophié.

- Naja triptans : Ce remède est bénéfique pour les problèmes cardiaques, les palpitations et les douleurs thoraciques.

- Aurum metallicum : prescrit en cas de dépression, d'anxiété et de problèmes cardiaques liés au stress émotionnel.

Hypertension (pression artérielle élevée) :

- Baryta muriatique : Ce remède est utilisé en cas d'hypertension artérielle chez les jeunes, principalement due au stress ou à une sensibilité émotionnelle.

- Glonoinum : Prescrit en cas d'hypertension accompagnée de maux de tête soudains et violents et de palpitations.

- Rauwolfia serpentina : utilisé en cas d'hypertension accompagnée de vertiges, de bouffées vasomotrices et de battements de tête.

-

Viscum album : Ce remède est utile en cas d'hypertension chez les personnes âgées ayant tendance à s'évanouir.

- Syzygium jambolanum : Utilisé en cas de diabète avec soif excessive, mictions fréquentes et faiblesse.

- Uranium nitricum : prescrit en cas de diabète avec augmentation de l'appétit, soif excessive et émaciation.

- Phosphoricum acidum : ce remède est bénéfique en cas de diabète avec épuisement physique et mental, en particulier après un deuil ou un choc émotionnel.

- Natrum sulphuricum : utilisé pour le diabète avec rétention d'eau, ballonnements et symptômes liés au foie.

- Abroma Augusta : Prescrit en cas de diabète avec augmentation de l'appétit, perte de poids et faiblesse.

Maladie pulmonaire obstructive chronique (MPOC) :

- Arsenicum album : Utilisé en cas de BPCO avec anxiété, agitation et difficultés respiratoires, en particulier la nuit.

- Antimonium tartaricum : Ce remède est utile en cas de BPCO avec production excessive de mucus, difficulté à cracher les mucosités et claquements dans la poitrine.

- Blatta orientalis : Prescrit en cas de BPCO avec toux, difficultés respiratoires et constriction thoracique.

- Sambucus nigra : Utilisé en cas de BPCO accompagnée de difficultés respiratoires soudaines et graves, en particulier chez les enfants et les nourrissons.

- Lobelia inflata : Ce remède est utile en cas de BPCO avec essoufflement et sensation d'étouffement.

Apnée du sommeil :

- Opium : Utilisé en cas d'apnée du sommeil avec ronflements importants et somnolence pendant la journée.

- Sambucus nigra : Prescrit en cas d'apnée du sommeil chez les enfants et les nourrissons ayant des difficultés à respirer pendant le sommeil.

- Chamomilla : Ce remède est bénéfique pour l'apnée du sommeil en cas d'agitation, d'irritabilité et de difficultés à s'endormir.

- Nux vomica : Utilisé en cas d'apnée du sommeil liée à des problèmes digestifs, à la consommation d'alcool ou de caféine.

- Coffea cruda : Ce remède est utile en cas d'apnée du sommeil accompagnée d'une incapacité à dormir et d'une hyperactivité mentale.

Varicocèle :

- Arnica montana : Prescrit en cas de varicocèle avec douleur, sensation d'ecchymose et gêne dans la zone affectée.

- Hamamelis virginiana : Utilisé en cas de varicocèle avec sensation de plénitude, douleur et sensibilité au niveau du scrotum.

- Pulsatilla pratensis : Ce remède est utile en cas de varicocèle avec gonflement, lourdeur et soulagement par des applications froides.

- Lycopodium clavatum : Utilisé pour les varicocèles présentant des symptômes du côté droit, des gonflements et des problèmes digestifs.

- Aurum metallicum : prescrit en cas de varicocèle avec dépression, anxiété et stress émotionnel.

Douleur inguinale de l'aine :

- Nux vomica : utilisé pour les douleurs de l'aine inguinale liées à l'effort, au surmenage ou à un mode de vie sédentaire.

- Bryonia alba : Prescrit pour les douleurs de l'aine inguinale aggravées par le mouvement et soulagées par le repos.

- Colocynthis : Ce remède est bénéfique en cas de douleur inguinale accompagnée de crampes et de douleurs fulgurantes.

- Rhus Toxicodendron : Utilisé en cas de douleur à l'aine inguinale causée par un effort excessif et soulagée par le mouvement.

- Belladonna : Ce remède est utile en cas de douleur inguinale soudaine et intense accompagnée de rougeur et de chaleur.

Blessures sportives :

- Arnica Montana : Ce remède est prescrit en cas de blessures sportives accompagnées d'ecchymoses, de douleurs et de traumatismes des tissus mous.

- Rhus Toxicodendron : Utilisé en cas de blessures sportives accompagnées de raideur, de douleur et d'aggravation due au repos.

- Bryonia alba : Ce remède est bénéfique pour les blessures sportives avec douleur vive et piquante aggravée par le mouvement.

- Ruta graveolens : Utilisé pour les blessures sportives impliquant les tendons, les ligaments et les os meurtris.

- Calcarea phosphorica : Prescrit pour les blessures sportives à guérison lente, les fractures et les douleurs osseuses.

Cardiomyopathie hypertrophique :

- Crataegus oxyacantha : utilisé en cas de faiblesse cardiaque et d'affections cardiovasculaires, y compris la cardiomyopathie hypertrophique.

- Digitalis purpurea : Ce remède est utile en cas de cardiomyopathie hypertrophique accompagnée d'un rythme cardiaque irrégulier et de palpitations.

- Baryta carbonica : Prescrit en cas d'hypertension artérielle chez les personnes âgées dont le cœur est faible et hypertrophié.

- Naja triptans : Bénéfique pour les problèmes cardiaques, les palpitations et les douleurs thoraciques.

- Aurum metallicum : Ce remède est utilisé en cas de dépression, d'anxiété et de problèmes cardiaques liés au stress émotionnel.

Cancer du côlon :

- Conium maculatum : Ce remède est indiqué pour le cancer du côlon en cas de gonflement, d'induration et de dureté des glandes. Il peut également aider en cas de difficultés urinaires.

- Carcinosinum : Utilisé pour les symptômes liés au cancer et le soutien dans les cas de cancer.

- Thuja occidentalis : Prescrit pour les symptômes liés au cancer, les problèmes de peau et les déséquilibres hormonaux.

- Hydrastis canadensis : Bénéfique pour les symptômes du cancer et le soutien immunitaire général.

- Scrophularia nodosa : utilisé pour les glandes enflées et les symptômes liés au cancer.

Prostatite bactérienne :

- Apis mellifica : Prescrit pour la prostatite bactérienne avec inflammation, brûlure et douleur piquante pendant la miction.

- Clematis erecta : Ce remède est bénéfique en cas de prostatite avec envie fréquente d'uriner et difficulté à uriner.

- Mercurius corrosives : Utilisé en cas de prostatite bactérienne avec brûlures intenses et mictions douloureuses.

- Pulsatilla pratensis : Prescrit pour la prostatite avec une sensation de plénitude, de lourdeur et d'inconfort dans le bassin.

- Rhododendron chrysanthum : bénéfique en cas de prostatite accompagnée de douleurs, de courbatures et de douleurs irradiant dans le dos et les hanches.

Epididymite :

- Apis mellifica : Ce remède est utilisé en cas d'épididymite avec gonflement, rougeur et douleur piquante dans le scrotum.

- Clematis recta : Ce remède est prescrit en cas d'épididymite avec gonflement douloureux et douleur d'étirement dans les testicules.

- Mercurius corrosives : Utilisé en cas d'épididymite avec brûlure intense, douleur en points de suture et difficulté à uriner.

- Pulsatilla pratensis : Ce remède est utile en cas d'épididymite avec sensation de plénitude, de lourdeur et de soulagement par des applications froides.

- Rhododendron chrysanthum : Ce remède est bénéfique en cas d'épididymite accompagnée de douleurs, d'endolorissements et de tiraillements dans les testicules.

Balanite :

- Calendula officinalis : Prescrit pour la balanite avec inflammation, rougeur et douleur du gland du pénis.

- Cantharis vesicatoria : utilisé en cas de balanite avec brûlure, douleur vive et miction douloureuse.

- Graphites : Ce remède est indiqué en cas de balanite avec peau sèche et craquelée et écoulement collant.

- Mezereum : Utilisé pour la balanite avec démangeaisons, brûlures et éruptions croûteuses sur le gland du pénis.

- Sepia officinalis : Prescrit pour la balanite avec rougeurs, démangeaisons et sensations de brûlure.

Infections fongiques (par exemple, dermatite marginale) :

- Soufre : Utilisé pour les infections fongiques accompagnées de rougeurs, de démangeaisons et de sensations de brûlure.

- Sepia officinalis : Prescrit pour les mycoses avec écoulements humides et nauséabonds et démangeaisons.

- Thuja occidentalis : Ce remède est bénéfique pour les infections fongiques accompagnées de verrues ou d'excroissances sur la peau.

- Graphites : Utilisé en cas d'infections fongiques avec une peau rugueuse, rouge et craquelée.

- Natrum muriaticum : prescrit en cas de mycoses avec démangeaisons et éruptions cutanées, aggravées par la chaleur.

Infections des voies urinaires (IVU) :

- Cantharis vesicatoria : Ce remède est utilisé pour les infections urinaires avec une douleur intense et brûlante pendant la miction et une envie fréquente d'uriner.

- Apis mellifica : Ce remède est prescrit en cas d'infection urinaire accompagnée de picotements, de douleurs et d'urines peu abondantes et laiteuses.

- Staphysagria : Utilisé pour les infections urinaires causées par l'irritation après les rapports sexuels ou les émotions réprimées.

- Salsepareille officinale : Ce remède est bénéfique pour les infections urinaires accompagnées d'une douleur brûlante à la fin de la miction et de coliques néphrétiques.

- Pulsatilla pratensis : Prescrit en cas d'infection urinaire avec des symptômes légers et changeants et un désir d'air libre.

Hydrocèle :

- Apis mellifica : Utilisé en cas d'hydrocèle avec gonflement, douleur et courbature dans le scrotum.

- Arnica montana : Prescrit en cas d'hydrocèle accompagnée de douleurs, d'ecchymoses et d'inconfort dans la zone touchée.

- Pulsatilla pratensis : Ce remède est utile en cas d'hydrocèle avec gonflement, lourdeur et soulagement par des applications froides.

- Rhododendron chrysanthum : Ce remède est utilisé en cas d'hydrocèle accompagnée de douleurs, de courbatures et de tiraillements au niveau des testicules.

- Silicea : Prescrit en cas d'hydrocèle avec gonflement et dureté du scrotum.

Cancer du sein (chez l'homme) :

- Conium maculatum : prescrit pour le cancer du sein chez l'homme en cas de gonflement, d'induration et de dureté des glandes.

- Carcinosinum : Utilisé pour les symptômes liés au cancer et le soutien dans les cas de cancer.

- Thuja occidentalis : Ce remède est bénéfique pour les symptômes liés au cancer, les problèmes de peau et les déséquilibres hormonaux.

- Hydrastis canadensis : Utilisé pour les symptômes du cancer et le soutien immunitaire général.

- Scrophularia nodosa : Prescrit en cas de gonflement des glandes et de symptômes liés au cancer.

Infertilité (facteur masculin) :

- Agnus castus : Utilisé en cas de baisse de la libido et de faiblesse sexuelle dans les cas d'infertilité masculine.

- Lycopodium clavatum : prescrit en cas de stérilité masculine accompagnée de déséquilibres hormonaux, de troubles de l'érection et d'éjaculation précoce.

- Selenium metallicum : Ce remède est utile en cas de faiblesse sexuelle, d'épuisement et de stérilité masculine.

- Acidum phosphoricum : utilisé en cas d'épuisement mental et physique, y compris en cas de stérilité masculine.

- Aurum metallicum : prescrit en cas de dépression, d'anxiété et de problèmes de fertilité masculine liés au stress émotionnel.

Gynécomastie (hypertrophie des seins chez l'homme) :

- Conium maculatum : Ce remède est utilisé en cas de gynécomastie avec des seins gonflés et douloureux.

- Thuja occidentalis : Ce remède est prescrit en cas de gynécomastie caractérisée par des excroissances dures, noueuses ou nodulaires dans les seins.

- Graphites : Utilisé en cas de gynécomastie avec hypertrophie des seins et peau sèche et craquelée.

- Rhus Toxicodendron : Ce remède est bénéfique pour la gynécomastie

Sepia officinalis : Prescrit pour les infections fongiques accompagnées d'écoulements humides et nauséabonds et de démangeaisons.

- Thuja occidentalis : Ce remède est bénéfique pour les infections fongiques accompagnées de verrues ou d'excroissances sur la peau.

- Graphites : Utilisé en cas d'infections fongiques avec une peau rugueuse, rouge et craquelée.

- Natrum muriaticum : prescrit en cas de mycoses avec démangeaisons et éruptions cutanées, aggravées par la chaleur.

Infections des voies urinaires (IVU) :

- Cantharis vesicatoria : Ce remède est utilisé pour les infections urinaires avec une douleur intense et brûlante pendant la miction et une envie fréquente d'uriner.

- Apis mellifica : Ce remède est prescrit en cas d'infection urinaire accompagnée de picotements, de douleurs et d'urines peu abondantes et laiteuses.

- Staphysagria : Utilisé pour les infections urinaires causées par l'irritation après les rapports sexuels ou les émotions réprimées.

- Salsepareille officinale : Ce remède est bénéfique pour les infections urinaires accompagnées d'une douleur brûlante à la fin de la miction et de coliques néphrétiques.

- Pulsatilla pratensis : Prescrit en cas d'infection urinaire avec des symptômes légers et changeants et un désir d'air libre.

Hernie inguinale :

- Nux vomica : Ce remède est utilisé en cas de hernie inguinale liée à l'effort, au surmenage ou à un mode de vie sédentaire.

- Bryonia alba : Prescrit en cas de hernie inguinale aggravée par le mouvement et soulagée par le repos.

- Colocynthis : Utilisé en cas de hernie inguinale avec crampes et douleurs fulgurantes.

- Rhus Toxicodendron : Ce remède est bénéfique pour la hernie inguinale causée par un effort excessif et soulagée par le mouvement.

- Belladonna : prescrit en cas de hernie inguinale soudaine et intense accompagnée de rougeur et de chaleur.

Andropause (ménopause masculine) :

- Lycopodium clavatum : utilisé pour l'andropause avec épuisement physique et mental, baisse de la libido et anxiété de performance.

- Phosphoricum acidum : Ce remède est bénéfique pour l'andropause avec épuisement émotionnel, indifférence et apathie.

- Agnus castus : Prescrit pour l'andropause avec baisse du désir sexuel, éjaculation précoce et dysfonctionnement érectile.

- Selenium metallicum : Utilisé pour l'andropause avec faiblesse, fatigue et débilité sexuelle.

- Acidum phosphoricum : Ce remède est utile pour l'andropause avec épuisement mental et physique, y compris les cas de faiblesse sexuelle.

Oligospermie (faible nombre de spermatozoïdes) :

- Agnus castus : Utilisé en cas d'oligospermie accompagnée d'une baisse du désir sexuel, d'une éjaculation précoce et de troubles de l'érection.

- Lycopodium clavatum : prescrit en cas d'oligospermie accompagnée de déséquilibres hormonaux, de troubles de l'érection et d'éjaculation précoce.

- Selenium metallicum : Ce remède est utile en cas de faiblesse sexuelle, d'épuisement et d'oligospermie.

- Acidum phosphoricum : utilisé en cas d'épuisement mental et physique, y compris en cas d'oligospermie.

- Aurum metallicum : prescrit en cas de dépression, d'anxiété et d'oligospermie liée au stress émotionnel.

Insomnie :

- Coffea cruda : Prescrit en cas d'insomnie liée à un esprit actif et agité.

- Nux vomica : utilisé en cas d'insomnie due au surmenage, au stress et aux problèmes digestifs.

- Passiflora incarnata : Ce remède est bénéfique en cas d'insomnie avec un esprit agité et des difficultés à s'endormir.

- Chamomilla : Utilisé en cas d'insomnie avec irritabilité et sensibilité à la douleur.

- Ignatia amara : Ce remède est utile en cas d'insomnie due au chagrin, au stress émotionnel et aux émotions réprimées.

Pneumonie :

- Bryonia alba : Prescrit en cas de pneumonie accompagnée d'une douleur thoracique aiguë et piquante aggravée par le mouvement.

- Phosphorus : Utilisé en cas de pneumonie accompagnée de faiblesse, d'enrouement et d'oppression thoracique.

- Antimonium tartaricum : Ce remède est bénéfique en cas de pneumonie avec toux grinçante et difficultés respiratoires.

- Hepar sulfuris calcareum : Utilisé en cas de pneumonie avec une sensibilité extrême à l'air froid et une toux avec des mucosités jaunes et nauséabondes.

- Lycopodium clavatum : Ce remède est utile en cas de pneumonie accompagnée d'un abdomen ballonné, de gaz et de problèmes respiratoires.

Torsion testiculaire :

- Belladonna : prescrit en cas de torsion testiculaire accompagnée d'une douleur soudaine et intense, d'une rougeur et d'une chaleur dans le scrotum.

- Colocynthis : Utilisé en cas de torsion testiculaire accompagnée de crampes, de douleurs fulgurantes et d'un soulagement lorsqu'on se penche en avant.

- Arnica montana : Ce remède est bénéfique en cas de torsion testiculaire accompagnée d'une douleur, d'une sensation d'ecchymose et d'une gêne au niveau du scrotum.

- Hamamelis virginiana : Utilisé en cas de torsion testiculaire avec sensation d'ecchymose, de douleur et de décoloration bleuâtre.

- Rhus Toxicodendron : Prescrit en cas de torsion testiculaire avec douleur, raideur et soulagement au mouvement.

Coronaropathie (CAD) :

- Crataegus oxyacantha : Ce remède est utilisé en cas de maladie coronarienne pour soutenir la santé du cœur et améliorer la circulation sanguine.

- Arnica Montana : Ce remède est prescrit pour les maladies cardio-vasculaires avec une sensation de lourdeur et de douleur dans la poitrine.

- Cactus grandiflorus : Utilisé pour la DCA en cas d'oppression, de constriction et d'anxiété au niveau du cœur.

- Aurum metallicum : Ce remède est bénéfique pour la maladie coronarienne en cas de dépression, d'anxiété et de sentiment de désespoir.

- Digitalis purpurea : Ce remède est utilisé en cas de maladie coronarienne caractérisée par des battements cardiaques faibles et irréguliers et un essoufflement.

Diverticulite :

- Colocynthis : Prescrit en cas de diverticulite avec crampes sévères, douleurs abdominales avec coliques et soulagement de la pression.

- Nux vomica : utilisé en cas de diverticulite avec ballonnements, constipation et irritabilité.

- Lycopodium clavatum : Ce remède est indiqué en cas de diverticulite accompagnée de ballonnements, de gaz et d'indigestion.

- Phosphore : Prescrit en cas de diverticulite avec douleurs abdominales brûlantes et diarrhée.

- Mercurius corrosivus : utilisé en cas de diverticulite avec douleurs abdominales intenses et ténesme (effort pour aller à la selle).

Ulcère gastroduodénal :

- Argentum nitricum : Ce remède est utilisé en cas d'ulcère gastroduodénal accompagné d'une douleur brûlante dans l'estomac et d'une envie de sucreries.

- Nux vomica : Ce remède est prescrit en cas d'ulcère gastroduodénal accompagné d'indigestion, de ballonnements et d'irritabilité.

- Carbo vegetabilis : Utilisé en cas d'ulcère gastroduodénal avec sensation de plénitude et flatulences après le repas.

- Phosphorus : Ce remède est bénéfique pour les ulcères gastroduodénaux avec sensation de brûlure et vomissements d'aliments non digérés.

- Kali bichromicum : prescrit en cas d'ulcère gastroduodénal avec sensation de boule dans l'estomac et vomissements de mucus filandreux.

Psoriasis :

- Arsenicum album : Utilisé pour le psoriasis avec brûlures, démangeaisons et peau sèche et squameuse.

- Sulphur : Ce remède est bénéfique pour le psoriasis avec démangeaisons intenses et sensations de brûlure.

- Graphites : Prescrit pour le psoriasis avec peau épaisse, craquelée et suintante.

- Rhus Toxicodendron : Utilisé en cas de psoriasis avec peau rouge, gonflée et prurigineuse, aggravé par le froid et l'humidité.

- Kali arsenicosis : Ce remède est utile en cas de psoriasis avec desquamation, peau floconneuse et démangeaisons intenses.

Melasma (Chloasma) :

.

- Thuja occidentalis : Utilisé pour le mélasma avec des taches foncées de couleur vert-brun sur la peau.

- Soufre : Ce remède est bénéfique pour le mélasma avec des taches sombres, rouges ou brunes sur la peau.

- Natrum muriaticum : prescrit en cas de mélasma avec des taches brunes sur le front, les joues et la lèvre supérieure.

- Berberis aquifolium : Utilisé pour le mélasma avec des taches sombres et des éruptions acnéiques sur la peau.

Chute de cheveux (calvitie masculine) :

- Acidum fluoricum : Ce remède est utilisé en cas de chute excessive des cheveux.

- Phosphoricum acidum : Prescrit en cas de chute de cheveux due au chagrin, à la tristesse ou à un choc émotionnel.

- Lycopodium clavatum : utilisé en cas de chute de cheveux due à des déséquilibres hormonaux et au grisonnement prématuré des cheveux.

- Thuja occidentalis : Ce remède est bénéfique en cas de chute de cheveux, de cheveux cassants et de pellicules.

- Natrum muriaticum : prescrit en cas de chute de cheveux liée à des déséquilibres hormonaux et de pellicules.

Goutte :

- Colchicum autumnale : Utilisé en cas de goutte avec douleur intense, gonflement et brûlure dans les articulations touchées.

- Ledum palustre : Prescrit en cas de goutte avec des articulations gonflées, pâles et froides.

- Benzoicum acidum : Ce remède est utile en cas de goutte accompagnée d'une forte odeur d'urine et de douleurs articulaires intenses.

- Urtica urens : Utilisé en cas de goutte accompagnée de douleurs brûlantes et piquantes et d'éruptions cutanées.

- Soufre : Ce remède soigne la goutte avec des brûlures, des démangeaisons et des pieds chauds.

Cirrhose du foie

- Carduus marianus : Prescrit en cas de cirrhose du foie avec plénitude abdominale, gêne et hypertrophie du foie.

- Chelidonium majus : Utilisé en cas de cirrhose du foie avec jaunisse, douleur dans la partie supérieure droite de l'abdomen et langue jaunâtre.

- Lycopodium clavatum : Ce remède est bénéfique en cas de cirrhose du foie avec ballonnements, gaz et constipation.

- Nux vomica : Prescrit en cas de cirrhose du foie avec tendance à l'abus d'aliments riches, d'alcool et de stimulants.

- China officinalis : Utilisé en cas de cirrhose du foie avec faiblesse, pâleur du teint et anémie.

Maladie de Parkinson :

- Agaricus muscarius : Prescrit dans la maladie de Parkinson avec tremblements et mouvements saccadés.

- Gelsemium sempervirens : Utilisé dans la maladie de Parkinson avec faiblesse, tremblements et vertiges.

- Zincum metallicum : utilisé dans le traitement de la maladie de Parkinson avec agitation, tremblements et faiblesse des membres.

- Lycopodium clavatum : Ce remède est bénéfique pour la maladie de Parkinson en cas de raideur, de tremblements et de problèmes digestifs.

- Causticum : prescrit pour la maladie de Parkinson en cas de raideur, de difficultés à avaler et de sensibilité émotionnelle.

- Baryta carbonica : Utilisé dans le traitement de la maladie de Parkinson chez les personnes âgées présentant un déclin cognitif et une faiblesse.

Troubles du spectre autistique (TSA) :

- Stramonium : Prescrit pour les TSA présentant des crises de violence, des peurs intenses et des troubles du comportement.

- Carcinosinum : Utilisé pour les TSA avec sensibilité, anxiété et vulnérabilité émotionnelle.

- Tuberculinum aviaire : Ce remède est bénéfique pour les TSA souffrant d'agitation, d'impulsivité et d'excitabilité.

- Baryta carbonica : Utilisé pour les TSA chez les personnes timides, socialement anxieuses et lentes à se développer.

- Hyoscyamus niger : Ce remède est utile pour les personnes atteintes de TSA qui sont bavardes, jalouses et impulsives.

Dysfonctionnement érectile (DE) :

- Agnus castus : Prescrit pour les troubles de l'érection accompagnés d'une baisse du désir sexuel et d'une dépression.

- Lycopodium clavatum : utilisé pour les troubles de l'érection accompagnés de déséquilibres hormonaux, d'éjaculation précoce et d'anxiété de performance.

- Selenium metallicum : Ce remède est bénéfique en cas de faiblesse sexuelle, d'épuisement et de dysfonction érectile.

- Acidum phosphoricum : utilisé en cas d'épuisement mental et physique, y compris en cas de dysfonctionnement érectile.

- Caladium seguinum : Ce remède est utile en cas de dysfonction érectile avec désir sexuel mais érection faible.

Hyperplasie bénigne de la prostate (HBP) :

- Sabal serrulata : Prescrit pour l'hypertrophie bénigne de la prostate avec des difficultés à uriner, un jet faible et des mictions fréquentes.

- Conium maculatum : utilisé pour l'HBP avec une sensation de plénitude et un besoin d'uriner la nuit.

- Pulsatilla pratensis : Ce remède est bénéfique en cas d'HBP avec envie fréquente d'uriner, surtout la nuit.

- Thuja occidentalis : Utilisé en cas d'HBP avec hésitation urinaire, goutte à goutte et écoulement interrompu de l'urine.

- Chimaphila umbellata : Prescrit en cas d'HBP avec miction douloureuse, difficulté à uriner et urine résiduelle.

Troubles obsessionnels compulsifs (TOC) :

- Arsenicum album : Utilisé pour les TOC avec anxiété, agitation et pensées obsessionnelles sur la propreté ou la santé.

- Natrum muriaticum : Ce remède est bénéfique pour les TOC liés à des émotions réprimées et à des pensées obsessionnelles concernant des événements passés.

- Anacardium orientale : Prescrit pour les troubles obsessionnels compulsifs accompagnés d'un sentiment de dédoublement de la personnalité, de conflits intérieurs et de comportements compulsifs.

- Aurum metallicum : utilisé pour les TOC avec dépression, culpabilité et pensées obsessionnelles d'échec.

- Veratrum album : Ce remède est utile pour les TOC accompagnés d'obsessions et de rituels religieux ou moraux.

Alopecia Areata :

- Phosphoricum acidum : Prescrit pour l'alopécie areata due au chagrin, à la tristesse ou à un choc émotionnel.

- Fluoricum acidum : utilisé pour l'alopécie areata avec tendance au grisonnement et à la chute prématurée des cheveux.

- Vinca minor : Ce remède est bénéfique pour l'alopécie areata avec des taches chauves circulaires et des démangeaisons du cuir chevelu.

- Silicea : Utilisé pour l'alopécie areata avec cheveux cassants, perte de cheveux et repousse lente.

- Natrum muriaticum : Ce remède est utile en cas de chute de cheveux due à des déséquilibres hormonaux et en cas de pellicules.

Laryngite :

- Arum triphyllum : prescrit en cas de laryngite avec sensation de brûlure et d'enrouement.

- Spongia tosta : Utilisé en cas de laryngite avec toux sèche, aboyante et enrouement.

- Causticum : Ce remède soigne la laryngite avec une voix faible et rauque et des difficultés à parler.

- Kali bichromicum : prescrit en cas de laryngite avec mucus filandreux et toux rude et aboyante.

- Phosphorus : Utilisé en cas de laryngite avec voix rauque, sensation de démangeaison et toux sèche.

Gastrite :

- Nux vomica : Prescrit en cas de gastrite accompagnée de ballonnements, de flatulences et d'indigestion après un excès de nourriture ou des aliments épicés.

- Arsenicum album : Utilisé en cas de gastrite accompagnée de douleurs brûlantes à l'estomac, de nausées et d'anxiété.

- Natrum phosphoricum : Ce remède soigne la gastrite avec acidité, brûlures d'estomac et éructations aigres.

- Robinia pseudoacacia : Utilisé en cas de gastrite avec production excessive d'acide et régurgitations acides.

- Carbo vegetabilis : Prescrit en cas de gastrite accompagnée d'une sensation de plénitude, d'éructations et d'une digestion faible.

Sinusite :

- Kali bichromicum : utilisé en cas de sinusite avec écoulement nasal épais et filandreux et maux de tête frontaux.

- Pulsatilla pratensis : Prescrit en cas de sinusite avec écoulement jaune-vert et diminution de l'odorat.

Hepar sulphuris calcareum : Ce remède est indiqué en cas de sinusite avec sensibilité nasale, maux de gorge et écoulement jaune épais.

Silicea : Utilisé en cas de sinusite avec obstruction des sinus, douleur faciale et sécheresse nasale.

Belladonna : prescrit en cas de sinusite d'apparition soudaine, de symptômes intenses et de douleur lancinante à la tête.

Cancer du foie :

- Conium maculatum : utilisé pour le cancer du foie en cas de gonflement, d'induration et de dureté des glandes.

- Carcinosinum : Prescrit pour les symptômes liés au cancer et le soutien dans les cas de cancer.

- Thuja occidentalis : Ce remède est bénéfique pour les symptômes liés au cancer, les problèmes de peau et les déséquilibres hormonaux.

- Hydrastis canadensis : Utilisé pour les symptômes du cancer et le soutien immunitaire général.

- Scrophularia nodosa : Prescrit en cas de gonflement des glandes et de symptômes liés au cancer.

Bronchite chronique :

- Antimonium tartaricum : Ce remède est utilisé en cas de bronchite chronique avec toux grinçante, expectoration difficile et faiblesse.

- Hepar sulfuris calcareum : Prescrit en cas de bronchite chronique avec sensibilité à l'air froid, toux grasse et désir de chaleur.

- Spongia tosta : Utilisé en cas de bronchite chronique avec toux sèche et aboyante et difficultés respiratoires.

- Bryonia alba : Ce remède est indiqué en cas de bronchite chronique accompagnée d'une toux sèche et douloureuse et d'une aggravation due au mouvement.

- Phosphorus : Prescrit en cas de bronchite chronique avec toux sèche et dure et enrouement.

Kyste épididymaire :

- Pulsatilla pratensis : Utilisé en cas de kyste épididymaire avec gonflement, douleur et sensation de plénitude dans le scrotum.

- Clematis recta : Ce remède est bénéfique pour les kystes épididymaires présentant un gonflement douloureux et une douleur au niveau des testicules.

- Conium maculatum : prescrit pour le kyste épididymaire en cas de gonflement, d'induration et de dureté des glandes.

- Rhododendron chrysanthum : Utilisé pour le kyste épididymaire en cas de douleurs, d'endolorissement et d'étirement des testicules.

- Silicea : Ce remède est bénéfique pour les kystes épididymaires accompagnés de nodules durs et indolores dans le scrotum.

- Apis mellifica : Prescrit en cas de kyste épididymaire avec gonflement, rougeur et douleur piquante au niveau du scrotum.

- Clematis vitalba : Utilisé pour le kyste épididymaire avec douleur douloureuse et contusionnée dans les testicules.

L'hypertrophie bénigne de la prostate (HBP) (hyperplasie bénigne de la prostate) :

- Sabal serrulata : Ce remède est utilisé en cas d'hypertrophie bénigne de la prostate/hyperplasie bénigne de la prostate avec des difficultés à uriner, un jet d'urine faible et des mictions fréquentes.

- Conium maculatum : prescrit en cas d'hyperplasie bénigne de la prostate avec sensation de plénitude et besoin d'uriner la nuit.

- Pulsatilla pratensis : Utilisé en cas de BPE/BPH avec envie fréquente d'uriner, surtout la nuit.

- Thuja occidentalis : Ce remède est indiqué en cas d'hésitation urinaire, de goutte à goutte et d'écoulement interrompu de l'urine.

- Chimaphila umbellata : Prescrit chez les BPE/BPH en cas de miction douloureuse, de difficulté à uriner et d'urine résiduelle.

Hypogonadisme (baisse de la testostérone) :

- Agnus castus : Utilisé en cas d'hypogonadisme avec baisse du désir sexuel, faiblesse et dysfonctionnement érectile.

- Lycopodium clavatum : Ce remède est bénéfique en cas d'hypogonadisme accompagné de déséquilibres hormonaux, d'éjaculation précoce et d'anxiété de performance.

- Selenium metallicum : prescrit en cas de faiblesse sexuelle, d'épuisement et d'hypogonadisme.

- Acidum phosphoricum : utilisé en cas d'épuisement mental et physique, y compris en cas d'hypogonadisme.

- Aurum metallicum : ce remède est utile en cas de dépression, d'anxiété et d'hypogonadisme lié au stress émotionnel.

Cancer du testicule :

- Conium maculatum : prescrit en cas de cancer du testicule lorsque les glandes sont enflées, indurées et dures.

- Carcinosinum : Utilisé pour les symptômes liés au cancer et le soutien dans les cas de cancer.

- Thuja occidentalis : Ce remède est bénéfique pour les symptômes liés au cancer, les problèmes de peau et les déséquilibres hormonaux.

- Hydrastis canadensis : Utilisé pour les symptômes du cancer et le soutien immunitaire général.

- Scrophularia nodosa : Prescrit en cas de gonflement des glandes et de symptômes liés au cancer.

Syndrome des ovaires polykystiques (SOPK) chez l'homme (syndrome de Stein-Leventhal) :

- Pulsatilla pratensis : Ce remède est utilisé pour le SOPK chez les hommes présentant des déséquilibres hormonaux, une sensibilité émotionnelle et une nature changeante des symptômes.

- Sepia officinalis : Ce remède est prescrit pour le SOPK chez les hommes présentant des émotions réprimées, de la fatigue et de l'irritabilité.

- Lachesis mutus : Utilisé pour le SOPK chez les hommes présentant des symptômes gauches, une intolérance à la chaleur et des sautes d'humeur.

- Phosphore : Ce remède est bénéfique pour le SOPK chez les hommes qui ont envie de boissons froides, qui sont sensibles à la lumière et qui sont facilement fatigués.

- Natrum muriaticum : prescrit pour le SOPK chez les hommes présentant une suppression émotionnelle, de la tristesse et des envies de sel.

Prostatite (chronique non bactérienne) :

- Pulsatilla pratensis : Utilisé en cas de prostatite chronique non bactérienne avec sensation de plénitude, de lourdeur et d'inconfort dans le bassin.

- Thuja occidentalis : Ce remède est indiqué en cas de prostatite chronique non bactérienne avec hésitation urinaire, goutte à goutte et miction douloureuse.

- Salsepareille officinale : Prescrit en cas de prostatite chronique non bactérienne avec douleur brûlante à la fin de la miction et coliques néphrétiques.

- Staphysagria : Utilisé en cas de prostatite chronique non bactérienne avec des antécédents d'émotions réprimées et de sensibilité.

- Clematis recta : Ce remède est utile en cas de prostatite chronique non bactérienne avec envie fréquente d'uriner et difficulté à uriner.

Dysfonctionnement érectile dû à des facteurs psychologiques :

- Agnus castus : Ce remède est prescrit en cas de dysfonction érectile accompagnée d'une baisse du désir sexuel et d'une dépression.

- Lycopodium clavatum : utilisé pour les troubles de l'érection liés à des déséquilibres hormonaux, à l'éjaculation précoce et à l'anxiété de performance.

- Selenium metallicum : Ce remède est bénéfique en cas de faiblesse sexuelle, d'épuisement et de dysfonctionnement érectile.

- Acidum phosphoricum : utilisé en cas d'épuisement mental et physique, y compris en cas de dysfonctionnement érectile.

- Caladium seguinum : Ce remède est utile en cas de dysfonction érectile avec désir sexuel mais érection faible.

Chapitre 4 : Le rôle vital des premiers secours et le potentiel complémentaire de l'homéopathie dans les situations non critiques

Les premiers secours sont la pierre angulaire de l'intervention d'urgence, car ils permettent de prodiguer les premiers soins aux personnes blessées ou souffrantes avant qu'une assistance médicale professionnelle ne soit disponible. Les objectifs fondamentaux des premiers secours sont de préserver la vie, d'empêcher la détérioration de l'état et d'accélérer le processus de guérison. Il est souhaitable et impératif de savoir administrer les premiers secours, car cela permet aux individus de réagir rapidement et efficacement dans les moments de crise, jouant ainsi un rôle essentiel dans l'évolution de la situation des personnes dans le besoin.

Avantages des premiers secours :

Réponse immédiate

L'un des principaux avantages des premiers secours est leur capacité à offrir une assistance immédiate sur les lieux d'un incident. Ils comblent le fossé critique entre l'apparition d'une blessure ou d'une affection et l'arrivée des professionnels de la santé. Cette réponse rapide peut avoir un impact significatif sur les chances de survie et de rétablissement de l'individu.

Atténuation des blessures

Des techniques de premiers secours correctement administrées peuvent permettre d'éviter que des blessures mineures ne dégénèrent en affections plus graves. Une action rapide, telle que l'immobilisation d'un os fracturé, peut empêcher d'autres blessures et réduire l'impact à long terme des dommages.

Préservation de la vie

Dans les situations critiques, l'application rapide et appropriée des premiers secours peut faire la différence entre la vie et la mort. Des interventions essentielles comme la réanimation cardio-pulmonaire (RCP) ou l'arrêt d'une hémorragie grave peuvent sauver la vie jusqu'à l'arrivée d'une aide médicale avancée.

Accélération de la guérison

Les soins immédiats prodigués par les premiers secours permettent non seulement d'éviter l'aggravation de la situation, mais aussi d'accélérer le processus de guérison. Par exemple, le refroidissement rapide d'une brûlure peut limiter les lésions tissulaires et accélérer la guérison.

Renforcement de la confiance

L'acquisition de connaissances en matière de premiers secours renforce la confiance des individus et leur permet de prendre les choses en main en cas d'urgence. Cette responsabilisation se traduit par une assistance plus efficace et une meilleure prise de décision dans les situations de forte pression.

Minimisation des complications

Des premiers secours prodigués en temps utile peuvent prévenir les complications susceptibles de survenir en raison d'un retard dans la prise en charge médicale. Le traitement rapide d'une plaie, par exemple, réduit le risque d'infection et assure une bonne cicatrisation.

Soutien au personnel médical

Dans certains cas, l'administration des premiers secours peut stabiliser l'état du patient jusqu'à ce qu'une aide médicale professionnelle soit disponible. Ce soutien est précieux lorsque l'accès immédiat aux installations médicales est limité.

Importance des connaissances en matière de premiers secours :

Préparation aux situations d'urgence

La maîtrise des premiers secours permet aux individus d'acquérir les compétences nécessaires pour répondre efficacement à un large éventail de situations d'urgence. Qu'il s'agisse d'un accident de voiture, d'un arrêt cardiaque soudain ou d'une chute accidentelle, les personnes formées aux premiers secours peuvent apporter une aide essentielle jusqu'à l'arrivée des professionnels de la santé.

Une sécurité renforcée

La connaissance des premiers secours favorise un environnement plus sûr, non seulement pour la personne qui administre l'aide, mais aussi pour les personnes qui l'entourent. Une intervention rapide peut empêcher les accidents de s'aggraver et de causer des dommages à plusieurs personnes.

Contribuer à la santé de la communauté

Les personnes qui connaissent bien les premiers secours jouent un rôle actif dans l'amélioration de la santé et de la sécurité de leur communauté. Leur capacité à réagir rapidement en cas d'urgence peut minimiser l'impact des blessures et des affections à plus grande échelle.

Réaction rapide

Dans certaines situations, le temps est un facteur essentiel, comme lors d'une crise cardiaque ou d'un étouffement. L'intervention immédiate des premiers secours peut stabiliser l'état de la personne et prévenir d'autres dommages jusqu'à ce qu'une assistance médicale professionnelle soit disponible.

Assistance à distance

Dans les endroits isolés ou lors de catastrophes naturelles, l'accès à l'aide médicale peut être retardé. Les compétences en matière de premiers secours deviennent indispensables dans de tels contextes, car elles garantissent la disponibilité de soins immédiats, même dans des circonstances difficiles.

Soutien en cas de blessures non critiques

Les connaissances en matière de premiers secours ne se limitent pas aux situations où la vie est en danger. Les blessures mineures telles que les coupures, les contusions, les entorses et les brûlures sont des événements courants qui peuvent être gérés efficacement grâce à l'application des techniques de premiers secours.

L'homéopathie complémentaire dans les situations non critiques de premiers secours :

L'homéopathie, une approche médicale holistique, fonctionne selon le principe "qui se ressemble s'assemble". Elle consiste à utiliser des substances hautement diluées dérivées de sources naturelles pour stimuler les mécanismes de guérison inhérents à l'organisme. Si l'homéopathie ne doit pas remplacer les pratiques conventionnelles de premiers secours, elle peut constituer une approche complémentaire pour la prise en charge de certaines affections non critiques.

Voici quelques exemples notables :

Arnica montana

Ce remède homéopathique est fréquemment utilisé pour traiter les contusions, les entorses et les douleurs musculaires. On pense qu'il aide à réduire les gonflements et à favoriser le processus de guérison après des blessures mineures.

Calendula officinalis

Souvent utilisé pour soigner les coupures, les éraflures et les blessures superficielles, ce remède homéopathique peut contribuer à la cicatrisation des plaies et réduire le risque d'infection.

-Api

smellifica

En cas de piqûre ou de morsure d'insecte, ce remède est censé atténuer la douleur, le gonflement et la rougeur, soulageant ainsi la personne affectée.

Hypericum perforatum :

Utilisé en cas de lésions nerveuses, telles que le pincement des doigts ou des orteils, ce remède homéopathique est censé soulager les douleurs fulgurantes et l'inconfort associés aux lésions nerveuses.

Il est important de souligner que l'homéopathie doit être considérée comme un outil supplémentaire dans le domaine des premiers secours. Elle ne remplace pas une assistance médicale rapide, en particulier dans les situations où la vie est en danger ou lorsque les blessures sont graves. Dans de tels cas, il est primordial de faire appel à un professionnel de la santé.

En combinant les principes des premiers secours avec les avantages potentiels de l'homéopathie dans les situations non critiques, les individus peuvent améliorer leur capacité à fournir des soins efficaces et complets en cas de besoin.

Avis de non-responsabilité

Veuillez lire attentivement les conditions générales suivantes avant de poursuivre.

Informations générales uniquement : Les informations fournies ci-après le sont uniquement à des fins d'information générale et de divertissement. Toutes les informations sont fournies en toute bonne foi ; toutefois, l'auteur ne fait aucune déclaration et ne donne aucune garantie, expresse ou implicite, quant à l'exactitude, l'adéquation, la validité, la fiabilité, la disponibilité ou l'exhaustivité des informations contenues dans le présent document.

Il ne s'agit pas d'un avis médical : Le contenu fourni ci-dessous n'est pas destiné à se substituer à un avis médical professionnel, à un diagnostic ou à un traitement. Demandez toujours l'avis de votre médecin ou d'autres fournisseurs de soins de santé qualifiés pour toute question relative à un état de santé ou à des problèmes de santé.

Pas de relation médecin-patient : la lecture des informations ci-dessous ne constitue pas l'établissement d'une relation médecin-patient. Les informations sur la santé communiquées ne constituent pas une recommandation, un diagnostic ou un régime de traitement.

Assistance professionnelle : Vous ne devez pas considérer les informations ci-dessous comme une alternative aux conseils médicaux de votre médecin ou d'autres professionnels de la santé. Si vous pensez souffrir d'un problème de santé, vous devez consulter immédiatement un professionnel de la santé agréé.

Risques liés à l'autodiagnostic : L'autodiagnostic peut être préjudiciable et il est essentiel que des professionnels de la santé effectuent le diagnostic et le traitement.

Limitation des garanties : Les informations médicales fournies le sont "en l'état", sans aucune représentation ou garantie, expresse ou implicite. L'auteur ne fait aucune déclaration et ne donne aucune garantie concernant les informations médicales.

Responsabilité : Vous acceptez de dégager l'auteur de l'offre de toute responsabilité et de le tenir à l'écart de toute réclamation légale liée aux informations médicales fournies.

Contactez un médecin : Ne négligez pas, n'évitez pas ou ne retardez pas l'obtention d'un avis médical auprès d'un prestataire de soins de santé qualifié en raison de ce que vous avez pu lire dans ce livre ou ci-dessous.

Vous comprenez et acceptez les termes de cette clause de non-responsabilité. Si vous n'acceptez pas ces conditions, vous n'êtes pas autorisé à obtenir des informations ou à procéder d'une autre manière.

Coupures et éraflures :

- Premiers soins : Pour les coupures et les éraflures mineures, il est essentiel de nettoyer délicatement la plaie avec de l'eau et du savon doux afin d'éviter toute infection. Après le nettoyage, l'application d'une pommade antibiotique en vente libre peut renforcer la protection contre les bactéries. En recouvrant la plaie d'un pansement stérile, on la protège des contaminants externes et des frottements qui pourraient retarder la cicatrisation.

-Homéopathie :

- Pommade au calendula : Dérivé du souci, il est connu pour accélérer la cicatrisation des plaies et réduire l'inflammation. Il possède des propriétés antiseptiques et aide à minimiser la formation de cicatrices.

- Hypericum perforatum : connu sous le nom de millepertuis, il est efficace pour les coupures présentant des lésions nerveuses. Il possède des propriétés de cicatrisation des nerfs et est utilisé pour les blessures dans les zones riches en nerfs.

Ecchymoses :

- Premiers soins : En cas d'ecchymoses, l'application d'une compresse froide ou d'une poche de glace sur la zone meurtrie dans les premières 24 heures peut aider à minimiser le gonflement et la douleur. Cela resserre les vaisseaux sanguins et réduit le flux sanguin vers la zone, ce qui contribue à réduire la taille et la gravité de l'ecchymose. La mise au repos de la zone touchée peut également éviter de traumatiser davantage les vaisseaux sanguins blessés.

- Homéopathie :

- Arnica montana : Un remède de base pour les ecchymoses, qui réduit le gonflement et atténue la décoloration. Il facilite la circulation sanguine et aide à la réabsorption du sang des tissus meurtris.

- Bellis perennis : Utilisé pour les blessures et les contusions des tissus plus profonds, en particulier avec des douleurs. Utile dans les cas où l'arnica ne suffit pas.

Entorses et foulures :

- Premiers soins : La méthode R.I.C.E. (repos, glace, compression, élévation) est l'approche standard pour gérer les entorses et les foulures. Le repos permet la guérison, l'application de glace réduit l'inflammation, la compression soutient la zone blessée et l'élévation réduit le gonflement en favorisant le drainage des liquides.

- Homéopathie :

- Ruta graveolens : Utile pour les lésions des ligaments, des tendons et des os. Soulage la douleur et aide à la guérison des entorses et des foulures.

- Symphytum officinale : Connu sous le nom de "knitbone", il aide à la guérison des ligaments et des tendons froissés et accélère la guérison des os.

Coup de soleil :

- Premiers soins : En cas de coup de soleil, le refroidissement de la peau avec un bain frais ou une compresse apporte un soulagement. L'application de gel d'aloe vera apaise la brûlure et il est essentiel de s'hydrater pour récupérer et maintenir l'hydratation de la peau.

- Homéopathie :

- Cantharis : Utilisé pour les brûlures du premier degré et les coups de soleil, il réduit la sensation de brûlure et favorise la cicatrisation. Les applications froides sont plus efficaces pour les brûlures.

- Soufre : Convient aux coups de soleil qui démangent et s'aggravent avec la chaleur. Également utilisé pour diverses affections cutanées.

Morsures et piqûres d'insectes :

- Premiers soins : En cas de piqûre ou de morsure d'insecte, il est important d'enlever le dard s'il y en a un, de nettoyer la zone et d'appliquer une compresse froide pour réduire l'enflure et les démangeaisons. Il est essentiel d'éviter de gratter la zone de la piqûre pour prévenir toute irritation supplémentaire et toute infection potentielle.

- Homéopathie :

- Apis mellifica : Efficace pour les piqûres provoquant des rougeurs, des gonflements et des démangeaisons, en particulier en cas d'œdème et de douleur piquante.

- Ledum palustre : Indiqué pour les blessures par perforation et les morsures d'animaux et d'insectes. Efficace lorsque la zone affectée est froide et soulagée par des applications de froid.

Brûlures mineures :

- Premiers soins : Le refroidissement immédiat de la brûlure avec de l'eau froide peut minimiser les lésions tissulaires et la douleur. Après refroidissement, l'application d'une pommade antibiotique et le recouvrement par un bandage stérile créent une barrière protectrice, empêchant l'infection et favorisant un environnement humide propice à la cicatrisation.

- Homéopathie :

- Urtica urens : Utilisé pour les brûlures du premier degré avec rougeur et brûlure intense. Réduit la sensation de brûlure et favorise la régénération des tissus.

- Causticum : convient aux brûlures provoquant des cloques et aide à soulager la douleur associée aux brûlures.

Réactions allergiques (légères) :

- Premiers soins : Pour les réactions allergiques légères, la première étape consiste à éliminer l'allergène si possible. La prise d'un antihistaminique en vente libre peut aider à soulager les symptômes. Il est également important d'éviter toute nouvelle exposition à l'allergène afin de prévenir d'autres réactions.

- Homéopathie :

- Histaminum : Dérivé de l'histamine, utilisé pour les réactions allergiques, il aide à réguler la réponse histaminique de l'organisme.

- Urtica urens : Efficace pour les réactions allergiques ressemblant à l'urticaire, en particulier en cas de démangeaisons intenses.

Nausées et vomissements :

- Premiers soins : La gestion des nausées et des vomissements consiste à boire de petites quantités d'eau, à éviter les aliments solides dans un premier temps et à se reposer. Le gingembre, le thé à la menthe ou les biscuits secs peuvent également apporter un soulagement.

- Homéopathie :

- Nux vomica : Fabriqué à partir des graines de strychnine, il est souvent utilisé pour les nausées et les vomissements associés à une suralimentation ou au stress.

- Ipecacuanha : efficace en cas de nausées et de vomissements persistants, en particulier lorsqu'ils s'accompagnent d'une salivation excessive. L'ipécacuanha est également utilisé en cas de toux accompagnée de nausées.

Crampes musculaires :

- Premiers soins : Etirer et masser doucement le muscle affecté peut apporter un soulagement immédiat aux crampes musculaires. L'application d'une compresse chaude peut aider à détendre le muscle et à soulager la douleur. Le maintien d'une bonne hydratation et d'un équilibre électrolytique est également essentiel pour prévenir les crampes musculaires.

- Homéopathique :

- Magnesia phosphorica : Un remède pour les crampes et les spasmes musculaires, en particulier dans les jambes. Connu pour sa capacité à soulager les crampes et la douleur.

- Cuprum metallicum : utile en cas de crampes et de spasmes musculaires graves, en particulier dans les membres inférieurs, et soulagé par la chaleur.

Irritations mineures des yeux :

- Premiers soins : Rincer l'œil irrité avec de l'eau propre est la première étape pour le soulager. Cela permet d'éliminer les particules étrangères ou les irritants. Si l'irritation persiste ou si l'œil a été exposé à un produit chimique, il est essentiel de consulter un médecin.

- Homéopathie :

- Euphrasia : communément appelé "eyebright", il est utilisé en cas d'irritation oculaire associée à un rhume ou à une allergie. Il aide à soulager la rougeur, l'irritation et l'écoulement aqueux.

- Belladonna : Indiqué pour les yeux rouges et gonflés avec une sensation de chaleur, souvent utilisé pour les affections aiguës et les irritations oculaires soudaines.

Saignements de nez :

- Premiers soins : En cas de saignement de nez, le fait de s'asseoir en position verticale et de se pencher légèrement en avant tout en pinçant la partie molle du nez pendant plusieurs minutes peut aider à arrêter le saignement. Il est important d'éviter de se moucher vigoureusement ou d'insérer quoi que ce soit dans le nez, car cela peut exacerber le saignement.

- Homéopathie :

- Ferrum phosphoricum : utilisé pour les saignements de nez résultant de blessures mineures. On pense qu'il favorise la coagulation du sang et renforce les vaisseaux sanguins.

- Hamamélis : Connu sous le nom d'hamamélis, il est efficace pour les saignements de nez avec une sensation de plénitude ou d'éclatement. Souvent utilisé pour les saignements veineux et les varices.

Échardes :

- Premiers soins : La première étape consiste à retirer délicatement l'écharde à l'aide d'une pince à épiler propre. La zone doit ensuite être nettoyée, et une pommade antibiotique ainsi qu'un bandage doivent être appliqués pour prévenir l'infection. Il est important de retirer et de soigner correctement l'écharde pour éviter les complications.

- Homéopathie :

- Silicea : Aide à l'expulsion de corps étrangers tels que les échardes. Indiqué lorsque les échardes sont profondément enfoncées dans la peau et qu'elles sont douloureuses.

- Hepar sulfuris calcareum : Utile en cas d'échardes profondes et douloureuses, ainsi qu'en cas d'infections. Aide le corps à expulser l'écharde et peut être utilisé en cas de pus ou d'infection.

Brûlures légères causées par des objets chauds (par exemple, toucher une casserole chaude) :

- Premiers soins : Refroidir rapidement la zone touchée à l'eau courante froide minimise les lésions tissulaires et soulage la douleur. Il est essentiel de refroidir la brûlure pendant plusieurs minutes pour réduire la chaleur dans les tissus et soulager la douleur. Évitez d'appliquer de la glace directement sur la brûlure, car cela risque d'endommager davantage la peau.

- Homéopathie : Cantharis, dérivé de la mouche espagnole, est censé soulager la douleur et les cloques résultant de brûlures mineures causées par des objets chauds. On pense qu'il aide à réduire l'intensité de l'inconfort lié aux brûlures. Remède homéopathique supplémentaire : Phosphorus peut être bénéfique pour les brûlures qui s'améliorent avec des applications froides et qui présentent une sensation de brûlure.

Indigestion :

- Premiers soins : Pour soulager l'indigestion, il faut éviter les aliments lourds, épicés et gras. Boire du thé au gingembre ou à la menthe poivrée peut aider à soulager l'estomac et à améliorer la digestion en favorisant l'écoulement des sucs digestifs. Prendre des repas plus petits et plus fréquents et éviter de s'allonger après avoir mangé peut également apporter un soulagement.

- Homéopathie : Carbo vegetabilis, issu du charbon végétal, est suggéré pour les ballonnements et les flatulences associés à l'indigestion. On pense qu'il aide à réduire l'accumulation de gaz et à améliorer la digestion. Remède homéopathique supplémentaire : Lycopodium est indiqué en cas d'indigestion accompagnée de ballonnements, surtout dans la partie inférieure de l'abdomen et souvent associée à des gaz.

Léger épuisement dû à la chaleur :

- Premiers soins : Pour lutter contre l'épuisement dû à la chaleur, il faut se déplacer dans un endroit plus frais, boire de l'eau fraîche et se reposer. L'application d'un linge humide sur le front et le cou peut aider à réguler la température du corps. Il est important de se reposer dans un environnement frais et de se réhydrater lentement.

- Homéopathie : Gelsemium, préparé à partir de la plante de jasmin jaune, est censé soulager la faiblesse et la fatigue liées à l'épuisement par la chaleur. On pense qu'il aide l'organisme à se remettre du stress physique et émotionnel. Remède homéopathique supplémentaire : Belladonna peut être utile en cas d'épuisement dû à la chaleur, en particulier si l'épuisement survient rapidement et que la personne se sent chaude et rougit.

Troubles gastro-intestinaux mineurs (par exemple, diarrhée du voyageur) :

- Premiers soins : Pour traiter la diarrhée du voyageur, il faut rester hydraté avec des solutions de réhydratation orale et éviter les aliments épicés et gras. Il est essentiel de remplacer les liquides et les électrolytes perdus pour éviter la déshydratation. Il est essentiel de se reposer et d'éviter la déshydratation.

- Homéopathie : Arsenicum album, dérivé du trioxyde d'arsenic, est indiqué en cas de diarrhée accompagnée de faiblesse et d'agitation. On pense qu'il aide à traiter les troubles gastro-intestinaux et l'inconfort. Remède homéopathique supplémentaire : Podophyllum est souvent utilisé en cas de diarrhée abondante et jaillissante.

Choc émotionnel mineur ou traumatisme :

- Premiers soins : Il est essentiel de réconforter et de soutenir les personnes qui subissent un choc émotionnel ou un traumatisme. Il est essentiel d'encourager les gens à respirer profondément, de leur offrir un espace d'expression sûr et de rechercher une aide professionnelle si nécessaire. Il est important d'écouter sans juger et d'offrir une présence apaisante.

- Homéopathie : Ignatia amara, tiré du haricot de Saint-Ignace, est utilisé pour traiter la détresse émotionnelle, le chagrin ou le choc. On pense qu'il favorise l'équilibre émotionnel et la résilience pendant les périodes difficiles. Remède homéopathique supplémentaire : Aconitum napellus est bénéfique en cas de choc aigu et de peur, en particulier à la suite d'un événement traumatisant.

Déshydratation mineure :

- Premiers soins : Une déshydratation mineure peut survenir en raison d'un apport hydrique insuffisant, d'une transpiration excessive ou d'une maladie. Buvez beaucoup de liquides, en particulier de l'eau ou des solutions de réhydratation orale, pour rétablir l'équilibre hydrique et prévenir la déshydratation. La réhydratation à l'aide de solutions riches en électrolytes peut être bénéfique, en particulier après une activité physique ou une maladie.

- Homéopathie : Veratrum album, préparé à partir de l'hellébore blanc, est suggéré en cas de diarrhée abondante et aqueuse entraînant une déshydratation. Ce remède est censé aider à réguler la perte de liquide et à maintenir l'équilibre électrolytique. Remède homéopathique supplémentaire : China officinalis peut être utile en cas de déshydratation, en particulier lorsqu'elle est due à une perte excessive de liquide, comme dans le cas de la diarrhée ou de la transpiration.

Mal des transports :

- Premiers soins : Le mal des transports peut provoquer des nausées, des vomissements et des vertiges au cours d'un voyage. Pour atténuer les symptômes, il faut se concentrer sur l'horizon, éviter de lire ou d'utiliser des écrans, et envisager des bracelets d'acupression ou des compléments alimentaires à base de gingembre pour soulager les nausées. Prendre des respirations lentes et profondes et assurer une bonne ventilation dans le véhicule peuvent également contribuer à réduire l'inconfort.

- Homéopathie : Cocculus indicus, préparé à partir de la coque indienne, est recommandé pour traiter les vertiges, les nausées et les vomissements causés par le mal des transports. On pense qu'il stabilise l'oreille interne et atténue les symptômes associés, ce qui en fait une option naturelle potentielle pour le soulagement. Remède homéopathique supplémentaire : Tabacum est souvent utilisé en cas de mal des transports sévère, en particulier en cas de sueurs froides et de sensation de nausée extrême.

Intoxication alimentaire légère :

- Premiers soins : Une intoxication alimentaire légère peut résulter de la consommation d'eau ou d'aliments contaminés. Il est essentiel de se reposer et de s'hydrater avec des liquides clairs comme de l'eau, des bouillons clairs et des solutions de réhydratation orale. Évitez les aliments solides pendant quelques heures pour permettre à l'estomac de se calmer, puis réintroduisez progressivement des aliments fades et faciles à digérer au fur et à mesure que les symptômes s'atténuent.

- Homéopathie : Arsenicum album, dérivé du trioxyde d'arsenic, peut aider en cas de diarrhée, de vomissements et de faiblesse dus à une intoxication alimentaire. On pense qu'il aide à rétablir l'équilibre digestif et à soulager l'inconfort associé. Remède homéopathique supplémentaire : Podophyllum peut être bénéfique en cas d'intoxication alimentaire, en particulier en cas de diarrhée abondante et de crampes.

Réactions cutanées allergiques (p. ex. urticaire) :

- Premiers soins : Les réactions cutanées allergiques mineures telles que l'urticaire peuvent être déclenchées par des allergènes tels que certains aliments, médicaments ou piqûres d'insectes. L'application d'une compresse froide sur la zone affectée peut aider à soulager les démangeaisons et à réduire l'inflammation. Évitez de vous gratter, car cela peut aggraver les symptômes. Des antihistaminiques en vente libre peuvent être pris selon les indications pour soulager les symptômes.

- Homéopathie : Urtica urens, préparé à partir de l'ortie commune, est couramment utilisé pour l'urticaire et les démangeaisons cutanées. On lui attribue des propriétés anti-inflammatoires et il aide à traiter les réactions allergiques. Remède homéopathique supplémentaire : Apis mellifica est efficace contre l'urticaire, en particulier en cas de gonflement, de douleur piquante et de démangeaisons qui s'améliorent avec des applications froides.

Corps étranger dans l'œil :

- Premiers soins : Un petit corps étranger dans l'œil, comme de la poussière ou un cil, peut provoquer une irritation et une gêne. Rincez l'œil avec de l'eau propre ou une solution saline pour éliminer le corps étranger. Cligner plusieurs fois des yeux peut aider à déloger l'objet de l'œil. Si l'irritation persiste, il est conseillé de consulter un médecin.

- Homéopathie : L'euphraise, plus connue sous le nom d'euphraise, est utilisée pour traiter l'irritation oculaire causée par des corps étrangers. On pense qu'elle apporte un soulagement et favorise le confort de l'œil. Autre remède homéopathique : Aconitum napellus peut être utilisé en cas de douleur ou de gêne intense et soudaine dans l'œil, souvent due à l'exposition au vent ou à l'air froid.

Indigestion acide :

- Premiers soins : Une légère indigestion peut résulter de la consommation d'aliments acides ou d'un excès de caféine. Pour soulager l'inconfort, évitez les aliments et les boissons acides, buvez de l'eau ou du lait pour neutraliser l'excès d'acide gastrique et envisagez d'utiliser des antiacides si nécessaire. Prendre des repas plus petits et plus fréquents et éviter de s'allonger après avoir mangé peut également aider.

- Homéopathie : Nux vomica, dérivé de l'arbre à strychnine, est recommandé en cas d'indigestion acide accompagnée de symptômes tels que ballonnements et flatulences. On pense qu'il aide à rétablir l'harmonie digestive et à traiter l'inconfort causé par les indiscrétions alimentaires. Remède homéopathique supplémentaire : Le robinier est souvent utilisé en cas d'indigestion acide accompagnée d'éructations aigres et de brûlures d'estomac.

L'insolation :

- Premiers soins : Une insolation légère, résultant d'une exposition prolongée à la chaleur, peut provoquer des maux de tête, des vertiges et une déshydratation. Déplacez la personne dans un endroit frais et ombragé pour abaisser la température du corps, appliquez des compresses froides sur le front et le cou pour dissiper la chaleur et donnez-lui de petites gorgées d'eau pour qu'elle reste hydratée. Il est important que la personne se repose dans une position confortable.

- Homéopathie : Glonoinum, préparé à partir de nitroglycérine, est suggéré pour les maux de tête lancinants et les symptômes liés à la chaleur associés à une légère insolation. On pense qu'il favorise la dilatation vasculaire et améliore la circulation sanguine, ce qui contribue à soulager l'inconfort lié à la chaleur. Remède homéopathique supplémentaire : Belladonna peut être bénéfique en cas d'insolation avec apparition soudaine des symptômes, rougeur du visage et sensation d'élancement dans la tête.

Champignons mineurs du pied (pied d'athlète) :

- Premiers soins : Le pied d'athlète est une infection fongique qui affecte généralement les pieds. Il est important de garder les pieds propres et secs, d'utiliser des crèmes ou des sprays antifongiques comme indiqué pour contrôler l'infection et d'éviter de porter des chaussures serrées qui peuvent exacerber l'accumulation d'humidité. Changer fréquemment de chaussettes et laisser les pieds respirer peut aider à la guérison.

- Homéopathie : Sulphur, préparé à partir de l'élément soufre, peut aider à traiter les démangeaisons et les brûlures causées par les mycoses du pied. On pense qu'il traite les infections fongiques et l'inconfort qui en découle. Autre remède homéopathique : Le graphite est souvent recommandé en cas de mycose du pied, en particulier lorsque la peau est fissurée et douloureuse.

Allergies nasales légères (rhinite allergique) :

- Premiers soins : La rhinite allergique légère, communément appelée rhume des foins, peut provoquer des symptômes tels qu'un écoulement nasal ou un nez bouché, des éternuements et des larmoiements. Pour gérer les symptômes, il faut éviter les allergènes, utiliser des sprays nasaux salins pour garder les voies nasales humides et envisager des antihistaminiques en vente libre si nécessaire. La création d'un environnement intérieur exempt d'allergènes et l'utilisation de purificateurs d'air peuvent également contribuer à réduire l'exposition aux allergènes.

- Homéopathie : L'Allium cepa, préparé à partir de l'oignon rouge, est recommandé pour traiter les symptômes d'écoulement nasal et de larmoiement associés à la rhinite allergique. On lui attribue des propriétés antiallergiques et il peut soulager les réactions allergiques courantes. Remède homéopathique supplémentaire : Natrum muriaticum peut être efficace contre la rhinite allergique, en particulier lorsque les symptômes comprennent des éternuements, des écoulements aqueux et une sensation de sécheresse.

Premiers soins : L'utilisation d'un humidificateur dans les environnements secs aide à maintenir l'humidité de la peau. Le gel d'aloe vera peut apporter un soulagement.

Homéopathie : Les graphites, dérivés des minéraux de graphite, peuvent être utilisés en cas de sécheresse cutanée persistante.

Cors ou callosités :

- Premiers soins : Les cors et les callosités sont des zones épaisses de la peau qui se développent en raison de la friction ou de la pression, souvent sur les pieds. Pour traiter les cas bénins, tremper régulièrement la zone affectée dans de l'eau chaude permet d'assouplir la peau, ce qui facilite l'exfoliation en douceur des accumulations à l'aide d'une pierre ponce. Ensuite, l'application d'une crème hydratante permet de maintenir la peau souple et d'éviter qu'elle ne se durcisse davantage. Le port de chaussures confortables et bien ajustées et l'utilisation de coussinets de protection peuvent prévenir les récidives en réduisant la pression sur les zones sensibles.

- Homéopathie : Antimonium crudum, dérivé du trisulfure d'antimoine, est suggéré pour traiter les cors et les durillons douloureux. On pense qu'il aide à traiter les affections cutanées et à favoriser la cicatrisation.

- Remède homéopathique supplémentaire : Thuja occidentalis est souvent utilisé pour les cors et les callosités qui ont un aspect rugueux, semblable à celui d'un chou-fleur, et qui peuvent être sensibles au toucher.

Acouphènes (bourdonnements d'oreille) :

- Premiers soins : Les acouphènes sont souvent perçus comme des bourdonnements, des sifflements ou d'autres bruits dans les oreilles en l'absence de tout son extérieur. Pour traiter les acouphènes légers, il est essentiel de réduire l'exposition aux bruits forts afin d'éviter toute aggravation. Les techniques de réduction du stress telles que la méditation, les exercices de respiration profonde et l'assurance d'un sommeil suffisant et de qualité peuvent également être utiles pour gérer les symptômes. Une activité physique régulière et une alimentation saine peuvent contribuer au bien-être général et réduire la gravité des symptômes des acouphènes.

- Homéopathie : Salicylicum acidum, préparé à partir de l'acide salicylique, est recommandé pour les acouphènes accompagnés de bruits ressemblant à des rugissements, des sonneries ou des sifflements. On pense qu'il soulage les troubles auditifs.

- Remède homéopathique supplémentaire : Chininum sulphuricum est souvent utilisé pour les acouphènes accompagnés d'une sensation de tintement ou de grondement, parfois associés à une perte d'audition ou à des vertiges.

Érythème fessier léger :

- Premiers soins : Il est essentiel de changer fréquemment les couches pour éviter l'accumulation d'humidité, qui est une cause fréquente d'érythème fessier. Optez pour des couches qui laissent passer l'air et absorbent efficacement l'humidité. Après avoir nettoyé délicatement la zone lors de chaque changement de couche, l'application d'une crème protectrice contenant de l'oxyde de zinc peut aider à créer une couche protectrice contre l'humidité. Laisser la peau du bébé sécher à l'air libre avant de lui mettre une nouvelle couche peut accélérer la guérison. L'utilisation de lingettes sans parfum ou d'eau pour le nettoyage peut également aider à éviter toute irritation supplémentaire.

- Homéopathie : Les propriétés anti-inflammatoires de la camomille peuvent aider à soulager l'érythème fessier.

- Remède homéopathique supplémentaire : Le calendula, connu pour ses propriétés cicatrisantes et apaisantes, peut être efficace dans le traitement de l'érythème fessier léger, en favorisant la réparation de la peau et en réduisant l'inflammation.

Réactions allergiques aux médicaments :

- Premiers soins : En cas de réaction allergique légère à un médicament, comme des démangeaisons ou une éruption cutanée légère, la première chose à faire est d'arrêter le médicament et de consulter un professionnel de la santé. Il est important de surveiller de près les symptômes, car les réactions allergiques peuvent parfois s'aggraver. Des antihistaminiques en vente libre peuvent être utilisés pour soulager les symptômes tels que les démangeaisons et l'urticaire.

Pour les réactions anaphylactiques, qui sont graves et peuvent inclure des difficultés respiratoires, une attention médicale immédiate est nécessaire.

- Homéopathie : Apis mellifica, dérivé de l'abeille, a été utilisé en homéopathie pour les affections cutanées avec gonflement, démangeaisons et sensations de piqûre.

- Autre remède homéopathique : Urtica urens est un autre remède qui peut être efficace pour les réactions allergiques, en particulier pour l'urticaire et les démangeaisons qui ressemblent à l'urticaire.

Allergies alimentaires légères (par exemple, urticaire ou démangeaisons) :

- Premiers soins : Il est essentiel d'identifier et d'éviter les aliments déclencheurs pour gérer les allergies alimentaires légères. Les symptômes tels que l'urticaire, les démangeaisons ou un léger gonflement peuvent souvent être traités avec des antihistaminiques en vente libre. La tenue d'un journal des allergies peut aider à identifier les déclencheurs potentiels. Il est important de lire attentivement les étiquettes des produits alimentaires pour éviter les ingrédients allergènes. Si les symptômes se traduisent par une difficulté à respirer ou un gonflement de la gorge, il est nécessaire de consulter immédiatement un médecin, car ces symptômes peuvent être le signe d'une réaction allergique plus grave.

- Homéopathie : Urtica urens, préparé à partir de l'ortie commune, a été utilisé pour soulager les démangeaisons et l'urticaire associées à des allergies alimentaires légères.

- Remède homéopathique supplémentaire : Natrum muriaticum peut être efficace contre les allergies, en particulier en cas d'éternuements et d'écoulement aqueux des yeux et du nez, qui ressemblent aux symptômes du rhume des foins.

Lèvres gercées :

- Premiers soins : Les lèvres gercées peuvent être causées par divers facteurs, notamment le froid, le vent, la déshydratation et l'exposition au soleil. Pour prévenir et traiter les lèvres gercées, il est essentiel de rester hydraté en buvant beaucoup d'eau. L'utilisation d'un baume à lèvres avec protection SPF peut aider à protéger les lèvres des dommages causés par le soleil. L'application d'un hydratant naturel comme le miel ou l'huile de noix de coco peut également apaiser et guérir les lèvres sèches et craquelées. Évitez de vous lécher les lèvres, car la salive peut exacerber la sécheresse. Par temps froid ou venteux, se couvrir les lèvres avec une écharpe peut constituer une protection supplémentaire.

- Homéopathie : Le pétrole, dérivé de l'huile minérale raffinée, est un remède homéopathique courant pour la peau et les lèvres sèches et craquelées.

- Autre remède homéopathique : Le calendula, connu pour ses propriétés cicatrisantes, peut également être utilisé pour apaiser et réparer les lèvres gercées, en particulier en cas d'inflammation et de douleur.

Muscles endoloris par l'exercice :

- Premiers soins : Après un exercice intense, l'application d'une compresse chaude ou la prise d'un bain chaud peut aider à augmenter la circulation sanguine dans les muscles endoloris, ce qui favorise la récupération et réduit la raideur. Des étirements doux et une activité légère peuvent maintenir la souplesse des muscles et prévenir d'autres douleurs. L'hydratation et une alimentation adéquate, y compris un apport suffisant en protéines, sont essentielles à la récupération musculaire.

Homéopathie : Bryonia, tiré de la bryone blanche, est suggéré pour les courbatures aggravées par le mouvement.

- L'arnica, dérivé de la plante arnica, est réputé pour réduire la douleur et l'inflammation musculaires après l'effort.

- Remède homéopathique supplémentaire : Rhus toxicodendron est souvent utilisé pour les douleurs musculaires qui s'améliorent avec le mouvement, en particulier lorsque la raideur est importante au réveil ou après une inactivité prolongée.

Fatigue oculaire due à l'utilisation d'écrans :

- Premiers soins : La fatigue oculaire due à l'utilisation prolongée d'un écran peut être atténuée en suivant la règle des 20-20-20 : toutes les 20 minutes, faites une pause de 20 secondes pour regarder quelque chose à 20 pieds de distance. Régler l'écran à la hauteur des yeux, réduire les reflets et assurer un éclairage adéquat peuvent également réduire la fatigue oculaire. L'utilisation de larmes artificielles ou de gouttes oculaires lubrifiantes peut atténuer la sécheresse. Des examens oculaires réguliers peuvent aider à détecter tout problème de vision sous-jacent susceptible de contribuer à la fatigue oculaire.

- Homéopathie : Le Ruta graveolens, issu de la rue commune, est censé favoriser la santé des yeux et soulager la fatigue oculaire associée à la lecture ou au temps passé devant un écran.

- Remède homéopathique supplémentaire : Cineraria maritima est traditionnellement utilisé pour soulager la fatigue oculaire, en particulier en cas de sensation de sécheresse ou d'inconfort dans les yeux.

Vertige lié au mouvement :

- Premiers soins : En cas de vertige, notamment lié au mouvement, il est important de s'asseoir ou de s'allonger immédiatement pour éviter les chutes et les blessures. Garder la tête immobile et se concentrer sur un objet fixe peut aider à réduire la sensation de tournoiement. Des suppléments de gingembre, des bracelets d'acupression ou du thé au gingembre peuvent aider à soulager les symptômes. Éviter les mouvements brusques et changer progressivement de position peut également contribuer à réduire les épisodes de vertige.

- Homéopathie : Cocculus indicus, dérivé de la coque indienne, est indiqué pour les vertiges causés par le mal des transports ou les voyages.

- Remède homéopathique supplémentaire : Conium maculatum est souvent utilisé dans les cas de vertiges, en particulier lorsque ceux-ci s'aggravent en tournant la tête ou en changeant de position.

Ulcères gastroduodénaux :

- Premiers soins : Il est important de modifier le mode de vie pour traiter les ulcères gastroduodénaux légers. Il s'agit notamment d'éviter les aliments et les boissons qui peuvent irriter la paroi de l'estomac, comme la caféine, les aliments épicés et l'alcool. Manger des repas plus petits et plus fréquents peut aider à minimiser l'inconfort. Les antiacides en vente libre peuvent apporter un soulagement temporaire à la douleur de l'ulcère. Éviter de fumer et réduire le stress peuvent également contribuer à la guérison.

- Homéopathie : Arsenicum album, fabriqué à partir de trioxyde d'arsenic, peut être utilisé pour les symptômes de l'ulcère gastroduodénal caractérisés par une douleur brûlante et de l'anxiété.

- Autre remède homéopathique : Nux vomica est souvent envisagé pour les ulcères, en particulier lorsqu'il y a une sensation d'inconfort ou de pression dans l'estomac, souvent aggravée par le fait de manger.

Agitation ou hyperactivité :

- Premiers soins : Pour les personnes légèrement agitées ou hyperactives, il peut être bénéfique d'incorporer une routine structurée avec des activités calmantes, telles que la lecture ou l'exercice physique. Il est important d'assurer un sommeil suffisant, de promouvoir un horaire de sommeil cohérent et de pratiquer une activité physique régulière. Réduire l'exposition à des activités stimulantes, en particulier avant le coucher, peut également aider à gérer l'hyperactivité et l'agitation.

- Homéopathie : Tarentula hispanica, dérivé d'un type d'araignée-loup, est censé traiter l'agitation et l'hyperactivité.

- Remède homéopathique supplémentaire : Coffea cruda, préparé à partir de grains de café non torréfiés, est souvent utilisé en homéopathie pour les personnes dont l'esprit est hyperactif et agité, en particulier lorsqu'elles ont des difficultés à dormir en raison d'une hyperactivité mentale.

Irritation de la gorge due à la toux :

- Premiers soins : Pour soulager une irritation mineure de la gorge causée par la toux, boire des liquides chauds, comme du thé avec du miel, peut apporter un soulagement. Se gargariser avec de l'eau salée tiède peut aider à réduire l'inflammation et l'inconfort. L'utilisation d'un humidificateur dans la pièce, en particulier pendant les saisons sèches, peut aider à maintenir la gorge humide et à réduire l'irritation. Éviter les irritants tels que la fumée et les parfums forts peut également prévenir une irritation supplémentaire de la gorge.

- Homéopathie : La belladone, fabriquée à partir de la belladone, est suggérée en cas d'apparition soudaine d'une irritation intense de la gorge.

- Remède homéopathique supplémentaire : Phosphorus est souvent recommandé en cas d'irritation de la gorge accompagnée d'une toux rauque et sèche et d'une sensation d'oppression dans la gorge.

gorge.

Constipation :

- Premiers soins : Les fibres alimentaires contenues dans les fruits, les légumes et les céréales complètes facilitent la digestion et peuvent aider à soulager une légère constipation. L'incorporation de laxatifs naturels comme les pruneaux, les graines de lin et l'enveloppe de psyllium dans le régime alimentaire peut également s'avérer efficace. Rester hydraté en buvant beaucoup d'eau et en pratiquant une activité physique régulière peut aider à stimuler le transit intestinal.

Il est important d'éviter l'utilisation excessive de laxatifs, car cela peut entraîner une dépendance.

- Homéopathie : Nux vomica, préparé à partir des graines de strychnine, est un choix courant pour la constipation, en particulier lorsqu'elle s'accompagne d'envies fréquentes et inefficaces.

- Remède homéopathique supplémentaire : Alumina est souvent utilisé dans les cas de constipation où il y a un manque d'envie et où les selles sont dures et sèches.

Reflux acide (brûlures d'estomac) :

- Premiers soins : Surélever la tête du lit peut aider à empêcher l'acide gastrique de remonter dans l'œsophage pendant le sommeil. Il est important d'éviter les aliments et les boissons qui déclenchent des reflux acides, comme la caféine, les aliments épicés et l'alcool. Prendre des repas plus petits et plus fréquents et ne pas s'allonger immédiatement après avoir mangé peut également contribuer à réduire les symptômes. Les antiacides en vente libre peuvent apporter un soulagement temporaire.

- Homéopathie : Pulsatilla, à base de fleurs à vent, est utilisé pour les brûlures d'estomac aggravées par la consommation d'aliments riches et gras.

- Autre remède homéopathique : Le robinier, souvent utilisé pour les symptômes de reflux acide, est efficace surtout en cas de goût acide ou aigre dans la bouche.

Sensibilité soudaine des dents :

- Premiers soins : L'utilisation d'un dentifrice conçu pour les dents sensibles peut aider à réduire l'inconfort. Éviter les aliments et les boissons extrêmement chauds ou froids peut aider à prévenir l'aggravation de la sensibilité. Un brossage doux avec une brosse à dents à poils souples et l'évitement des aliments acides peuvent également protéger les dents sensibles.

- Homéopathie : Coffea cruda, dérivé de grains de café non torréfiés, est suggéré en cas de douleur dentaire soudaine et aiguë, souvent déclenchée par des stimuli chauds ou froids.

- Remède homéopathique supplémentaire : Hypericum perforatum est efficace pour les douleurs nerveuses, particulièrement utile lorsque la sensibilité dentaire est sévère et qu'elle irradie le long du trajet du nerf.

Troubles du sommeil (insomnie) :

- Premiers soins : L'instauration d'une routine relaxante au moment du coucher et la création d'un environnement de sommeil confortable peuvent aider à combattre l'insomnie. Des techniques telles que la méditation, la respiration profonde ou la relaxation musculaire progressive peuvent favoriser la détente et faciliter l'endormissement. Limiter le temps passé devant un écran avant le coucher, réduire la consommation de caféine et pratiquer une activité physique régulière peuvent également améliorer la qualité du sommeil.

- Homéopathie : Coffea cruda est recommandé aux personnes dont l'hyperactivité mentale les empêche de s'endormir.

- Remède homéopathique supplémentaire : Passiflora incarnata est souvent utilisé dans les cas d'insomnie, en particulier lorsque l'esprit est agité et qu'il a du mal à s'endormir.

Entorse articulaire :

Premiers soins : L'application d'un bandage de compression peut réduire l'enflure. Des exercices d'amplitude douce permettent d'éviter les raideurs pendant la convalescence.

Homéopathie : Ruta graveolens, préparé à partir de la plante de rue, est indiqué pour les blessures impliquant les ligaments et les tendons.

Érythème fessier :

Premiers soins : Il est essentiel de changer fréquemment les couches pour éviter l'accumulation d'humidité. Optez pour des couches qui laissent passer l'air. Appliquez une crème de protection contenant de l'oxyde de zinc pour créer une couche protectrice. Laisser la peau du bébé sécher à l'air peut accélérer la guérison.

Homéopathie : Les propriétés anti-inflammatoires de la camomille peuvent aider à soulager l'érythème fessier. Il est important de veiller à ce que la zone de la couche du bébé reste propre et sèche pour favoriser le processus de guérison.

Allergies alimentaires (par exemple, urticaire ou démangeaisons) :

Premiers soins : Il est essentiel d'identifier et d'éviter les aliments déclencheurs. Les réactions légères peuvent être traitées avec des antihistaminiques, mais si les symptômes s'aggravent ou s'accompagnent de difficultés respiratoires, il faut immédiatement consulter un médecin.

Homéopathie : Urtica urens, préparé à partir de l'ortie commune, est utilisé pour soulager les démangeaisons et l'urticaire.

Lèvres gercées :

Premiers soins : En plus de l'hydratation, boire de l'eau aide à maintenir l'hydratation de la peau. Utilisez un baume pour les lèvres avec une protection SPF. L'application de miel peut également aider à apaiser et à guérir les lèvres sèches.

Homéopathie : Le pétrole, dérivé de l'huile minérale raffinée, est un remède homéopathique courant pour la peau et les lèvres sèches et craquelées.

Muscles endoloris par l'exercice :

Premiers soins : L'application d'une compresse chaude permet d'augmenter le flux sanguin vers les muscles endoloris, ce qui facilite la récupération. S'étirer doucement après l'exercice peut prévenir la raideur.

Homéopathie : La bryone, issue de la plante bryone blanche, est conseillée pour les courbatures aggravées par le mouvement. L'arnica, dérivé de la plante arnica, est réputé pour réduire les douleurs musculaires et l'inflammation après l'effort.

Fatigue oculaire due à l'utilisation d'écrans :

Premiers soins : La règle des 20-20-20 encourage les pauses à se concentrer sur des objets situés à 20 pieds de distance pendant 20 secondes toutes les 20 minutes. L'ajustement de l'écran à la hauteur des yeux et l'utilisation de larmes artificielles peuvent réduire la fatigue oculaire.

Homéopathie : Ruta graveolens, une plante issue de la rue commune, est censée favoriser la santé des yeux et soulager la fatigue oculaire associée à la lecture ou au temps passé devant un écran.

Vertige lié au mouvement :

Premiers soins : S'asseoir ou s'allonger pour éviter les chutes. Les suppléments de gingembre, les bracelets d'acupression ou le thé au gingembre peuvent aider à soulager les symptômes.

Homéopathie : Cocculus indicus, dérivé de la coque indienne, est indiqué pour les vertiges causés par le mal des transports ou les voyages.

Ulcères gastroduodénaux :

Premiers soins : Il est conseillé d'éviter la caféine, les aliments épicés et le tabac. Les antiacides apportent un soulagement à court terme. La gomme mastic et le miel ont été étudiés pour leurs effets apaisants potentiels sur les ulcères.

Homéopathie : Arsenicum album, fabriqué à partir de trioxyde d'arsenic, peut être utilisé pour les symptômes de l'ulcère gastroduodénal caractérisés par une douleur brûlante et de l'anxiété.

Agitation ou hyperactivité :

Premiers soins : La création d'une routine structurée avec des activités calmantes peut aider à gérer l'agitation. Un sommeil adéquat et une activité physique contribuent à un mode de vie équilibré.

Homéopathie : Tarentula hispanica, dérivé d'une sorte d'araignée-loup, est censé traiter l'agitation et l'hyperactivité.

Irritation de la gorge due à la toux :

Premiers soins : Le miel mélangé à de l'eau chaude peut soulager la gorge. Se gargariser avec de l'eau salée peut soulager l'inconfort. Un humidificateur d'air dans la pièce peut prévenir la sécheresse de la gorge.

Homéopathie : la belladone, fabriquée à partir de la belladone, est conseillée en cas d'apparition soudaine d'une irritation intense de la gorge.

Constipation légère :

Premiers soins : Les fibres alimentaires contenues dans les fruits, les légumes et les céréales complètes facilitent la digestion. Les pruneaux, les graines de lin et l'enveloppe de psyllium peuvent constituer des remèdes naturels.

Homéopathie : Nux vomica, préparé à partir des graines de strychnine, est un choix courant pour la constipation, en particulier lorsqu'elle s'accompagne d'envies fréquentes et inefficaces.

Reflux acide (brûlures d'estomac) :

Premiers soins : Le fait de surélever la tête du lit empêche l'acide gastrique de remonter dans l'œsophage. Une tisane de racine de réglisse peut avoir des effets apaisants.

Homéopathie : Pulsatilla, à base de fleurs à vent, est utilisé pour les brûlures d'estomac aggravées par la consommation d'aliments riches et gras.

Sensibilité soudaine des dents

Premiers soins : Un dentifrice conçu pour les dents sensibles peut aider à soulager l'inconfort. Éviter les aliments extrêmement chauds ou froids peut éviter d'aggraver la sensibilité.

Homéopathie : Le Coffea cruda, dérivé de grains de café non torréfiés, est suggéré en cas de douleur dentaire soudaine et aiguë.

Troubles mineurs du sommeil (insomnie) :

Premiers soins : L'instauration d'une routine au moment du coucher et la pratique de techniques de relaxation, telles que la méditation ou la respiration profonde, peuvent favoriser un meilleur sommeil.

Homéopathie : Coffea cruda est recommandé aux personnes dont l'hyperactivité mentale les empêche de s'endormir.

Éruptions d'acné :

Premiers soins : Un nettoyage en douceur avec des produits à base d'acide salicylique ou de peroxyde de benzoyle peut aider à contrôler l'acné. L'utilisation de crèmes hydratantes non comédogènes permet d'éviter l'obstruction des pores.

Homéopathie : l'hépar sulfuris, dérivé du sulfure de calcium, peut être utilisé pour l'acné avec des éruptions remplies de pus et une sensibilité au toucher.

Irritation due à l'inhalation de substances irritantes :

Premiers soins : L'irrigation nasale au sérum physiologique permet d'évacuer les irritants des voies nasales. Le port d'un masque peut vous protéger des polluants.

Homéopathie : l'ipécacuanha, dérivé de la racine d'ipéca, a été utilisé pour soulager l'irritation causée par des substances inhalées.

Les nausées matinales pendant la grossesse :

Premiers soins : Le thé au gingembre ou les bonbons au gingembre peuvent aider à soulager les nausées. Grignoter des biscuits avant de se lever peut également aider.

Homéopathie : Sepia, préparé à partir de l'encre de la seiche, peut être utilisé en cas de nausées matinales accompagnées d'une aversion pour la nourriture.

Raideur articulaire due à la polyarthrite rhumatoïde :

Premiers soins : L'application de compresses chaudes ou froides peut soulager temporairement la raideur. Des exercices réguliers à faible impact, comme la natation, peuvent maintenir la souplesse des articulations.

Homéopathie : Bryonia et Rhus toxicodendron (Rhus Tox) sont des choix courants pour les problèmes articulaires en homéopathie, chacun s'attaquant à des aspects différents de l'inconfort.

Peau sèche :

Premiers soins : L'utilisation d'un humidificateur dans les environnements secs aide à maintenir l'humidité de la peau. Le gel d'aloe vera peut apporter un soulagement apaisant.

Homéopathie : Les graphites, dérivés des minéraux de graphite, peuvent être utilisés en cas de sécheresse cutanée persistante.

Entorse articulaire mineure :

Premiers soins : L'application d'un bandage de compression peut réduire le gonflement. Des exercices d'amplitude douce permettent d'éviter les raideurs pendant la convalescence.

Homéopathie : Ruta graveolens, préparé à partir de la plante de rue, est indiqué pour les blessures impliquant les ligaments et les tendons.

Peau sèche :

Premiers soins : L'utilisation de crèmes hydratantes sans parfum contenant des ingrédients tels que des céramides et de l'acide hyaluronique permet de fixer efficacement l'hydratation. Il est essentiel d'éviter les savons agressifs et d'opter pour des nettoyants doux.

Homéopathie : Les graphites, dérivés du minéral graphite, sont souvent utilisés pour les peaux sèches sujettes aux craquelures, aux suintements et aux démangeaisons.

Entorse articulaire :

Premiers soins : En plus de la méthode R.I.C.E. (repos, glace, compression, élévation), des analgésiques en vente libre comme l'ibuprofène peuvent aider à réduire la douleur et l'inflammation.

Homéopathie : Ruta graveolens, préparé à partir de la plante de rue, est censé favoriser la guérison des ligaments et des tendons après une entorse.

Réactions allergiques aux plantes :

Premiers soins : Il est essentiel d'éviter de se gratter pour prévenir les infections secondaires. L'application d'une lotion à la calamine ou d'un gel d'aloe vera peut apporter un soulagement.

Homéopathie : Le Rhus toxicodendron, issu du sumac vénéneux, peut traiter les réactions allergiques qui se manifestent par des démangeaisons et des éruptions cutanées.

Traumatisme crânien (sans perte de conscience) :

Premiers soins : Même en cas de traumatisme crânien léger, surveillez de près les symptômes tels que maux de tête persistants, vertiges, nausées ou changements de comportement.

Homéopathie : Le Natrum sulphuricum, dérivé du sulfate de sodium, est parfois utilisé pour les symptômes persistants après un traumatisme crânien, en particulier s'il s'agit de maux de tête ou de changements émotionnels.

Hémorroïdes (Piles) :

Premiers soins : Les bains de siège, qui consistent à tremper le bas du corps dans de l'eau chaude, peuvent apporter un soulagement. Les crèmes contre les hémorroïdes en vente libre ou les tampons contenant de l'hamamélis peuvent aider à réduire l'inconfort.

Homéopathie : Aesculus hippocastanum, à base de marron d'Inde, peut traiter les hémorroïdes dont la douleur irradie vers le bas du dos.

Réactions allergiques au latex :

Premiers soins : Pour éviter de nouvelles réactions, identifiez et remplacez les produits contenant du latex dans votre environnement par des produits hypoallergéniques.

Homéopathie : Apis mellifica, dérivé de l'abeille, peut être choisi pour les réactions allergiques légères au latex qui se traduisent par des démangeaisons, des rougeurs et des gonflements.

Conjonctivite bactérienne (œil rose) :

Premiers soins : Se laver fréquemment les mains et éviter de toucher les yeux peut prévenir la propagation de la conjonctivite bactérienne. Des gouttes oculaires lubrifiantes en vente libre peuvent soulager la sécheresse.

Homéopathic : L'euphraise, préparée à partir de l'euphraise, est censée traiter les symptômes de l'œil rose tels que l'écoulement aqueux et l'irritation des yeux.

Gueule de bois :

Premiers soins : La réalimentation en électrolytes par des boissons sportives ou des solutions de réhydratation orale peut atténuer la déshydratation. La consommation d'aliments riches en potassium, comme les bananes, peut également aider.

Homéopathie : Le Nux vomica, dérivé des graines de l'arbre à strychnine, est souvent envisagé pour soulager la gueule de bois, en particulier en cas de maux de tête, de nausées et de sensibilité à la lumière et au bruit.

Flatulences (gaz) :

Premiers soins : La consommation d'aliments riches en probiotiques, comme le yaourt, peut aider à maintenir une flore intestinale saine et à réduire la production de gaz. Le thé à la menthe poivrée peut également apporter un soulagement.

Homéopathie : Carbo vegetabilis, préparé à partir de charbon végétal, peut être indiqué en cas de flatulences accompagnées de ballonnements et d'inconfort.

Ampoules aux pieds :

Premiers soins : L'application d'une pommade antibiotique et le recouvrement de l'ampoule par un pansement stérile aident à prévenir l'infection. Il est essentiel d'éviter les chaussures trop serrées et les activités qui provoquent des frottements pendant la guérison.

Homéopathie : Cantharis, dérivé de la mouche espagnole, peut aider à la cicatrisation des ampoules, en particulier en cas de sensation de brûlure.

Ballonnements d'estomac :

Premiers soins : La consommation d'aliments riches en fibres solubles, comme l'avoine et les légumineuses, peut favoriser un transit intestinal régulier et réduire les ballonnements.

Homéopathie : Le lycopodium, fabriqué à partir de la mousse de club, peut être choisi en cas de ballonnements et d'indigestion avec une sensation de plénitude et de gaz.

Surmenage ou fatigue :

Premiers soins : S'hydrater avec des boissons riches en électrolytes et consommer des glucides complexes, comme les céréales complètes, peut aider à la récupération.

Homéopathie : L'arnica montana, dérivé de la plante arnica, est connu pour son potentiel à soulager la fatigue résultant d'un effort physique.

Toux :

Premiers soins : La consommation de miel et de tisanes chaudes, comme la camomille ou le thym, peut aider à calmer la toux. L'inhalation de vapeur d'huile d'eucalyptus peut également apporter un soulagement.

Homéopathie : Le drosera, fabriqué à partir de la plante de rossolis, peut être indiqué en cas de toux sèche et spasmodique avec des sensations de chatouillement dans la gorge.

Troubles gastriques dus à des aliments épicés :

Premiers soins : L'incorporation d'aliments fades comme le riz, les bananes et la compote de pommes dans votre régime alimentaire peut aider à calmer l'estomac. Le thé au gingembre peut soulager l'indigestion.

Homéopathie : Arsenicum album, dérivé du trioxyde d'arsenic, est souvent envisagé pour les maux d'estomac accompagnés de douleurs brûlantes et d'agitation.

Vertige lié au mouvement :

Premiers soins : En cas de vertige lié au mouvement, s'asseoir ou s'allonger permet d'éviter les chutes. Éviter les mouvements brusques de la tête minimise les vertiges. Se concentrer sur un objet fixe ou sur l'horizon peut stabiliser la perception.

Homéopathie : Cocculus indicus est bien connu pour le mal des transports et les vertiges induits par les voyages. Il est censé soulager les symptômes tels que les nausées, les vertiges et le déséquilibre. Les voyages en voiture, en bateau ou en avion peuvent déclencher ce trouble.

Ulcères gastroduodénaux :

- Premiers soins : Les ulcères gastroduodénaux sont souvent causés par l'érosion de la paroi de l'estomac due à l'acide gastrique. Éviter les aliments épicés et acides, l'alcool et la caféine peut atténuer les symptômes. Les antiacides en vente libre neutralisent l'excès d'acide gastrique et apportent un soulagement. Un régime fade composé d'aliments faciles à digérer peut favoriser la guérison.

- Homéopathie : Arsenicum album, qui met l'accent sur les douleurs brûlantes, est utilisé pour traiter les symptômes de l'ulcère gastroduodénal. Ce remède peut convenir aux personnes qui ressentent des douleurs brûlantes à l'estomac, soulagées par la chaleur et la consommation de liquides chauds.

Agitation ou hyperactivité :

- Premiers soins : L'agitation et l'hyperactivité peuvent provenir de divers facteurs, notamment d'un excès d'énergie ou de maladies sous-jacentes. La pratique d'activités calmantes telles que la lecture, la respiration profonde ou les étirements doux peut apporter un soulagement. Pour gérer l'hyperactivité, il est essentiel de mettre en place une routine quotidienne cohérente et de veiller à ce que l'enfant dorme suffisamment.

- Homéopathie : Tarentula hispanica, dérivé de l'araignée espagnole, aiderait à soulager l'agitation, en particulier chez les enfants. Ce remède peut être envisagé lorsque les symptômes comprennent des mouvements excessifs, une agitation et un besoin de stimulation constante.

Irritation de la gorge due à la toux :

- Premiers soins : L'irritation de la gorge due à une toux fréquente peut être soulagée en restant hydraté pour garder la gorge humide. L'utilisation de pastilles contenant des ingrédients apaisants comme le miel ou le menthol apporte un soulagement temporaire. Les liquides chauds tels que les tisanes ou les bouillons aident à soulager la muqueuse de la gorge.

- Homéopathie : Belladonna, connu pour son affinité avec les symptômes soudains et intenses, peut convenir en cas d'irritation de la gorge accompagnée d'une inflammation. Elle peut être envisagée lorsque les symptômes apparaissent rapidement, accompagnés d'une gorge sèche et chaude et de difficultés à avaler.

Constipation :

- Premiers soins : Une constipation légère peut résulter de facteurs tels qu'une consommation insuffisante de fibres, une déshydratation ou un manque d'activité physique. Boire beaucoup d'eau et consommer des aliments riches en fibres, comme les fruits, les légumes et les céréales complètes, favorisent la régularité du transit intestinal. Faire de l'exercice régulièrement favorise la santé digestive.

- Homéopathie : Nux vomica est souvent choisi en cas de constipation accompagnée d'un sentiment d'envie inefficace d'aller à la selle. Ce remède peut convenir aux personnes qui éprouvent un désir constant d'aller à la selle sans résultats satisfaisants.

Reflux acide (brûlures d'estomac) :

- Premiers soins : Les brûlures d'estomac, causées par le reflux de l'acide gastrique dans l'œsophage, peuvent être gérées en évitant les aliments déclencheurs, en élevant la tête du lit et en portant des vêtements amples. Les antiacides en vente libre neutralisent l'acide gastrique et soulagent l'inconfort.

- Homéopathie : Pulsatilla, qui met l'accent sur les symptômes changeants, peut être utile en cas de brûlures d'estomac qui s'aggravent après la consommation d'aliments riches et gras. Il convient souvent aux personnes au tempérament doux et conciliant.

Sensibilité dentaire soudaine :

- Premiers soins : La sensibilité dentaire peut être due à l'érosion de l'émail ou à la récession gingivale. L'utilisation d'un dentifrice conçu pour les dents sensibles et contenant des ingrédients tels que le nitrate de potassium ou le fluorure stanneux peut aider à soulager l'inconfort. Il est important de consulter un dentiste pour une évaluation afin d'écarter les problèmes sous-jacents.

- Homéopathie : Coffea cruda, fabriqué à partir de grains de café, est associé à l'hypersensibilité et à la douleur lancinante. Ce remède peut être envisagé lorsque la sensibilité dentaire soudaine s'accompagne d'une sensation de douleur intense.

Troubles du sommeil (insomnie) :

- Premiers soins : L'insomnie peut résulter du stress, de l'anxiété ou d'une perturbation de la routine du sommeil. La pratique de techniques de relaxation telles que la méditation ou la respiration profonde avant le coucher favorise un meilleur sommeil. Le maintien d'un horaire de sommeil cohérent et la création d'un environnement de sommeil apaisant contribuent à l'amélioration de la qualité du sommeil.

- Homéopathie : Coffea cruda, préparé à partir de grains de café crus, peut aider à lutter contre l'insomnie déclenchée par une hyperactivité mentale. Les personnes dont les pensées s'emballent et qui souffrent d'agitation mentale pourraient trouver un soulagement dans ce remède.

Surmenage ou fatigue :

Premiers soins : Le repos est essentiel pour permettre à l'organisme de récupérer après un surmenage. Accordez la priorité à un sommeil adéquat pour rétablir les niveaux d'énergie. L'hydratation joue un rôle clé dans la prévention de la fatigue ; buvez donc de l'eau tout au long de la journée. Adoptez des techniques de relaxation telles que la respiration profonde ou la méditation pour calmer le système nerveux.

Homéopathie : Arnica montana, réputé comme remède contre les contusions et les efforts physiques, peut être bénéfique en cas de fatigue résultant d'une activité physique excessive. Son application s'étend aux muscles endoloris et à l'épuisement général.

Toux légère :

Premiers soins : Une bonne hydratation est essentielle pour prévenir la sécheresse de la gorge et soulager la toux. L'utilisation d'un humidificateur ajoute de l'humidité à l'air, ce qui réduit l'irritation de la gorge. Les liquides chauds apaisent la gorge et les pastilles contenant du menthol ou du miel apportent un soulagement temporaire.

Homéopathie : Drosera, dérivé du rossolis, est indiqué en cas de toux sèche et spasmodique, souvent accompagnée d'une sensation de chatouillement. Elle est associée à des quintes de toux intenses, surtout la nuit.

Troubles gastriques dus aux aliments épicés :

Premiers soins : Pour soulager l'inconfort gastrique, éviter les aliments épicés minimise temporairement l'irritation. Le lait peut neutraliser la chaleur des épices et les antiacides en vente libre aident à soulager l'acidité. Lorsque les symptômes disparaissent, réintroduisez progressivement les aliments épicés.

Homéopathie : Arsenicum album, utilisé pour une série de symptômes, est indiqué en cas de troubles gastriques dus à des aliments très épicés ou pimentés. Ce remède peut être bénéfique lorsqu'il s'accompagne d'agitation et d'anxiété.

Léger mal de tête sinusal :

Premiers soins : L'inhalation de vapeur permet d'atténuer la pression des sinus et de soulager la congestion. L'application de compresses chaudes sur le front peut apporter un soulagement. Rester hydraté en buvant des liquides permet de fluidifier et d'évacuer le mucus.

Homéopathie : Belladonna est indiqué pour les céphalées sinusales accompagnées d'une douleur intense et lancinante. Ce remède est particulièrement indiqué lorsque les symptômes apparaissent soudainement et sont aggravés par la lumière, le bruit ou le mouvement.

Irritation due aux moisissures :

Premiers soins : En cas d'exposition à des moisissures, il est essentiel de limiter le contact avec la zone affectée. L'utilisation d'un masque protège contre l'inhalation des spores. L'aération de l'espace réduit la concentration de moisissures. Les personnes sensibles aux moisissures doivent consulter un professionnel de la santé.

Homéopathie : Natrum sulphuricum, souvent choisi pour les conditions humides, peut être pertinent en cas d'irritation légère résultant d'une exposition aux moisissures. Il est indiqué lorsque les symptômes comprennent un écoulement nasal et une gêne respiratoire.

Irritation des voies urinaires (par exemple, en cas de rétention trop longue de l'urine) :

Premiers soins : Une vidange fréquente de la vessie prévient l'irritation causée par une rétention prolongée de l'urine. Boire suffisamment d'eau maintient la santé urinaire. Éviter la caféine et les aliments acides réduit l'irritation. L'entraînement de la vessie consiste à allonger progressivement l'intervalle entre les visites à la salle de bains.

Homéopathique : Cantharis, connu pour son affinité avec les problèmes urinaires, peut être envisagé en cas de sensations de brûlure et d'inconfort lors de la miction. Il est particulièrement indiqué lorsque l'envie d'uriner est forte et accompagnée de douleur.

Crampes menstruelles :

Premiers soins : L'application d'un coussin chauffant sur l'abdomen permet de détendre les muscles utérins et de soulager les crampes. Les analgésiques en vente libre soulagent l'inconfort. Le repos et la pratique de techniques de relaxation contribuent à la gestion des crampes menstruelles.

Homéopathie : Magnesia phosphorica, indiqué pour les douleurs spasmodiques, peut être choisi pour les crampes menstruelles caractérisées par des douleurs aiguës et fulgurantes. Ce remède est également utilisé pour soulager les crampes musculaires.

Sensibilité au soleil (photodermatite) :

Premiers soins : Pour prévenir la photodermatite, évitez de vous exposer au soleil pendant les heures de pointe et portez des vêtements protecteurs, notamment des lunettes de soleil et des chapeaux à larges bords. Un écran solaire à indice de protection élevé constitue une barrière contre les rayons UV.

Homéopathie : Bellis perennis, également connu sous le nom de marguerite, est utilisé pour les réactions cutanées sensibles au soleil. Il peut convenir pour apaiser l'irritation et l'inflammation de la peau causées par l'exposition au soleil.

Irritation de la peau :

Premiers soins : Pour prévenir les irritations, il faut garder la zone affectée sèche et appliquer de la vaseline ou du gel d'aloe vera pour réduire les frottements. Le port de tissus respirants peut également aider à prévenir une irritation supplémentaire.

Homéopathie : Les graphites, dérivés du graphite, sont indiqués pour les problèmes de peau, y compris les frottements et l'eczéma. Ce remède peut être utile pour apaiser la peau irritée.

Congestion des sinus :

Premiers soins : Dégager les voies nasales à l'aide d'un spray nasal salin permet de soulager la congestion. Boire des liquides fluidifie le mucus et favorise le drainage. L'inhalation de vapeur soulage la pression des sinus et facilite l'élimination du mucus.

Homéopathie : Kali bichromicum est indiqué en cas d'écoulement nasal épais et filandreux et de pression sinusale. Il peut être envisagé en cas de congestion des sinus avec des mucosités coriaces et adhésives.

Coude de tennis/de golfeur :

- Premiers soins : La mise au repos du bras atteint permet d'éviter une aggravation de la douleur. L'application d'une poche de glace réduit l'inflammation. Les analgésiques en vente libre offrent un soulagement temporaire.

- Homéopathie : Ruta graveolens, connu pour son affinité avec les ligaments et les tendons, peut être envisagé en cas de douleurs au coude résultant d'un surmenage ou d'un effort répétitif.

Allergies saisonnières :

- Premiers soins : La gestion des allergies saisonnières implique de rester à l'intérieur pendant les pics de pollen, d'utiliser des purificateurs d'air et de rincer les voies nasales avec une solution saline. Ces mesures réduisent l'exposition aux allergènes.

- Homéopathie : L'euphraise, préparée à partir de l'euphraise, est choisie pour l'irritation des yeux et l'écoulement nasal associés aux allergies. Elle peut être indiquée pour soulager les symptômes liés à l'allergie.

Réactions allergiques légères à des substances topiques (par exemple, éruptions cutanées dues à des produits cosmétiques) :

- Premiers soins : Il est essentiel de cesser d'utiliser le produit à l'origine de la réaction allergique. Laver la zone affectée permet d'éliminer tout résidu. L'application d'une crème légère à base d'hydrocortisone réduit l'inflammation et les démangeaisons.

- Homéopathie : Les graphites, dérivés du carbone, peuvent être envisagés pour les éruptions cutanées et l'eczéma résultant de réactions allergiques. Ce remède peut soulager l'irritation de la peau et favoriser la cicatrisation.

Tendinite ou blessure de surmenage :

Premiers soins : Le repos de la zone affectée permet de récupérer. L'application d'une poche de glace permet de réduire l'inflammation. L'utilisation d'un bandage de compression ou d'une attelle permet de soutenir la zone blessée.

Homéopathie : Ruta graveolens, indiqué pour les lésions des tendons et des ligaments, peut être choisi pour les tendinites et les blessures de surmenage. Ce remède peut aider à favoriser la guérison et à réduire l'inconfort.

Coupures et éraflures sur la langue (par exemple, morsure accidentelle de la langue) :

Premiers soins : Se gargariser avec de l'eau salée tiède permet de nettoyer la zone affectée. Éviter les aliments chauds et épicés pour ne pas aggraver l'irritation. L'application d'un gel ou d'une pommade apaisante soulage et favorise la cicatrisation.

Homéopathie : Nitricum Acidum, préparé à partir d'acide nitrique, peut être envisagé pour soigner les coupures et les éraflures sur la langue. Ce remède peut aider à soulager l'inconfort et à favoriser la guérison.

Vessie hyperactive (Urgence urinaire) :

Premiers soins : La prise en charge d'une vessie hyperactive implique de limiter la consommation de caféine et d'alcool, de pratiquer l'entraînement de la vessie pour allonger progressivement le temps entre les visites aux toilettes et de faire des exercices de Kegel pour renforcer les muscles pelviens.

Homéopathie : Causticum, indiqué pour les problèmes urinaires, peut être choisi pour l'urgence urinaire et les mictions involontaires. Ce remède peut aider à gérer ces symptômes.

Agitation due aux poussées dentaires (chez les nourrissons) :

Premiers soins : Fournir des jouets de dentition ou un gant de toilette froid au nourrisson pour qu'il puisse les mâcher le soulage. Offrir du réconfort et des câlins peut calmer l'agitation pendant les poussées dentaires.

Homéopathie : Chamomilla, dérivé de la camomille, est indiqué pour l'agitation des poussées dentaires et l'irritabilité chez les nourrissons. Ce remède peut apporter du réconfort pendant cette phase difficile.

Symptômes de l'asthme :

Premiers soins : Pour les personnes souffrant d'asthme, il est essentiel d'utiliser les inhalateurs prescrits en cas de besoin. Identifier et éviter les déclencheurs permet de prévenir les symptômes de l'asthme. Il est essentiel de consulter un médecin si les symptômes s'aggravent.

Homéopathie : Natrum sulphuricum, choisi pour les symptômes liés à l'humidité, peut être envisagé pour les symptômes d'asthme aggravés par le temps humide. Ce remède peut aider à gérer la gêne respiratoire.

Réactions allergiques aux squames animales :

Premiers soins : Limiter l'exposition aux animaux domestiques, utiliser des purificateurs d'air et se laver les mains après avoir touché des animaux réduit le risque de réactions allergiques aux squames animales.

Homéopathie : Arsenicum album, connu pour son affinité avec les allergies, peut être envisagé en cas de réactions allergiques légères aux squames d'animaux. Ce remède peut aider à gérer les symptômes.

Crampes dans les jambes (par exemple, crampes nocturnes) :

Premiers soins : Étirer et masser doucement les muscles affectés aide à soulager les crampes dans les jambes. L'utilisation de compresses chaudes ou la prise d'un bain chaud peuvent détendre les muscles et apporter un soulagement.

Homéopathie : Magnesia phosphorica, choisi pour les douleurs spasmodiques, peut aider à soulager les crampes et les spasmes des jambes. Ce remède est particulièrement indiqué pour les crampes qui sont soulagées par la chaleur.

Indigestion due à des excès alimentaires :

Premiers soins : Manger de plus petites portions et éviter de s'allonger immédiatement après les repas aide à prévenir l'indigestion. Une courte promenade après le repas favorise la digestion. La modération dans la prise de nourriture est la clé pour prévenir l'inconfort.

Homéopathie : Nux vomica, dérivé de la noix vénéneuse, peut aider à soulager l'indigestion causée par les excès alimentaires et la consommation d'aliments épicés. Ce remède peut aider à soulager l'inconfort digestif.

Anxiété ou nervosité soudaine :

Premiers soins : Pour gérer l'anxiété soudaine, il faut pratiquer des techniques de respiration profonde et de relaxation. Chercher le soutien d'un ami ou d'un membre de la famille peut apporter du réconfort.

Symptômes de l'asthme :

- Premiers soins : Les symptômes légers de l'asthme peuvent être gérés par une combinaison de mesures préventives et de médicaments appropriés. S'il est prescrit, l'utilisation d'un inhalateur selon les instructions peut aider à ouvrir les voies respiratoires et à soulager les symptômes. Il est important d'éviter les déclencheurs tels que les allergènes, la fumée et l'air froid pour prévenir l'exacerbation. Maintenir un environnement de vie propre et sans poussière, utiliser des purificateurs d'air et couvrir la literie peut réduire l'exposition aux allergènes.

- Homéopathie : Natrum sulphuricum, à base de sulfate de sodium, est indiqué pour les symptômes de l'asthme qui s'aggravent par temps humide. Il peut aider à résoudre les difficultés respiratoires et les sifflements associés à l'asthme léger.

Réactions allergiques aux squames animales :

- Premiers soins : La prise en charge des réactions allergiques mineures aux phanères d'animaux consiste à réduire l'exposition à l'allergène. Limiter les contacts avec les animaux, utiliser des purificateurs d'air pour filtrer les phanères et se laver les mains et les vêtements après avoir été en contact avec des animaux peut contribuer à minimiser les symptômes. Nettoyer et passer l'aspirateur régulièrement dans les espaces de vie peut également réduire l'accumulation de squames.

- Homéopathie : Arsenicum album, préparé à partir de trioxyde d'arsenic, peut soulager les réactions allergiques légères aux squames animales. Il traite les symptômes tels que les éternuements, l'écoulement nasal et les démangeaisons cutanées.

Crampes dans les jambes (par exemple, crampes nocturnes) :

- Premiers soins : Pour prévenir et soulager les crampes légères dans les jambes, il faut étirer et masser doucement les muscles affectés. L'hydratation et une alimentation équilibrée et riche en électrolytes peuvent aider à prévenir les crampes musculaires. L'application de compresses chaudes ou la prise d'un bain chaud peuvent également apporter un soulagement.

- Homéopathie : Magnesia phosphorica, préparé à partir de phosphate de magnésium, est connu pour soulager les crampes et les spasmes musculaires. Elle peut aider à détendre les muscles et à soulager l'inconfort.

Indigestion due à des excès alimentaires :

- Premiers soins : Une légère indigestion due à des excès alimentaires peut être gérée en adoptant des habitudes alimentaires saines. Consommer de plus petites portions et éviter les aliments lourds, gras et épicés peut prévenir l'inconfort. Une courte promenade après les repas peut faciliter la digestion en favorisant un mouvement doux dans le tube digestif.

- Homéopathie : Nux vomica, dérivé des graines de l'arbre à strychnine, est indiqué en cas d'indigestion causée par la suralimentation et la consommation excessive d'aliments riches. Il peut aider à traiter des symptômes tels que les ballonnements, les flatulences et l'irritabilité.

Anxiété ou nervosité soudaine :

- Premiers soins : Pour faire face à une anxiété ou une nervosité soudaine, il faut pratiquer des techniques de relaxation pour calmer l'esprit. Les exercices de respiration profonde, la pleine conscience et les techniques d'ancrage peuvent aider à gérer les émotions accablantes. Demander le soutien d'un ami, d'un membre de la famille ou d'un professionnel de la santé mentale peut apporter réconfort et conseils.

- Homéopathie : Aconitum napellus, dérivé de l'aconit, est utilisé en cas d'anxiété soudaine, de peur et de panique. Il peut aider à traiter les épisodes aigus de nervosité et d'agitation.

Yeux secs :

- Premiers soins : Une légère sécheresse oculaire peut être soulagée en utilisant des larmes artificielles ou des gouttes oculaires lubrifiantes pour apporter de l'humidité. Faire des pauses pour éviter de passer trop de temps devant un écran et s'assurer d'une bonne hydratation peuvent également contribuer au confort des yeux.

- Homéopathie : L'euphraise, également connue sous le nom d'euphraise, est utilisée pour soulager les yeux secs et irrités. Elle peut aider à apaiser la gêne oculaire et favoriser la production de larmes.

Saignements de nez :

- Premiers soins : Les saignements de nez, également connus sous le nom d'épistaxis, peuvent être traités efficacement en suivant les étapes suivantes. Demandez à la personne de s'asseoir et de se pencher légèrement en avant pour éviter que le sang ne coule dans la gorge. Pincez doucement la partie molle du nez, juste en dessous de l'arête nasale, pendant 10 à 15 minutes. Cela permet d'exercer une pression sur le vaisseau qui saigne et favorise la coagulation. Il est important d'éviter de pencher la tête en arrière, car cela peut faire couler le sang dans la gorge et entraîner une déglutition ou un étouffement.

- Homéopathie : Ferrum phosphoricum, à base de phosphate de fer, est un remède qui peut être envisagé pour les saignements de nez dus à des blessures mineures. Il peut aider à contrôler le saignement et favoriser la cicatrisation des vaisseaux sanguins nasaux.

Brûlures causées par des objets chauds (par exemple, toucher une casserole chaude) :

- Premiers soins : Les brûlures légères causées par des objets chauds peuvent être traitées rapidement afin d'éviter d'autres blessures. Refroidissez immédiatement la zone touchée sous l'eau courante froide pendant plusieurs minutes. Cela permet d'abaisser la température de la peau et de minimiser les lésions tissulaires. Évitez d'utiliser de la glace ou de l'eau glacée, car le froid extrême peut causer des dommages supplémentaires. Après refroidissement, recouvrez la brûlure d'un bandage stérile non adhésif ou d'un tissu propre.

- Homéopathie : Cantharis, préparé à partir de la mouche espagnole, est utilisé pour les brûlures avec une douleur intense, des cloques et une sensation de brûlure. Il peut soulager l'inconfort associé aux brûlures mineures.

Indigestion :

- Premiers soins : L'indigestion, caractérisée par une gêne ou une douleur dans la partie supérieure de l'abdomen, peut souvent être gérée par des ajustements alimentaires et des changements de mode de vie. Évitez les aliments lourds, gras et épicés qui peuvent exacerber les symptômes. Optez pour des repas plus petits et plus fréquents et évitez de vous allonger immédiatement après avoir mangé. La consommation de thé au gingembre ou à la menthe poivrée peut faciliter la digestion et apaiser l'estomac.

- Homéopathie : Carbo vegetabilis, dérivé du charbon végétal, est indiqué en cas de ballonnements et de flatulences. Il peut soulager l'indigestion et l'inconfort causés par l'accumulation de gaz dans le tube digestif.

Léger épuisement dû à la chaleur :

- Premiers soins : L'épuisement par la chaleur peut se produire lorsque le corps perd trop d'eau et de sel en raison de la chaleur excessive et de la transpiration. Déplacez la personne dans un endroit plus frais, comme une pièce climatisée ou à l'ombre. Encouragez-la à boire de l'eau fraîche ou une boisson riche en électrolytes pour se réhydrater. Desserrez les vêtements serrés et utilisez des compresses froides pour abaisser la température du corps.

- Homéopathie : Gelsemium, dérivé du jasmin jaune, est utilisé en cas de faiblesse et de fatigue associées à l'épuisement par la chaleur. Il peut aider à soulager les symptômes et à favoriser le rétablissement.

Troubles gastro-intestinaux (par exemple, diarrhée du voyageur) :

- Premiers soins : La diarrhée du voyageur, souvent causée par la consommation d'eau ou d'aliments contaminés, peut entraîner des malaises et une déshydratation. Restez hydraté en buvant des solutions de réhydratation orale pour reconstituer les liquides et les électrolytes perdus. Évitez de consommer des aliments épicés, gras et crus jusqu'à ce que les symptômes disparaissent. Reposez-vous et donnez à votre corps le temps de récupérer.

- Homéopathie : Arsenicum album, préparé à partir de trioxyde d'arsenic, est indiqué en cas de diarrhée accompagnée de faiblesse, d'agitation et d'anxiété. Il peut aider à soulager les symptômes et à favoriser le rétablissement.

Choc émotionnel ou traumatisme :

- Premiers soins : Un choc émotionnel ou un traumatisme peut être pénible. Offrez-lui réconfort et soutien en l'écoutant attentivement et en lui offrant un espace sûr pour exprimer ses sentiments. Encouragez les exercices de respiration profonde pour aider à calmer le système nerveux. Si la détresse émotionnelle persiste, envisagez de demander l'aide d'un thérapeute ou d'un conseiller.

- Homéopathie : Ignatia, dérivé du haricot de Saint-Ignace, est utilisé en cas de détresse émotionnelle, de chagrin et de choc. Il peut aider à traiter les réactions émotionnelles aiguës et apporter un soulagement dans les moments difficiles.

L'aconit est également utile

Déshydratation :

- Premiers soins : La déshydratation survient lorsque le corps perd plus de liquides qu'il n'en absorbe. Buvez beaucoup de liquides, en particulier de l'eau ou des solutions de réhydratation orale, pour rétablir le niveau d'hydratation. Essayez de boire tout au long de la journée, même si vous n'avez pas soif. Évitez les boissons caféinées et alcoolisées, car elles peuvent contribuer à la déshydratation.

- Homéopathie : Veratrum album, préparé à partir de l'hellébore blanc, est indiqué en cas de diarrhée abondante et aqueuse entraînant une déshydratation. Il peut aider à traiter les symptômes de la perte de liquide et favoriser la réhydratation.

N'oubliez pas que si les premiers soins et les remèdes homéopathiques peuvent être utiles dans les situations mineures, il convient de consulter un médecin en cas de symptômes graves ou persistants. Les remèdes homéopathiques doivent être utilisés sous la supervision d'un praticien qualifié, en particulier si vous avez des problèmes de santé sous-jacents ou si vous prenez d'autres médicaments.

Épuisement par la chaleur

- Premiers soins : L'épuisement par la chaleur peut survenir lorsque le corps perd trop d'eau et de sel en raison de la chaleur excessive et de la transpiration. Déplacez la personne dans un endroit plus frais, comme une pièce climatisée ou à l'ombre. Encouragez-la à boire de l'eau fraîche ou une boisson riche en électrolytes pour se réhydrater. Desserrez les vêtements serrés et utilisez des compresses froides pour abaisser la température du corps.

- Homéopathie : Gelsemium, dérivé du jasmin jaune, est utilisé en cas de faiblesse et de fatigue associées à l'épuisement par la chaleur. Il peut aider à soulager les symptômes et à favoriser le rétablissement.

Troubles gastro-intestinaux (par exemple, diarrhée du voyageur) :

- Premiers soins : La diarrhée du voyageur, souvent causée par la consommation d'eau ou d'aliments contaminés, peut entraîner un malaise et une déshydratation. Restez hydraté en buvant des solutions de réhydratation orale pour reconstituer les liquides et les électrolytes perdus. Évitez de consommer des aliments épicés, gras et crus jusqu'à ce que les symptômes disparaissent. Reposez-vous et donnez à votre corps le temps de récupérer.

- Homéopathie : Arsenicum album, préparé à partir de trioxyde d'arsenic, est indiqué en cas de diarrhée accompagnée de faiblesse, d'agitation et d'anxiété. Il peut aider à soulager les symptômes et à favoriser le rétablissement.

Fasciite plantaire (douleur au talon) :

- Premiers soins : Reposez le pied, appliquez des poches de glace et portez des chaussures de soutien avec des semelles intérieures rembourrées pour soulager l'inconfort. Il est essentiel d'éviter les activités qui aggravent la douleur et de permettre au fascia plantaire enflammé de guérir correctement.

- Homéopathie : Rhus toxicodendron est un remède connu pour soulager les douleurs au talon liées à la fasciite plantaire. Il peut aider à réduire l'inflammation et à soulager la sensation de brûlure qui accompagne souvent cette affection.

Tendinite du poignet (due à des mouvements répétitifs, par exemple) :

- Premiers soins : Traiter la tendinite du poignet en accordant un repos suffisant au poignet affecté, en appliquant des packs de glace pour réduire l'inflammation et en envisageant des attelles de poignet pour un soutien supplémentaire pendant les activités quotidiennes. Il est essentiel d'éviter les mouvements répétitifs qui exacerbent la douleur pour une guérison rapide.

- Homéopathie : Ruta graveolens est un remède qui peut être bénéfique pour traiter la tendinite du poignet et les microtraumatismes répétés. Il aide à soulager la douleur, la raideur et la gêne dans la région du poignet.

Indigestion acide due au stress (dyspepsie nerveuse) :

- Premiers soins : L'indigestion acide due au stress peut être traitée en évitant les aliments et les boissons acides. Optez pour de l'eau ou du lait pour calmer l'inconfort. Les antiacides en vente libre peuvent apporter un soulagement. La gestion du stress par des techniques de relaxation est essentielle pour prévenir la réapparition des symptômes.

- Homéopathie : Arsenicum album est un remède qui traite l'indigestion acide déclenchée par le stress. Il aide à soulager les symptômes tels que les sensations de brûlure et l'inconfort, en particulier lorsque le stress joue un rôle important.

Diarrhée du ventre du voyageur :

- Premiers soins : Une diarrhée légère due à un voyage peut être traitée en restant hydraté et en utilisant des solutions de réhydratation orale pour remplacer les électrolytes perdus.

et en utilisant des solutions de réhydratation orale pour remplacer les électrolytes perdus. Il est important de consommer des aliments faciles à digérer, comme le riz, les bananes et les toasts, et d'éviter les produits laitiers, la caféine et l'alcool jusqu'à la guérison.

- Homéopathie : Podophyllum est souvent recommandé en cas de diarrhée abondante et jaillissante, qui peut s'accompagner de crampes et d'inconfort abdominaux. Il peut être envisagé lorsque les symptômes correspondent à ce profil spécifique.

Mal des transports :

- Premiers soins : Le mal des transports peut être traité en se concentrant sur l'horizon ou en fermant les yeux pour réduire le conflit sensoriel qui provoque la nausée. L'air frais peut également soulager les symptômes, il est donc utile de sortir si possible ou d'utiliser l'air conditionné dans un véhicule. Les médicaments en vente libre contre le mal des transports peuvent être utiles pour prévenir et traiter les symptômes.

- Homéopathie : Cocculus indicus est couramment utilisé pour soulager le mal des transports, en particulier en cas de vertiges et de nausées accompagnés d'une incapacité à supporter la vue ou l'odeur des aliments.

Ecchymoses :

- Premiers soins : Pour traiter les ecchymoses mineures, appliquez immédiatement une compresse froide pour réduire l'enflure et engourdir la douleur. Surélevez la zone touchée si possible pour réduire le flux sanguin, ce qui peut aider à réduire la taille de l'ecchymose.

- Homéopathie : Arnica montana est un remède populaire pour les ecchymoses. On pense qu'il aide à réduire le gonflement et à diminuer la douleur, accélérant ainsi le processus de guérison.

Coup de soleil :

- Premiers soins : En cas de coup de soleil léger, il est important de refroidir la peau en appliquant des compresses froides ou en prenant un bain frais. Les lotions hydratantes contenant de l'aloe vera peuvent apaiser la peau affectée. Hydratez-vous et évitez de vous exposer au soleil pendant que la brûlure guérit.

- Homéopathie : Belladonna est souvent recommandé pour les coups de soleil lorsque la peau est chaude, rouge et brûlante.

Toux sèche :

- Premiers soins : Calmez une toux sèche légère en restant hydraté pour garder la gorge humide. Un humidificateur peut apporter un soulagement en ajoutant de l'humidité à l'air. Les liquides chauds et les pastilles peuvent également soulager la gêne et réduire les épisodes de toux.

- Homéopathie : Drosera est un remède qui soulage les toux sèches et spasmodiques. Il s'attaque à l'irritation de la gorge qui déclenche les quintes de toux.

Muguet buccal (champignon buccal) :

- Premiers soins : Une bonne hygiène bucco-dentaire est essentielle pour traiter le muguet buccal léger. Utilisez des bains de bouche antifongiques comme indiqué et évitez les aliments sucrés qui peuvent aggraver la situation. Il est essentiel de maintenir la bouche propre et d'empêcher la prolifération du champignon.

- Homéopathie : le borax est un remède qui aide à lutter contre le muguet en cas de gencives douloureuses et sensibles. Il peut aider à soulager l'inconfort et favoriser la guérison des zones affectées.

Vertiges dus à des problèmes d'oreille interne :

- Premiers soins : Pour traiter les vertiges légers dus à des problèmes d'oreille interne, il faut s'asseoir ou s'allonger pour éviter les chutes, éviter les mouvements brusques de la tête qui aggravent les vertiges et faire des exercices vestibulaires pour améliorer l'équilibre.

- Homéopathie : Conium maculatum est un remède connu pour traiter les vertiges dus à des problèmes d'oreille interne. Il soutient les efforts de l'organisme pour rétablir l'équilibre et atténuer la sensation de tournoiement.

Agitation due au stress ou à l'anxiété :

- Premiers soins : Pour faire face à l'agitation causée par le stress ou l'anxiété, il faut pratiquer la respiration profonde, s'adonner à des activités calmantes comme la méditation et rechercher le soutien d'amis ou de membres de la famille. Les techniques de gestion du stress peuvent réduire de manière significative les sentiments d'agitation.

- Homéopathie : Coffea cruda est un remède qui aide à lutter contre l'agitation et l'insomnie dues à l'agitation mentale. Il peut aider à calmer l'esprit et à favoriser la relaxation.

Impingement de l'épaule (tendinite de la coiffe des rotateurs) :

- Premiers soins : Soulagez les douleurs légères liées au conflit de l'épaule en reposant l'épaule affectée, en appliquant des packs de glace pour réduire l'inflammation et en effectuant des étirements doux de l'épaule pour maintenir la flexibilité. Il est essentiel d'éviter les activités qui sollicitent l'épaule pour favoriser la guérison.

- Homéopathie : Rhus Toxicodendron est un remède qui peut être bénéfique en cas de douleur au niveau de l'épaule. Il aide à réduire la douleur, l'inflammation et la raideur associées à cette affection.

Céphalée de tension :

- Premiers soins : Pour soulager les céphalées de tension légères, il faut pratiquer des techniques de relaxation, comme la respiration profonde ou la méditation. L'application d'une compresse chaude sur le front et le repos dans une pièce calme et faiblement éclairée peuvent apporter un soulagement.

- Homéopathie : Gelsemium est un remède contre les céphalées de tension causées par le stress et la fatigue. Il aide à soulager la sensation de lourdeur et d'ennui souvent associée à ces maux de tête.

Infection des voies urinaires (IVU) :

- Premiers soins : La prise en charge d'une infection urinaire légère consiste à rester hydraté avec de l'eau, à éviter la caféine et l'alcool qui peuvent irriter la vessie, et à utiliser des analgésiques en vente libre pour soulager l'inconfort. Il est essentiel de consulter un médecin si les symptômes persistent.

- Homéopathie : Cantharis est un remède qui peut aider à soulager les symptômes de l'infection urinaire, y compris la sensation de brûlure pendant la miction et les envies fréquentes d'uriner.

Inconfort de l'articulation temporo-mandibulaire (ATM) :

- Premiers soins : Pour remédier à une gêne mineure de l'articulation temporo-mandibulaire, il faut éviter de mâcher des aliments durs qui sollicitent la mâchoire, appliquer des compresses chaudes pour détendre les muscles de la mâchoire et pratiquer des exercices doux pour améliorer la flexibilité de la mâchoire et soulager la tension.

- Homéopathie : Hypericum est un remède qui peut aider à soulager l'irritation et la douleur des gencives. Il favorise la cicatrisation et soulage l'inconfort causé par les appareils orthodontiques.

Aphtes (ulcères aphteux) :

- Premiers soins : Pour soigner les aphtes mineurs, il faut éviter les aliments acides et épicés qui peuvent irriter les plaies. Les gels oraux en vente libre peuvent apporter un soulagement, et le maintien d'une bonne hygiène buccale aide à prévenir les infections et à favoriser la guérison.

- Homéopathie : le borax est un remède contre les aphtes et les ulcères douloureux. Il aide à réduire la douleur et à favoriser le processus de guérison.

Agitation due à une irritation de la peau (par exemple, en cas d'éruption cutanée ou de piqûre d'insecte) :

- Premiers soins : Calmez l'agitation causée par les irritations cutanées avec une lotion à la calamine. Évitez de vous gratter pour ne pas aggraver l'irritation. Garder la zone affectée propre et sèche favorise la guérison.

- Homéopathie : Apis mellifica est un remède qui aide à soulager l'agitation et les démangeaisons causées par les irritations cutanées, à soulager l'inconfort et à favoriser la guérison.

Ronflement (peu fréquent et non obstructif) :

- Premiers soins : Pour traiter les ronflements mineurs, dormir sur le côté peut aider à prévenir l'affaissement des voies respiratoires qui contribue au ronflement. Les bandelettes nasales peuvent aider à améliorer le flux d'air nasal, et éviter l'alcool avant le coucher peut réduire la relaxation musculaire qui exacerbe le ronflement.

- Homéopathie : Nux vomica est un remède qui peut aider à lutter contre le ronflement causé par un excès de consommation. Il aide l'organisme à maintenir des habitudes de sommeil saines et à réduire les épisodes de ronflement.

Agitation due aux poussées dentaires (chez les tout-petits) :

- Premiers soins : Pour réconforter un enfant agité pendant les poussées dentaires, il faut lui donner des jouets de dentition ou un gant de toilette froid à mâcher. Des mesures apaisantes telles que des câlins et des aliments frais et non solides peuvent soulager l'inconfort.

- Homéopathie : Chamomilla est un remède qui peut être utilisé en cas d'agitation et d'irritabilité pendant les poussées dentaires. Il favorise le confort de l'enfant et aide à soulager les symptômes associés aux poussées dentaires.

Le conflit de l'épaule (tendinite de la coiffe des rotateurs)

- Premiers soins : Pour gérer la douleur liée au conflit de l'épaule, le repos est essentiel pour permettre aux tissus blessés de guérir. L'application d'une poche de glace dans les premiers temps peut aider à réduire l'inflammation. Des étirements doux de l'épaule peuvent améliorer la souplesse et favoriser la guérison.

- Homéopathie : la bryone est un remède qui peut aider à soulager les raideurs et les douleurs liées à l'arthrite. Il aide à soulager l'inconfort et aide l'organisme à traiter l'inflammation associée aux problèmes articulaires.

Douleurs musculaires après l'exercice

- Premiers soins : Après une douleur musculaire provoquée par l'exercice, des exercices d'étirement doux peuvent favoriser la circulation sanguine et soulager la raideur. L'application d'une compresse chaude peut également aider à détendre les muscles et à réduire l'inconfort.

- Homéopathie : Ruta graveolens est un remède qui aide à soulager les courbatures et les raideurs musculaires après l'exercice. Il soutient le processus naturel de guérison du corps et aide à soulager l'inconfort post-entraînement et l'arnica.

Raideur de la nuque ou entorse cervicale :

- Premiers soins : En cas de torticolis mineur, l'application d'une compresse chaude peut aider à détendre les muscles tendus. Des étirements doux du cou et le fait d'éviter de forcer sur le cou pendant les activités peuvent favoriser la guérison.

- Homéopathie : Ruta graveolens est un remède qui aide à soulager les raideurs et les douleurs cervicales. Il traite l'inconfort causé par la tension musculaire et favorise la flexibilité du cou.

Mal des transports en voiture :

- Premiers soins : Pour gérer le mal des transports en voiture, s'asseoir sur le siège avant et se concentrer sur l'horizon peut réduire les sensations de nausée. Éviter les activités qui exacerbent les symptômes, comme la lecture ou l'utilisation d'appareils électroniques, peut aider à prévenir les malaises.

- Homéopathie : Cocculus indicus est un remède qui peut aider à lutter contre le mal des transports et les vertiges. Il aide l'organisme à surmonter la sensation de nausée liée au mouvement.

Si vous souhaitez obtenir de plus amples informations, voire une certification ou une formation aux méthodes de premiers secours, les organisations suivantes peuvent vous être utiles.

La Croix-Rouge américaine : Organisation humanitaire qui fournit une assistance d'urgence, des secours en cas de catastrophe et une formation. Elle propose des cours de formation aux premiers secours, à la réanimation cardio-pulmonaire et au DEA.

American Heart Association : Organisation à but non lucratif qui promeut la santé cardiovasculaire et propose des formations à la réanimation cardio-pulmonaire, aux premiers secours et à l'assistance cardiaque avancée.

YMCA : Une organisation communautaire qui offre une variété de programmes, y compris la formation aux premiers secours et à la RCP, des cours de natation et de sécurité aquatique, et des programmes de santé et de remise en forme.

National Safety Council (Conseil national de sécurité) : Organisation à but non lucratif qui promeut la sécurité et la prévention des blessures sur les lieux de travail, dans les foyers et dans les communautés. Elle propose divers programmes de formation à la sécurité, notamment aux premiers secours et à la réanimation cardio-pulmonaire.

Ambulance Saint-Jean : Organisation dirigée par des bénévoles qui propose des formations aux premiers secours, des cours sur la santé et la sécurité et des services médicaux lors d'événements afin d'améliorer la santé et la sécurité publiques.

Mouvement international de la Croix-Rouge et du Croissant-Rouge : Réseau humanitaire mondial qui offre une aide en cas d'urgence, de catastrophe et de conflit. Il propose des formations aux premiers secours et des services d'intervention en cas de catastrophe.

Wilderness Medical Associates : Entreprise spécialisée dans l'enseignement de la médecine en milieu naturel, qui propose des cours de premiers secours en milieu naturel, des cours de réanimation et une formation d'ambulancier en milieu naturel.

National CPR Association : Une ressource en ligne pour la certification et les cours de formation en RCP et en premiers secours, offrant des options flexibles aux personnes souhaitant acquérir les compétences nécessaires pour sauver des vies.

Emergency Care & Safety Institute : Une organisation qui propose des programmes de formation aux premiers secours, à la réanimation cardio-pulmonaire et à la sécurité sur les lieux de travail, dans les écoles et au sein de la communauté.

American Safety & Health Institute : Il propose des programmes de formation en premiers secours, RCP, DEA et divers autres sujets liés à la santé et à la sécurité, destinés aux particuliers et aux organisations.

Medic First Aid : Propose une gamme de cours de formation en RCP et en premiers secours, axés sur l'acquisition de compétences et de connaissances pratiques pour les situations d'urgence.

National Association for Search and Rescue (NASAR) : Offre des formations et des ressources pour les professionnels et les bénévoles de la recherche et du sauvetage, y compris des cours de premiers secours en milieu sauvage.

National Association of Emergency Medical Technicians (NAEMT) (Association nationale des techniciens médicaux d'urgence) : Représente les techniciens médicaux d'urgence et propose des programmes de formation et d'éducation pour améliorer les soins préhospitaliers.

American Academy of Orthopaedic Surgeons (AAOS) (Académie américaine des chirurgiens orthopédiques) : Fournit des ressources et des cours sur les traumatismes orthopédiques et les soins d'urgence pour les professionnels de la santé.

Wilderness Medicine Institute : Offre des cours de médecine de la nature pour les amateurs de plein air, les professionnels de la santé et les équipes de secours.

National CPR Foundation : Propose des cours en ligne de certification en RCP et en premiers secours qui peuvent être suivis au rythme de l'apprenant.

Remote Medical International : Fournit des formations et des services médicaux pour les environnements éloignés et austères, y compris des cours de premiers secours en milieu sauvage et des formations médicales à distance.

National Association of Professional First Aiders (Association nationale des secouristes professionnels) : Se concentre sur la promotion des normes professionnelles en matière de premiers secours et de soins d'urgence par le biais de l'éducation et de la formation.

Life Support Training Institute : Propose des cours de formation ACLS, BLS, PALS et d'autres cours de réanimation pour les prestataires de soins de santé.

Emergency Care & Safety Institute (ECSI) : Fournit des programmes complets de formation aux soins d'urgence pour les particuliers et les organisations.

Croix-Rouge canadienne : Offre des formations en premiers secours et en RCP, des interventions en cas de catastrophe et de l'aide humanitaire au Canada.

Croix-Rouge australienne : Propose des secours en cas de catastrophe, des dons de sang et des services communautaires en Australie, y compris des formations aux premiers secours et à la réanimation cardio-pulmonaire.

Croix-Rouge britannique : Fournit des formations aux premiers secours, des soins de santé et des services humanitaires au Royaume-Uni.

Croix-Rouge irlandaise : Propose des formations aux premiers secours, à la santé et à la sécurité, ainsi que des services humanitaires en Irlande.

Croix-Rouge néo-zélandaise : Propose des formations aux premiers secours, des interventions en cas de catastrophe et des services communautaires en Nouvelle-Zélande.

Société canadienne de sauvetage : Se concentre sur l'éducation et la formation à la sécurité aquatique, y compris les premiers secours, la surveillance aquatique et le sauvetage aquatique.

Royal Life Saving Society (Royaume-Uni) : Promeut la sécurité aquatique et propose des formations en sauvetage, en premiers secours et en sauvetage aquatique au Royaume-Uni.

Ces organisations jouent un rôle essentiel dans l'éducation des individus et des communautés en matière de premiers secours, de sécurité et d'intervention d'urgence, contribuant ainsi à rendre les sociétés plus sûres et plus saines.

Conclusion du chapitre sur les premiers secours homéopathiques :

.

Ce chapitre a présenté un éventail captivant de situations de premiers secours où la médecine homéopathique fait preuve d'une efficacité remarquable. Les scénarios explorés ici ne donnent qu'un aperçu du vaste potentiel de l'homéopathie. Des blessures mineures aux malaises et de l'agitation aux conditions spécifiques, chaque remède homéopathique apporte une résonance unique avec les mécanismes de guérison inhérents à l'organisme.

Cependant, il est important de souligner que le champ d'application de la médecine homéopathique s'étend bien au-delà des limites de ce chapitre. Les applications potentielles sont aussi diverses que l'expérience humaine elle-même. L'exploration de l'homéopathie ne s'arrête pas là ; il s'agit d'une invitation ouverte à s'embarquer pour un voyage de compréhension et de découverte plus approfondies.

L'intégration de l'homéopathie dans les pratiques de soins de santé conventionnelles s'est avérée prometteuse en tant qu'approche complémentaire. Sa nature holistique permet de traiter les symptômes et de s'attaquer aux déséquilibres sous-jacents qui contribuent à nos maux. En adoptant les remèdes homéopathiques, nous puisons dans la sagesse curative de la nature qui est appréciée depuis des siècles.

La capacité de l'homéopathie à travailler en harmonie avec les processus de guérison de l'organisme témoigne de son efficacité. Elle complète et élargit le champ des solutions de premiers soins mineurs, en présentant une option naturelle qui respecte l'intelligence innée du corps. Ceci est particulièrement important dans le monde d'aujourd'hui, où de nombreuses personnes cherchent des alternatives aux médicaments synthétiques et souhaitent minimiser leur exposition à des produits chimiques inutiles.

Je vous encourage à considérer ce chapitre comme un point de départ, une introduction à une approche holistique du bien-être. Les remèdes mentionnés ici sont comme des clés qui peuvent déverrouiller le potentiel de guérison de l'organisme, offrant un soutien doux mais puissant au moment où l'on en a le plus besoin.

Avec un cœur ouvert et un esprit curieux, vous pouvez explorer davantage et élargir votre connaissance de la médecine homéopathique. En prenant soin de vous et en bénéficiant des conseils de praticiens qualifiés, vous pouvez entreprendre un voyage transformateur vers une santé et une vitalité plus excellentes. En intégrant ces remèdes dans votre vie quotidienne, vous invitez le pouvoir de la nature à se joindre aux capacités de guérison de votre corps.

Vous n'êtes pas seul dans ce voyage. L'homéopathie a une histoire riche, une communauté mondiale de praticiens et une abondante littérature pour vous guider. En vous engageant dans cette voie holistique, puissiez-vous trouver les moyens de prendre en charge votre santé et votre bien-être ? N'oubliez pas que la médecine homéopathique n'est pas seulement un remède ; c'est une philosophie qui respecte l'interaction complexe du corps, de l'âme et de l'esprit.

Alors, armé des connaissances acquises dans ce chapitre, allez de l'avant en toute confiance. Que l'homéopathie devienne une source de réconfort, un ami qui se tient à vos côtés dans les moments difficiles. Qu'elle vous encourage à explorer le potentiel d'une approche plus naturelle et holistique de la santé, en résonance avec la sagesse des âges et le rythme de la nature. En intégrant l'homéopathie dans votre vie, puissiez-vous trouver l'équilibre, l'harmonie et un regain de vitalité.

Chapitre 5 : L'utilisation de l'astrologie dans la prise en charge des cas

Ce chapitre traite de l'approche intrigante de l'utilisation de l'astrologie dans le cadre du processus de prise de cas en médecine homéopathique. Il explique comment l'astrologie aide les praticiens à comprendre les traits de caractère, les tendances et les susceptibilités des patients. En combinant les principes homéopathiques et l'analyse astrologique, les praticiens peuvent mieux comprendre les constitutions uniques de leurs patients.

La fusion contemporaine des principes astrologiques traditionnels et de la psychologie humaniste constitue une approche novatrice axée sur le développement intérieur, la conscience de soi et l'épanouissement personnel de l'individu. Cette méthode moderne s'éloigne de la prédiction d'événements spécifiques et se concentre plutôt sur la compréhension de la psyché d'un individu afin de catalyser son voyage d'expansion.

Le rôle du thème astral en tant que schéma directeur

Au cœur de cette approche se trouve la croyance selon laquelle le thème astral sert de plan symbolique, décrivant le potentiel, les inclinaisons psychologiques et les expériences de vie d'un individu. Au lieu d'un destin prédéterminé, cette philosophie suggère que les individus ont le pouvoir de façonner leur vie par la connaissance de soi et des choix conscients.

Les praticiens de cette approche se penchent sur les dynamiques psychologiques reflétées par les positions planétaires, les aspects et d'autres facteurs astrologiques dans le thème de naissance. Considéré comme un canevas, le thème natal dépeint des énergies archétypales et des modèles symboliques qui offrent un aperçu des motivations, des forces, des défis et des opportunités de croissance d'un individu.

Une facette intrigante de cette méthode réside dans l'intégration des idées de la psychologie humaniste. Les principes de la psychologie humaniste, tels que le développement personnel et l'importance de l'expérience subjective de l'individu, enrichissent l'interprétation des éléments astrologiques. Cette intégration permet d'approfondir la compréhension du parcours d'un individu.

Cette méthode met l'accent sur l'autonomisation et la responsabilité personnelle. Elle encourage les individus à s'engager activement dans les perspectives fournies par leur thème natal, en les utilisant comme des outils d'auto-réflexion, de découverte de soi et d'autonomisation personnelle. En reconnaissant les potentiels et les défis indiqués dans le thème natal, les individus peuvent faire des choix éclairés qui résonnent avec leur moi authentique.

Perspectives archétypales et influences de Carl Jung

S'inspirant des concepts de Carl Jung, tels que les archétypes et l'inconscient collectif, cette approche interprète les symboles du thème de naissance comme des représentations de thèmes et de modèles universels. Cette perspective jungienne permet aux praticiens et aux individus d'explorer les couches profondes de la psyché humaine et de se connecter aux expériences humaines partagées que ces archétypes représentent.

Les praticiens s'engagent souvent dans le dialogue et le conseil avec leurs clients. Ce processus interactif consiste à guider les individus dans la compréhension des informations fournies par leur carte du ciel. Les astrologues aident les individus à identifier leurs forces, leurs défis et leurs chemins de vie potentiels, favorisant ainsi une meilleure connaissance de soi et une prise de décision éclairée.

Le but ultime de cette approche est de favoriser la connaissance de soi et le développement personnel. En explorant le symbolisme du thème natal, les individus découvrent leurs motivations, leurs désirs et leurs défis potentiels. Cette connaissance de soi leur permet de faire des choix conscients, de surmonter les obstacles et d'évoluer en tant qu'individus.

L'un des aspects distinctifs de cette approche est l'accent mis sur la capacité de l'individu à transcender et à transformer les énergies indiquées dans son thème astral. Au lieu d'être confinés par les influences astrologiques, les individus sont encouragés à s'engager activement et à façonner leur vie en fonction de leurs aspirations, en dépassant leurs limites et en réalisant leur potentiel.

En résumé, cette fusion innovante de l'astrologie et de la psychologie humaniste fournit une lentille à travers laquelle les individus peuvent plonger en eux-mêmes, faire des choix éclairés et s'embarquer dans des voyages de croissance personnelle, en comblant le fossé entre les énergies cosmiques et l'expérience humaine.

Introduction : Explorer l'harmonie de la guérison céleste et énergétique dans la pratique homéopathique.

Dans la vaste étendue de la médecine, où la science rencontre la mystique de la métaphysique, une interaction captivante se déploie entre deux domaines apparemment différents : l'astrologie et l'homéopathie. Dans ce chapitre, nous mettons en lumière les fils complexes qui tissent ces disciplines ensemble. Grâce à cette exploration, une riche tapisserie de guérison émerge, transcendant les frontières conventionnelles de la santé et du bien-être.

Au cœur de notre exploration se trouve une croyance profonde : les positions des corps célestes à la naissance ont une influence sur la constitution et le parcours de vie d'un individu. L'astrologie, un art millénaire, suggère que ces configurations cosmiques impriment un schéma unique à chaque individu, influençant non seulement son caractère et son destin, mais aussi ses prédispositions en matière de santé.

Parallèlement à la symphonie cosmique de l'astrologie, on trouve l'homéopathie, un art de guérir qui fonctionne selon le principe "qui se ressemble s'assemble". Cette philosophie postule qu'une substance évoquant des symptômes chez une personne en bonne santé peut, lorsqu'elle est potentialisée, soulager des symptômes similaires chez une personne malade. Les remèdes homéopathiques, grâce à une dilution et une succession méticuleuses, capturent l'essence vibratoire des substances naturelles pour activer la guérison innée du corps.

Ce qui lie l'astrologie et l'homéopathie, c'est la croyance que les énergies cosmiques, qu'elles proviennent de corps célestes ou de remèdes potentialisés, influencent l'expérience humaine. Les positions stellaires reflètent les énergies universelles qui résonnent dans le microcosme du corps, de l'âme et de l'esprit d'un individu. L'interaction entre ces forces cosmiques et la sagesse du corps constitue le fondement de cette convergence.

Classification de l'astrologie en catégories élémentaires

- Le feu, la terre, l'air et l'eau - reflète la compréhension de l'homéopathie des constitutions. Chaque type fondamental correspond à des traits de personnalité distincts, à des tendances physiques et à des déséquilibres de santé potentiels. Les personnes de type Feu irradient la chaleur mais peuvent lutter contre l'inflammation ; les personnes de type Terre peuvent être confrontées à une digestion lente.

Ce parallèle souligne la danse complexe des influences célestes et constitutionnelles.

Lorsque les planètes traversent les cieux, leurs transits tissent des schémas que les astrologues interprètent pour comprendre les événements de la vie. De même, ces mouvements cosmiques peuvent déclencher des épisodes de santé, en particulier chez les personnes prédisposées à certaines affections. Un transit de Saturne difficile peut être annonciateur de stress et de problèmes osseux. En intégrant ces informations aux remèdes homéopathiques, une approche globale de la santé prend forme.

Cependant, ces connaissances profondes soulèvent des considérations éthiques. Bien que l'astrologie fournisse des conseils inestimables, il est essentiel d'aborder les prédictions en matière de santé de manière réfléchie. Une perspective holistique harmonise les connaissances astrologiques avec l'évaluation homéopathique traditionnelle, mettant en lumière l'importance des soins intégratifs et équilibrés.

L'union enchanteresse de l'astrologie et de l'homéopathie donne naissance à une symphonie harmonieuse où les mouvements célestes et les remèdes potentialisés convergent pour créer un tableau holistique de la guérison. Rejoignez-nous pour plonger dans les profondeurs de cette danse entrelacée, où les énergies cosmiques embrassent le bien-être individuel, illuminant les voies de la transformation et de l'équilibre.

La domination planétaire et les remèdes de guérison : Une symphonie céleste

Dans l'interaction complexe des énergies célestes et des pratiques de guérison, une correspondance fascinante émerge entre les planètes et des remèdes spécifiques dans le domaine de l'homéopathie. Cet alignement, enraciné dans le symbolisme archétypal et les qualités partagées, dévoile un lien profond entre le cosmique et l'humain.

L'astrologie attribue des planètes spécifiques aux différents signes du zodiaque, dotant chaque monde d'un ensemble unique de qualités archétypales. L'homéopathie, dans son exploration de l'essence vibratoire des substances, classe de la même manière les remèdes en fonction des qualités archétypales qu'ils renferment. Cette résonance archétypale commune jette un pont entre le monde céleste et le monde de la guérison, où les énergies symboliques s'entremêlent pour influencer le bien-être.

En astrologie, les planètes dominent des systèmes corporels spécifiques et des tendances en matière de santé. Cet alignement s'étend au monde de l'homéopathie, où les remèdes attribués à certaines planètes sont censés entrer en résonance avec les systèmes physiques correspondants. Par exemple, Mercure, associé à la communication, peut trouver un écho dans les thérapies utilisées pour traiter les problèmes liés à la gorge. Cette correspondance fait écho à l'ancienne croyance selon laquelle notre corps est le reflet microcosmique des schémas macrocosmiques de l'univers.

Les planètes et leurs influences sur le corps humain

Mars et l'inflammation : La force de guérison ardente

Mars, la planète de feu, est liée à des qualités d'action, d'énergie et parfois d'agressivité. En homéopathie, la nature émotionnelle de Mars est en résonance avec les conditions impliquant l'inflammation et la chaleur, telles que la fièvre ou les infections. Les remèdes attribués à Mars sont souvent utilisés pour contrer ces tendances inflammatoires, cherchant à rétablir l'équilibre dans le corps. Ce lien souligne la croyance profondément enracinée dans la résonance entre les forces élémentaires et les déséquilibres corporels.

Vénus et l'harmonie : Adopter l'équilibre

Vénus, associée à la beauté, à l'amour et à l'esthétique, trouve son reflet dans les remèdes homéopathiques destinés à harmoniser le corps. Les traitements vénusiens peuvent être choisis pour traiter des affections liées à la santé de la peau, aux déséquilibres hormonaux ou au bien-être émotionnel. Les qualités d'équilibre et d'harmonie attribuées à Vénus s'alignent sur l'intention de ces remèdes, favorisant une approche holistique du bien-être qui englobe les domaines physique et émotionnel.

Saturne et structure : Le fondement de la santé

Le rôle de Saturne en tant que maître d'œuvre du zodiaque correspond à son association avec la structure et la discipline. En homéopathie, les remèdes liés à Saturne sont souvent utilisés pour traiter les problèmes liés aux os, aux articulations et à l'intégrité structurelle. L'archétype de Saturne reflète le besoin de maintenir l'intégrité et la stabilité, ce qui correspond à l'intention curative de ces remèdes. L'interaction entre le symbolisme cosmique et le bien-être physique souligne la croyance selon laquelle la santé est intimement liée à l'alignement harmonieux des énergies.

Soleil et vitalité : Illuminer le chemin de la guérison

Le soleil, symbole de la vitalité, de la conscience et de la force vitale, correspond à des remèdes qui restaurent l'énergie et la vitalité. Ces remèdes peuvent concerner la fatigue, le manque d'esprit ou la déconnexion. L'archétype de l'illumination et de la vie que représente le soleil reflète l'objectif de guérison de ces remèdes, nous rappelant que la guérison n'implique pas seulement le corps mais aussi la revitalisation de l'esprit.

La Lune et le bien-être émotionnel : Nourrir l'âme

L'association de la Lune avec les émotions et le subconscient se reflète dans les remèdes homéopathiques axés sur le bien-être émotionnel. Les traitements liés à la Lune peuvent traiter les déséquilibres de l'humeur, la sensibilité émotionnelle ou les troubles du sommeil. L'archétype de la réflexion et de la réceptivité de la Lune est en résonance avec la guérison émotionnelle que ces remèdes visent à apporter. Ce lien réaffirme que les émotions et la psyché font partie intégrante de la santé globale.

Mercure et la communication : Un chemin vers la clarté

Le domaine de la communication, de l'intellect et de la polyvalence de Mercure trouve son parallèle dans les remèdes homéopathiques utilisés pour traiter les affections impliquant le système nerveux, la cognition ou les problèmes de communication. Les remèdes attribués à Mercure peuvent être choisis pour favoriser la clarté mentale, les fonctions cognitives et une communication efficace. Cet alignement renforce l'interconnexion du bien-être cognitif avec la danse céleste.

Jupiter et expansion : Nourrir la croissance

Les qualités expansives et bienveillantes de Jupiter s'alignent sur les remèdes visant à soutenir la croissance et le bien-être général. Les thérapies attribuées à Jupiter peuvent être utilisées pour traiter les problèmes liés à la digestion, au métabolisme et à la vitalité générale. L'archétype de la croissance et de l'abondance de Jupiter est en résonance avec l'intention curative de ces remèdes, encourageant une approche holistique qui nourrit le développement physique et spirituel.

Uranus, Neptune et Pluton : des forces de transformation

L'astrologie moderne intègre les planètes extérieures - Uranus, Neptune et Pluton - qui sont toutes associées à des énergies de transformation. De même, en homéopathie, les remèdes attribués à ces planètes peuvent être sélectionnés pour des changements de guérison profonds ou des conditions qui nécessitent un niveau de transformation plus profond. Ces énergies planétaires reflètent le potentiel de changement radical et d'évolution dans le parcours de guérison.

Symbiose des symboles : L'harmonie cosmique dans la guérison

L'alignement entre le symbolisme planétaire de l'astrologie et les qualités archétypales des remèdes homéopathiques présente une tapisserie complexe où les énergies cosmiques et les substances curatives s'entrelacent. Cette relation symbiotique souligne l'ancienne croyance selon laquelle la sagesse de l'univers est imprimée dans le microcosme du corps humain. En nous plongeant dans cette interaction entre les planètes et les remèdes potentialisés, nous découvrons une couche de résonance qui jette un pont entre le céleste et l'humain, nous invitant à considérer le lien profond entre les énergies cosmiques et l'art de la guérison.

Au cœur de la danse complexe entre l'astrologie et l'homéopathie se trouve une interaction captivante, où le symbolisme des corps célestes entre en résonance avec les qualités archétypales des remèdes homéopathiques. Cette relation symbiotique dévoile une compréhension profonde qui jette un pont entre les domaines cosmique et thérapeutique, nous invitant à explorer les fils complexes qui tissent l'univers et la santé humaine en une tapisserie harmonieuse.

L'astrologie attribue des qualités et des attributs spécifiques aux planètes, aux signes et aux maisons. Ces archétypes cosmiques vont au-delà de l'interprétation céleste et trouvent leur contrepartie dans la materia medica homéopathique. Les qualités archétypales des remèdes, tout comme les associations symboliques des corps célestes, sont censées entrer en résonance avec les multiples facettes de l'expérience humaine - physique, émotionnelle et spirituelle.

L'interaction dynamique entre les archétypes astrologiques et les remèdes homéopathiques fournit un cadre nuancé pour comprendre la santé et le bien-être. La représentation de la vitalité et de la conscience par le Soleil, par exemple, s'aligne sur les traitements qui cherchent à restaurer l'énergie et la vitalité dans le corps.

Cette résonance va au-delà de la surface, plongeant dans la force vitale inhérente qui relie le cosmos à l'existence individuelle. En explorant l'interaction harmonieuse entre les archétypes célestes et les remèdes homéopathiques, une compréhension plus profonde des liens complexes qui tissent le tissu de la santé et de la plénitude émerge.

L'alignement du symbolisme entre les planètes et les remèdes offre une couche unique de résonance qui soutient le parcours de guérison. Par exemple, l'association de la Lune avec les émotions correspond aux remèdes homéopathiques qui traitent les déséquilibres émotionnels. Un traitement en résonance avec les attributs lunaires peut être choisi pour apporter du réconfort pendant les périodes de sensibilité émotionnelle accrue. Cette imbrication du symbolisme cosmique avec les intentions de guérison reconnaît la danse complexe entre les aspects émotionnels et physiques de la santé.

La synergie entre les archétypes planétaires et les remèdes homéopathiques invite à une approche holistique du bien-être. Cette approche reconnaît que la santé n'est pas simplement l'absence de symptômes, mais l'alignement harmonieux du corps, de l'âme et de l'esprit. En sélectionnant des remèdes qui résonnent avec des énergies planétaires spécifiques, les praticiens puisent dans une profonde source de sagesse qui résonne à travers le cosmos, guidant le voyage de guérison vers l'équilibre et la vitalité.

Tout comme la position des planètes au moment de la naissance façonne le schéma astrologique d'une personne, la résonance entre le symbolisme planétaire et les remèdes souligne la croyance en un schéma de guérison unique pour chaque individu. Cette reconnaissance du fait que le voyage de chaque personne vers le bien-être est profondément personnel et interconnecté avec l'ordre cosmique ajoute une dimension profonde à l'art de la guérison.

L'alignement entre les archétypes planétaires et les remèdes homéopathiques donne du pouvoir aux praticiens et aux patients. Les praticiens acquièrent une boîte à outils plus riche pour traiter les déséquilibres et promouvoir la guérison, en s'appuyant sur la sagesse du cosmos et des arts de la guérison. Les patients, quant à eux, bénéficient d'une approche plus globale qui reconnaît leur nature holistique et l'interaction entre leurs mondes interne et externe.

Conclusion : Les fils célestes du bien-être :

En parcourant la symphonie céleste qui harmonise les influences planétaires et la guérison homéopathique, nous entrevoyons les fils complexes qui relient la vaste étendue de l'univers au domaine intime de la santé individuelle. La résonance entre les archétypes planétaires et les remèdes souligne l'ancienne croyance selon laquelle l'humanité est intimement tissée dans le tissu cosmique, un microcosme du macrocosme. À travers cette exploration, nous honorons la danse entre le céleste et l'humain, reconnaissant le lien profond qui nous guide sur le chemin du bien-être et de la plénitude.

Guérir par les correspondances symboliques :

L'alignement du symbolisme entre les planètes et les remèdes ajoute une couche de résonance unique pour soutenir le voyage de guérison. Par exemple, l'association de la Lune avec les émotions correspond aux remèdes homéopathiques ciblant les déséquilibres émotionnels. Un traitement en résonance avec les attributs lunaires peut être choisi pour offrir du réconfort pendant les périodes de sensibilité émotionnelle accrue.

Ce lien entre les corps célestes et les remèdes n'est pas seulement symbolique ; on pense qu'il opère à un niveau vibratoire. Tout comme la position des planètes à la naissance est censée influencer les traits de caractère, les vibrations énergétiques des remèdes s'alignent sur des aspects spécifiques de la santé. Cette approche holistique étend la guérison au-delà des symptômes physiques, jusqu'au bien-être émotionnel et mental.

Influences planétaires sur les schémas de santé :

L'astrologie suggère que les positions des planètes à la naissance influencent les tendances en matière de santé. L'homéopathie va dans le même sens en associant des remèdes spécifiques aux planètes qui régissent les systèmes corporels. Par exemple, les thérapies liées à Mars peuvent cibler des conditions impliquant une inflammation, reflétant la nature ardente de la planète et son influence sur la santé.

Les corps célestes deviennent des métaphores des forces énergétiques présentes dans le corps. Mars, associé à la chaleur et à l'action, reflète la réaction du corps à l'inflammation. Les remèdes attribués à Mars contiennent des empreintes vibratoires en résonance avec la capacité du corps à rétablir l'équilibre dans l'inflammation.

La combinaison du symbolisme céleste et des qualités curatives crée un mélange alchimique puissant. Les remèdes sont sélectionnés non seulement pour leurs attributs physiques, mais aussi pour leur résonance plus profonde dans l'ordre cosmique. Cette alchimie offre une expérience de guérison multidimensionnelle, abordant les couches de la constitution et du bien-être d'un individu.

Ce mélange s'aligne sur la résonance - où des vibrations similaires interagissent et s'influencent mutuellement. Les essences vibratoires des remèdes communiquent avec l'intelligence du corps, l'aidant à reconnaître et à rectifier les déséquilibres. Le résultat est une approche holistique qui stimule les mécanismes de guérison du corps.

L'astrologie et l'homéopathie convergent dans la guérison personnalisée. Une carte de naissance astrologique donne un aperçu du plan cosmique d'un individu, tandis que l'homéopathie adapte les remèdes à la constitution, aux symptômes et aux déséquilibres. Cela correspond à la sagesse selon laquelle chaque personne incarne un microcosme de l'univers.

Cette perspective reconnaît les individus comme des êtres dynamiques influencés par divers facteurs. La sélection des remèdes par l'homéopathie entre en résonance avec la croyance de l'astrologie en une empreinte cosmique distinctive qui façonne le parcours de chaque personne.

Perspectives holistiques et guérison globale :

La symbiose des symboles offre une vision holistique de l'existence interconnectée. Les êtres humains sont interconnectés avec le cosmos, ce qui enrichit la guérison en tenant compte des manifestations physiques et des aspects émotionnels, mentaux et spirituels.

L'approche holistique de la guérison reconnaît que la santé est plus que l'absence de maladie ; c'est l'équilibre et l'alignement avec les énergies universelles. Tout comme les corps célestes maintiennent des orbites harmonieuses, les individus recherchent l'équilibre dans les forces physiques, émotionnelles et énergétiques.

Le symbolisme astrologique et les remèdes homéopathiques constituent une fusion de la sagesse ancienne. Cette synthèse encourage les praticiens à aller au-delà des conventions, en incorporant des idées cosmiques et une guérison vibratoire. Cette fusion approfondit notre compréhension de l'interaction entre les énergies universelles et le voyage humain.

Les praticiens jettent un pont entre le cosmique et l'individuel, en tissant des récits sur les corps célestes et les subtilités de la santé. Cela enrichit la guérison, en offrant une perspective qui honore les liens entre les aspects de l'existence.

La danse de la guérison :

En embrassant la symbiose, nous transcendons le temps et l'espace, reconnaissant les énergies internes comme une danse. Les corps célestes se déplacent selon des schémas complexes, tout comme les énergies en nous. Cela nous permet d'entrer dans le rythme de cette danse cosmique, en puisant dans la sagesse de l'univers et des arts de la guérison.

Cette danse exige de s'accorder aux vibrations subtiles qui résonnent dans l'univers et qui se manifestent dans les archétypes planétaires et les signatures des remèdes. Les praticiens invitent les patients à entrer dans cette danse, à participer à la symphonie de l'existence. Grâce à cette danse, nous cocréons le bien-être, la résonance et une santé éclatante.

Approfondissons maintenant les différents signes astrologiques.

Vue d'ensemble du Bélier :

Les Bélier, nés entre le 21 mars et le 19 avril, appartiennent au domaine de Mars, associé à la guerre et au désir. Représenté par le bélier, le Bélier est un signe de feu, qui incarne l'énergie dynamique et l'enthousiasme sans limite. En tant que signe cardinal, ils sont des leaders et des pionniers naturels.

Attributs :

Les Bélier sont intrépides, déterminés et confiants. Ils aiment les défis et prennent souvent les devants dans diverses situations. Leur assurance peut parfois frôler l'agressivité. Leur spontanéité peut les amener à prendre des décisions risquées, mais leur résistance les aide à surmonter les obstacles.

Références mythologiques :

Le Bélier est lié au bélier d'or de la mythologie grecque, envoyé par Zeus pour sauver Phrixus et Helle du sacrifice. Ce bélier est ensuite devenu la constellation du Bélier.

Références archétypales :

Le Bélier incarne l'archétype du guerrier ou du héros. Ce sont des champions, des pionniers et des âmes courageuses qui s'aventurent dans l'inconnu. Leur attitude déterminée et leur esprit combatif s'alignent sur les guerriers et les héros mythologiques.

Traits notables :

Sous l'influence de Mars, le Bélier respire l'énergie, la bravoure et la vitalité. Il initie des actions, catalysant souvent des projets ou défendant des causes auxquelles il croit. Leur nature compétitive leur permet d'exceller dans des environnements difficiles.

Informations complémentaires :

Premier signe du zodiaque, le Bélier symbolise les débuts et les initiations. Ils possèdent un esprit indépendant, préférant tracer leur chemin plutôt que de suivre les voies établies.

Vue d'ensemble du Taureau :

Les individus Taureau, nés entre le 20 avril et le 20 mai, sont gouvernés par Vénus, liée à l'affection et à l'esthétique. Avec le Taureau comme symbole, le Taureau est un signe de Terre, représentant la fiabilité, la patience et le goût du luxe. Leur modalité Fixe signifie leur nature inébranlable et stable.

Attributs :

Les Taureaux sont connus pour leur loyauté, leur sens pratique et leur détermination. Ils sont les bâtisseurs du zodiaque, posant des fondations et menant à bien leurs tâches. Bien qu'ils soient fiables, ils peuvent être têtus et résistants aux changements qui perturbent leur confort.

Références mythologiques :

L'histoire de Zeus et d'Europe est liée au Taureau. Zeus s'est transformé en taureau majestueux pour emmener Europe, avant de révéler sa forme divine.

Références archétypales :

Le Taureau s'aligne sur l'archétype de la bâtisseuse ou de la mère de la terre. Il symbolise la stabilité, l'éducation et la création de structures durables, tant physiques que métaphoriques.

Traits notables :

Influencés par Vénus, les Taureaux apprécient de façon innée l'art, la beauté et le confort matériel. Leurs sens sont exacerbés, ce qui les amène à savourer profondément les expériences tactiles et sensorielles.

Le Taureau, associé au confort matériel, aborde la vie de manière pragmatique, en veillant à ce que le travail acharné produise des récompenses tangibles. Son lien avec la Terre lui permet de s'enraciner et de développer une forte affinité avec la nature.

Aperçu des Gémeaux :

Les Gémeaux, nés entre le 21 mai et le 20 juin, sont guidés par Mercure, lié à la communication et à la cognition. Représenté par les jumeaux, ce signe d'air signifie l'adaptabilité, la curiosité et la dualité. Leur nature mutable met en évidence leur polyvalence et leur esprit spontané.

Attributs :

Les Gémeaux sont optimistes, intellectuels et perpétuellement curieux. Leur esprit est en mouvement constant, ce qui fait d'eux de fervents collecteurs et partageurs d'informations. Ce signe double peut présenter des changements d'humeur ou d'opinion imprévisibles.

Références mythologiques :

Les Gémeaux remontent aux jumeaux grecs Castor et Pollux, dont l'un était mortel et l'autre divin. Après la mort de Castor, le chagrin de Pollux les a unis dans les cieux.

Références archétypales :

Les Gémeaux incarnent l'archétype du messager ou du communicateur. Leur capacité à transmettre des idées, à combler des lacunes et à recueillir des informations les rapproche des messagers ou émissaires mythologiques.

Traits notables :

Grâce à l'influence de Mercure, les Gémeaux possèdent des compétences linguistiques exceptionnelles. Ils excellent dans les professions centrées sur la communication, comme le journalisme ou les relations publiques, et sont de brillants interlocuteurs.

La dualité des Gémeaux leur permet d'envisager les situations sous des angles multiples. Leur soif d'expériences et d'idées nouvelles fait d'eux de perpétuels étudiants de la vie.

Vue d'ensemble du Cancer :

Les Cancer, nés entre le 21 juin et le 22 juillet, sont gouvernés par la Lune, qui symbolise les émotions et l'intuition. Représenté par le crabe, le Cancer est un signe d'eau qui incarne la sensibilité, l'éducation et les liens affectifs profonds. Leur nature cardinale marque leur initiative et leur leadership dans les questions émotionnelles.

Attributs :

Les Cancers sont connus pour leur intelligence émotionnelle vitale, leur loyauté et leur nature bienveillante. Ils excellent dans la création d'un environnement sûr et aimant pour eux-mêmes et ceux qui les entourent. Parfois, leurs émotions peuvent entraîner des sautes d'humeur et une tendance à s'accrocher au passé.

Références mythologiques :

Le Cancer est lié à l'histoire d'Hercule combattant l'Hydre, où le crabe s'est révélé un allié loyal. Cette histoire illustre les qualités de protection et de soutien du Cancer.

Références archétypales :

Le Cancer incarne l'archétype du soignant ou du nourricier. Ce sont des protecteurs naturels, qui assument souvent des rôles qui impliquent de s'occuper des autres et de favoriser la croissance.

Traits notables :

Guidés par la Lune, les Cancer ont une compréhension innée des émotions. Leur capacité à faire preuve d'empathie et à apporter un soutien émotionnel les renforce dans leurs relations.

Les Cancer ont souvent des liens étroits avec la famille et le foyer. Ils créent un sentiment de sécurité dans leur environnement et trouvent du réconfort dans les traditions et les valeurs sentimentales.

Aperçu du Lion :

Le Lion, né entre le 23 juillet et le 22 août, est gouverné par le Soleil, qui symbolise l'expression de soi et la vitalité. Représenté par le Lion, le Lion est un signe de feu qui incarne la créativité, le leadership et une personnalité dynamique. Leur nature fixe est synonyme de détermination et de constance.

Attributs :

Les Lions sont réputés pour leur confiance, leur charisme et leur générosité. Ils ont un flair naturel pour le drame et aiment être au centre de l'attention. Parfois, leur désir de reconnaissance peut conduire à l'arrogance ou à un besoin constant de validation.

Références mythologiques :

Le Lion est souvent associé au Lion de Némée, une bête qu'Hercule a vaincue dans le cadre de ses travaux. Cette histoire reflète les qualités royales et courageuses du Lion.

Références archétypales :

Le Lion incarne l'archétype du dirigeant ou de l'exécutant. Il a la capacité innée de diriger et d'inspirer les autres, et brille souvent de mille feux dans des rôles qui exigent de l'attention.

Traits notables :

Guidé par le Soleil, le Lion rayonne d'énergie et d'enthousiasme. Leur esprit créatif, combiné à leurs compétences en matière de leadership, les conduit souvent au premier plan de leurs activités.

Le Lion a une affinité naturelle pour la créativité et les arts. Il trouve de la joie dans l'expression de soi et laisse souvent un impact durable grâce à ses contributions artistiques.

Vue d'ensemble de la Vierge :

La Vierge, née entre le 23 août et le 22 septembre, est gouvernée par Mercure, la planète de la communication et de l'intellect. Représentée par la Vierge, la Vierge est un signe de Terre qui incarne le sens pratique, la pensée analytique et le souci du détail. Sa nature mutable est synonyme d'adaptabilité et de débrouillardise.

Attributs :

Les Vierges sont connues pour leur précision, leur sens pratique et leur grande capacité d'analyse. Elles ont une capacité étonnante à remarquer des détails que d'autres pourraient négliger. Parfois, leur recherche de la perfection peut les amener à se critiquer eux-mêmes et à critiquer les autres.

Références mythologiques :

La déesse Astraea, souvent associée à la Vierge, symbolise la justice et l'innocence. L'histoire de son départ de la Terre reflète la quête de pureté et d'ordre de la Vierge.

Références archétypales :

La Vierge incarne l'archétype de l'analyste ou du guérisseur. Sa nature méticuleuse et son sens aigu de l'observation s'alignent sur les rôles de résolution de problèmes et de soins.

Caractéristiques notables :

Sous l'influence de Mercure, les Vierges possèdent un sens de l'organisation et une acuité mentale exceptionnels. Elles excellent dans les tâches qui exigent de la précision et une réflexion systématique.

Les Vierges s'épanouissent souvent en servant et en aidant les autres. Leur approche pratique de la vie, combinée à leur empathie, en font des amis fiables et compatissants.

Vue d'ensemble de la Balance :

La Balance, née entre le 23 septembre et le 22 octobre, est gouvernée par Vénus, qui symbolise l'amour et l'harmonie. Représentée par la balance, la Balance est un signe d'air qui incarne la diplomatie, le partenariat et un sens aigu de la justice. Leur nature cardinale marque leur initiative dans la recherche de l'équilibre et de l'harmonie.

Attributs :

La Balance est réputée pour son charme, sa diplomatie et sa capacité à favoriser l'harmonie dans les relations. Elles ont un talent naturel pour la médiation des conflits et la recherche d'un terrain d'entente. Parfois, leur désir d'équilibre peut conduire à l'indécision ou à une tendance à éviter la confrontation.

Références mythologiques :

La Balance est souvent associée à la déesse Thémis, qui représente la loi et l'ordre divins. Le symbole de la balance reflète la quête d'équilibre et de justice de la Balance.

Références archétypales :

La Balance incarne l'archétype du diplomate ou du pacificateur. Sa capacité à combler les fossés et à faciliter la coopération l'aligne sur les rôles de négociation et d'harmonie.

Traits notables :

Guidée par Vénus, la Balance possède un sens esthétique raffiné et un penchant pour cultiver la beauté dans son environnement.

Leurs compétences sociales les rendent aptes à établir et à maintenir des relations.

La recherche de l'équité et de l'harmonie anime les Balance. Elles trouvent souvent de la joie dans les activités créatives et recherchent l'équilibre dans leur vie.

Aperçu du Scorpion :

Les Scorpions, nés entre le 23 octobre et le 21 novembre, sont gouvernés par Pluton, qui symbolise la transformation et la profondeur. Représenté par le Scorpion, le Scorpion est un signe d'eau, signifiant des émotions profondes, la passion et la détermination. En tant que signe fixe, il fait preuve de fermeté, de détermination et, parfois, d'un soupçon de secret.

Attributs :

Les Scorpions sont célèbres pour leur nature intense, marquée par la passion et leur capacité à pénétrer les mystères de l'univers. Leur loyauté est inébranlable et, lorsqu'ils sont provoqués, ils peuvent devenir de redoutables adversaires. Leur amour peut parfois se manifester sous forme de possessivité ou de jalousie.

Références mythologiques :

Les origines du Scorpion sont liées à l'histoire d'Orion, le chasseur. Se vantant de pouvoir éliminer tous les animaux de la Terre, il affronta un scorpion envoyé pour le vaincre. Le combat qui s'ensuivit les immortalisa tous deux dans les étoiles.

Références archétypales :

L'archétype du détective ou du transformateur correspond au Scorpion. Il recherche la vérité, s'immerge dans les mystères et se réjouit du changement et du renouveau.

Traits notables :

Influencés par Pluton, les Scorpions possèdent une profonde compréhension des énigmes de la vie. Leur charme magnétique et leur capacité à voir à travers les façades les rendent intrigants et quelque peu intimidants.

Les Scorpions ont un don étrange pour la renaissance et la régénération. Leur voyage les conduit souvent dans les profondeurs émotionnelles, ce qui entraîne de profondes transformations personnelles.

Aperçu du Sagittaire :

Les Sagittaires, nés entre le 22 novembre et le 21 décembre, sont gouvernés par Jupiter, la planète de l'expansion et de la connaissance. Représenté par l'Archer ou le Centaure, le Sagittaire est un signe de feu qui respire l'enthousiasme, l'aventure et une soif insatiable de connaissances. Sa nature mutable met en valeur l'adaptabilité et la curiosité.

Attributs :

Les Sagittaires sont réputés pour leur optimisme, leur amour des voyages et leur vision philosophique. Ce sont des explorateurs naturels, tant sur le plan intellectuel que géographique. Leur esprit libre peut parfois passer pour de l'agitation ou du manque de tact.

Références mythologiques :

Le centaure Chiron, guérisseur et enseignant avisé, symbolise souvent le Sagittaire. Sa sagesse et son esprit d'aventure reflètent l'essence de l'archétype du Sagittaire.

Références archétypales :

Le Sagittaire incarne l'archétype de l'explorateur ou du philosophe. Sa quête illimitée de la vérité et de la connaissance est en résonance avec les sages et les vagabonds d'innombrables mythes.

Traits notables :

Guidés par Jupiter, les Sagittaires possèdent un esprit inquiet, cherchant toujours à élargir leurs horizons. Leur goût pour l'aventure les conduit souvent à explorer de nouveaux terrains, tant physiques qu'intellectuels.

Les Sagittaires sont souvent attirés par des domaines qui leur permettent d'élargir leur base de connaissances et de partager leur sagesse, que ce soit par l'enseignement, l'écriture ou d'autres formes de communication.

Capricorne Aperçu :

Les Capricornes, nés entre le 22 décembre et le 19 janvier, sont gouvernés par Saturne, la planète de la discipline et de la structure. Symbolisé par la chèvre de montagne, le Capricorne est un signe de Terre qui incarne le sens pratique, l'ambition et la résilience. En tant que signe cardinal, il fait preuve de leadership et adopte une approche systématique de la vie.

Attributs :

Les Capricornes sont reconnus pour leur discipline, leur patience et leur pensée stratégique. Elles ont une vision à long terme et travaillent sans relâche pour atteindre leurs objectifs. Parfois, l'importance qu'elles accordent à la réussite peut les faire paraître distantes ou trop sévères.

Références mythologiques :

Le Capricorne est souvent associé à la divinité Pan, le dieu de la nature, des bergers et de la musique rustique. Sa résilience et son lien avec la nature reflètent la nature durable des Capricornes.

Références archétypales :

Le Capricorne s'aligne sur l'archétype du Bâtisseur ou de l'Organisateur. Leur penchant pour la structure, la discipline et la planification à long terme fait écho aux architectes et aux planificateurs de diverses légendes.

Traits notables :

Sous l'influence de Saturne, les Capricornes font preuve d'une vision mature de la vie. Leur détermination, combinée à leur approche pragmatique, les propulse souvent à des postes de direction et d'autorité.

Les Capricornes tiennent les traditions en haute estime et respectent profondément le passé. Leur nature disciplinée, associée à leur ambition, les pousse à poursuivre sans relâche leurs objectifs.

Verseau Aperçu :

Les Verseaux, nés entre le 20 janvier et le 18 février, sont gouvernés par Uranus, la planète de l'innovation et de la rébellion. Représenté par le porteur d'eau, le Verseau est un signe d'air qui symbolise l'intellect, l'originalité et les idéaux humanitaires. Leur nature fixe souligne leur détermination et leur persévérance.

Attributs :

Les Verseaux sont connus pour leurs prouesses intellectuelles, leur originalité et leur engagement inébranlable en faveur des causes sociales. Ils s'épanouissent en brisant les barrières et en remettant en question les normes. Parfois, leur détachement des émotions peut donner l'impression qu'ils sont distants.

Références mythologiques :

Le Verseau est souvent associé à Ganymède, un beau mortel transporté sur le mont Olympe par un aigle pour servir d'échanson à Zeus. Cette histoire reflète le rôle du porteur d'eau, qui est d'apporter la connaissance et l'illumination.

Références archétypales :

Le Verseau incarne l'archétype du visionnaire ou de l'humanitaire. Il est le catalyseur du changement, introduisant de nouvelles idées et repoussant les limites pour l'amélioration de la société.

Traits notables :

Sous l'influence d'Uranus, les Verseaux possèdent une capacité inégalée à sortir des sentiers battus. Leur esprit novateur et leur souci de l'humanité les amènent souvent à se faire les défenseurs du progrès social.

Les Verseaux se sentent souvent investis d'un devoir envers l'humanité. La recherche d'un monde meilleur les motive et ils se retrouvent souvent à l'avant-garde des mouvements sociaux.

Vue d'ensemble des Poissons :

Les Poissons, nés entre le 19 février et le 20 mars, sont gouvernés par Neptune, la planète des rêves et de la spiritualité. Symbolisé par le poisson, le Poisson est un signe d'eau, signifiant l'intuition, l'empathie et un lien profond avec le mystique. Leur nature mutable marque leur adaptabilité et leur inclination artistique.

Attributs :

Les Poissons sont réputés pour leur nature empathique, leurs talents artistiques et leur grande profondeur émotionnelle. Ils ont une capacité innée à comprendre les sentiments des autres, mais ont parfois du mal à fixer des limites, ce qui les rend vulnérables sur le plan émotionnel.

Références mythologiques :

Les Poissons sont liés à l'histoire d'Aphrodite et d'Éros, qui se sont transformés en poissons pour échapper au monstre Typhon. Cette histoire illustre les thèmes de l'évasion, de la spiritualité et de la fluidité des émotions propres aux Poissons.

Références archétypales :

Les Poissons incarnent l'archétype de l'artiste ou du mystique. Leur connexion avec les royaumes éthérés, combinée à leur expression créative, s'aligne avec l'essence des guides artistiques et spirituels.

Traits notables :

Guidés par Neptune, les Poissons possèdent un sens aigu de l'intuition et de l'imagination. Leurs talents artistiques se manifestent souvent sous diverses formes, des arts visuels à la musique.

Les Poissons sont profondément en phase avec les royaumes invisibles. Leurs penchants spirituels et leur sensibilité font d'eux des âmes compatissantes qui trouvent souvent du réconfort dans les activités créatives.

Ce qui suit est une liste très détaillée des caractéristiques difficiles associées à chaque planète. Elle est suivie d'une liste des remèdes homéopathiques les mieux adaptés pour traiter ces particularités.

Clause de non-responsabilité : Ce document ne doit pas être considéré comme un avis médical. Il s'agit d'un simple divertissement. Si vous rencontrez l'une de ces difficultés, l'un de ces défis ou l'un de ces symptômes, veuillez consulter un professionnel de la santé agréé et qualifié.

Lors de l'examen des personnes, des cartes natales et des cartes astrologiques, si l'une de ces planètes se présente sous des aspects accablants et difficiles, il peut être intéressant d'examiner les différents remèdes homéopathiques qui peuvent être utiles, ainsi que de nombreux autres facteurs.

Caractéristiques difficiles du Soleil

Egoïste, dominateur, surexploité, trop sûr de lui, sensible, en quête de validation, égocentrique, impatient, compétitif, inflexible, arrogant, inflexible, effronté, avide de lumière, dogmatique, intransigeant, vantard, obtus, rigide, inattentif, prétentieux, antipathique, dictatorial, autoritaire, grandiloquent, intolérant, impulsif, peu réceptif, vaniteux, exagéré.

Remèdes homéopathiques :

- Aconit (Aconitum napellus) : Souvent utilisé en cas de symptômes soudains et intenses déclenchés par un vent froid ou un choc. Bénéfique pour l'impatience, l'intolérance ou l'impulsivité.

- Argentum nitricum : couramment recommandé en cas d'anxiété avec appréhension et précipitation. Il est utile en cas d'impulsivité, de surmenage ou d'inattention.

- Lycopodium (Lycopodium clavatum) : Remède contre le manque de confiance en soi et l'excès de confiance en soi. Convient aux traits de caractère tels que l'égoïsme, la vantardise ou la prétention.

- Nux vomica : Pour les personnes ambitieuses qui deviennent impatientes ou colériques lorsque les choses ne se passent pas comme elles le souhaitent. Peut tempérer la dominance, la compétitivité et la rigidité.

- Staphysagria : S'attaque à l'enfermement des émotions, en paraissant agréable mais en retenant les sentiments refoulés. Bénéfique en cas de sensibilité à la critique ou de recherche de validation.

- Platinum metallic : Pour se considérer comme supérieur ou faire preuve d'arrogance.

- Aurum metallicum : Souvent utilisé pour les sentiments profonds de dévalorisation ou d'impardonnabilité. Bénéfique en cas d'égocentrisme ou de dictature.

- Pulsatilla (Pulsatilla pratensis) : Pour les personnes au cœur tendre qui recherchent l'attention et la validation. Il peut tempérer les tendances à la recherche d'attention ou de validation.

- Sulphur (Soufre) : Pour les personnes intellectuelles absorbées par des idées, des théories ou des dogmes. Convient aux traits de caractère tels que la rigidité, l'inflexibilité ou l'inconscience.

- Baryta carbonica : utile en cas de manque de confiance et de timidité, parfois compensé par de l'arrogance ou de la vantardise.

Caractéristiques difficiles de la Lune :

Humeur changeante, fluctuation émotionnelle, comportement erratique, réactions émotionnelles exacerbées, sensibilité amplifiée, réactions excessives, difficulté à supporter les critiques, difficulté à oublier le passé, attachement aux gens, nostalgie excessive, collant, indécision, difficulté à prendre des décisions rationnelles, intuition excessive, attachement excessif, Besoin de sécurité émotionnelle, possessivité, dépendance à l'égard des gens, vulnérabilité, facilement blessé, affecté par des influences externes, trop protecteur sur le plan émotionnel, fuyant, escapisme, difficulté à gérer, sentiments intenses, trop sympathique, psychique, résiste au changement, s'accroche à ce qui lui est familier, mauvaise prise de décision.

Remèdes homéopathiques :

- Pulsatilla : Pour les fluctuations émotionnelles et les réactions exacerbées. Il aide ceux qui sont trop sensibles et qui ont tendance à réagir de manière excessive sur le plan émotionnel.

- Natrum Muriaticum : Pour les difficultés à se débarrasser du passé et à s'accrocher aux gens. Bénéfique pour la sensibilité et le besoin de sécurité.

- Lycopodium : Pour l'indécision et l'attachement émotionnel. Aide à la vulnérabilité et à la sensibilité à la critique.

- Ignatia : Utile pour les sentiments intenses et les fluctuations émotionnelles. Il peut aider en cas de résistance au changement et d'attachement à ce qui est familier.

- Sepia : Convient à ceux qui luttent contre les mauvaises décisions et les émotions. Il permet de lutter contre l'évasion et la vulnérabilité émotionnelle.

- Arsenicum Album : Pour les sentiments intenses et le besoin de sécurité émotionnelle. Bénéfique pour les tendances à l'attachement et à l'évasion.

- Phosphorus : Pour la sensibilité aux influences extérieures et les mauvaises décisions. Aide aux réactions émotionnelles et aux besoins de sécurité.

- Calcarea Carbonica : S'attaque à l'attachement émotionnel et à la dépendance. Bénéfique pour la vulnérabilité et le besoin de stabilité.

- Staphysagria : Pour la difficulté à lâcher prise et l'attachement émotionnel. Aide à la sensibilité et au besoin de sécurité.

- Lachesis : Utile pour les sentiments intenses et la résistance au changement. Répond à la vulnérabilité et aux besoins émotionnels.

Caractéristiques difficiles de Mercure :

Problèmes de communication, nervosité, agitation, réflexion excessive, inquiétude, incohérence, timidité, difficulté à se concentrer, impatience, submergé par les détails, tendance à tirer des conclusions hâtives, habitudes nerveuses, prise de décision rapide, manque de suivi, anxiété, agitation mentale, difficulté à écouter activement, peur de faire des erreurs.

Remèdes homéopathiques pour les caractéristiques du mercure :

- Argentum Nitricum : Peut avoir des problèmes de nervosité et de communication. Fait preuve d'agitation et de réflexion excessive. Traite la tendance à tirer des conclusions hâtives et l'agitation mentale.

- Gelsemium : Convient à ceux qui ont des problèmes de communication et de nervosité. Ils sont submergés par les détails et font preuve de timidité. Répond aux difficultés de concentration et soulage l'anxiété.

- Natrum Muriaticum : Il est agité et inquiet. Il lutte contre l'excès de réflexion et la timidité. Traite la tendance à tirer des conclusions hâtives et soulage l'agitation mentale.

- Lycopodium : Difficulté à se concentrer et impatience. Il est agité et réfléchit trop. S'attaque à la prise de décision rapide et au manque de suivi.

- Pulsatilla : Lutte contre les problèmes de communication et la timidité. Fait l'expérience de l'incohérence et de l'inquiétude. Répond à la difficulté d'écouter activement et atténue la peur de faire des erreurs.

- Arsenicum Album : Fait l'expérience de la nervosité et de l'agitation mentale. Difficulté à se concentrer et à se laisser submerger par les détails. Il répond à l'impatience et atténue l'anxiété.

- Nux Vomica : fait preuve d'agitation et d'impatience. Elle a des problèmes de communication et réfléchit trop. S'attaque à la prise de décision rapide et soulage l'agitation mentale.

- Silicea : Difficultés de concentration et timidité. Elle est submergée par les détails et les soucis. S'attaque à la tendance à tirer des conclusions hâtives et soulage l'anxiété.

Caractéristiques difficiles de Vénus :

Indécision, excès de gourmandise, superficialité, dépendance à l'égard des autres pour la validation, insécurité dans les relations, difficulté à s'affirmer, peur du rejet, jalousie, tendance à éviter la confrontation, dépenses excessives, doute de soi, satisfaction excessive des gens, vanité, idéaux romantiques irréalistes, importance excessive accordée à l'apparence physique.

Remèdes homéopathiques pour les caractéristiques de Vénus :

- Pulsatilla : Lutte contre l'indécision et la dépendance à l'égard des autres pour être validée. Manifeste de l'insécurité dans les relations et évite la confrontation. S'attaque aux tendances à plaire aux gens et atténue le doute de soi.

- Natrum Muriaticum : Difficulté à s'affirmer et manque d'assurance dans les relations. Craint le rejet et la superficialité. S'attaque à la tendance à éviter les confrontations et atténue les doutes sur soi.

- Lycopodium : Fait l'expérience de l'excès et de la dépendance à l'égard des autres pour obtenir une validation. Manque d'assurance dans les relations et indécision. Il traite la vanité et les idéaux romantiques irréalistes.

- Calcarea Carbonica : Lutte contre l'indécision et l'excès d'indulgence. Manque d'assurance dans ses relations et dépend des autres pour être validé. S'attaque au doute de soi et à la tendance à éviter les confrontations.

- Ignatia : Difficulté à s'affirmer et manque d'assurance dans les relations. Lutte contre la peur du rejet et le doute de soi. S'attaque aux tendances excessives à plaire aux gens.

- Arsenicum Album : Difficulté à s'affirmer et insécurité dans les relations. Fait preuve de superficialité et d'indécision. Répond à la peur du rejet et atténue le doute de soi.

- Lachesis : Lutte contre la jalousie et la dépendance à l'égard des autres pour obtenir une validation. Manque d'assurance dans les relations et indécision. S'attaque à la tendance à éviter la confrontation et atténue le doute de soi.

- Silicea : Difficulté à s'affirmer et insécurité dans les relations. Fait preuve d'indulgence et d'indécision. Répond à la peur du rejet et aux idéaux romantiques irréalistes.

Caractéristiques difficiles de Jupiter :

Optimisme excessif, indulgence, impulsivité, excès de confiance, tendance à en faire trop, mépris des détails, agitation, paresse, dépassement de soi, extravagance, suffisance, arrogance, ego démesuré, manque de sens pratique, engagement excessif, promesses démesurées.

Remèdes homéopathiques pour les caractéristiques de Jupiter :

- Lycopodium : Lutte contre l'excès de confiance et l'optimisme excessif. Fait preuve d'un excès de confiance et d'une tendance à en faire trop. Remédie au manque de sens pratique et atténue la paresse.

- Nux Vomica : Convient à ceux qui sont impulsifs et qui peuvent avoir des problèmes d'excès de confiance. Fait preuve d'un excès de confiance et d'un manque d'attention aux détails. Il aide à lutter contre l'agitation et la tendance à l'exagération.

- Calcarea Carbonica : Fait l'expérience de la paresse et du manque de sens pratique. Lutte contre les excès et l'agitation. Il aide à faire face aux excès et à atténuer l'orgueil.

- Ignatia : A tendance à en faire trop et peut faire preuve d'un optimisme excessif. Fait l'expérience de l'impulsivité et de l'agitation. S'attaque au manque de sens pratique et atténue les tendances à l'engagement excessif.

- Arsenicum Album : Lutte contre l'excès de confiance et d'indulgence. Fait preuve de paresse et de mépris pour les détails. S'attaque à l'extravagance et à la tendance à promettre trop.

- Pulsatilla : A tendance à en faire trop et à lutter contre l'excès de confiance. Fait l'expérience de la paresse et de l'excès de confiance. Il aide à remédier à un manque de sens pratique et à atténuer l'autosatisfaction.

- Chamomilla : Fait l'expérience de l'impulsivité et de l'agitation. Il est aux prises avec des excès et une tendance à en faire trop. Il s'attaque à l'arrogance et atténue le manque de sens pratique.

- Natrum Muriaticum : Fait preuve d'un excès de confiance en soi et peut être confronté à un excès d'indulgence. Fait l'expérience de la paresse et de l'agitation. Il aide à lutter contre l'excès de confiance et atténue l'arrogance.

Caractéristiques difficiles de Saturne :

Peur de l'échec, pessimisme, doute de soi, insécurité, responsabilités écrasantes, rigidité, peur du changement, perfectionnisme, isolement, difficulté à exprimer ses émotions, autocritique, impatience, entêtement, surmenage, tendance à garder rancune, autodiscipline sévère.

Remèdes homéopathiques pour les caractéristiques de Saturne :

- Aurum : Lutte contre le doute et la peur de l'échec. Fait l'expérience d'une responsabilité écrasante et du perfectionnisme. S'attaque à la tendance à l'isolement et atténue la peur du changement.

- Natrum Muriaticum : Manque d'assurance et doute de soi. Lutte contre la peur de l'échec et la rigidité. Il aide à résoudre les difficultés d'expression des émotions et atténue le pessimisme.

- Arsenicum Album : Doute de soi et insécurité. Lutte contre le perfectionnisme et la peur du changement. Lutte contre la peur de l'échec et la tendance à garder rancune.

- Lycopodium : A peur de l'échec et peut douter de lui-même. Fait l'expérience de la rigidité et d'une responsabilité écrasante. Il aide à faire face à l'autocritique et à soulager l'impatience.

- Nux Vomica : Lutte contre le pessimisme et l'insécurité. Fait l'expérience du surmenage et de la rigidité. Il traite la tendance à la rancune et atténue l'impatience.

- Causticum : Difficulté à exprimer ses émotions et insécurité. Lutte contre la rigidité et la peur du changement. S'attaque à la peur de l'échec et atténue l'autodiscipline sévère.

- Sepia : Doute de soi et insécurité. Lutte contre l'isolement et le perfectionnisme. Il aide à surmonter les difficultés à exprimer ses émotions et à atténuer le pessimisme.

- Staphysagria : Lutte contre l'insécurité et la peur de l'échec. Doute de soi et perfectionnisme. Il s'attaque à l'entêtement et atténue la peur du changement.

Caractéristiques difficiles d'Uranus :

Rébellion pour le plaisir de se rebeller, agitation, impatience face à la routine, mépris des traditions, comportement excentrique, changements brusques, idéalisme excessif, impulsivité, tendance à choquer ou à provoquer, difficulté à s'engager, tendances perturbatrices, imprévisibilité, déconnexion des émotions, résistance à l'autorité.

Remèdes homéopathiques pour les caractéristiques difficiles d'Uranus :

Pulsatilla : Les individus Pulsatilla peuvent faire preuve d'agitation et d'impulsivité. Ils peuvent être confrontés à un idéalisme excessif et à une tendance à la provocation. Ce remède peut remédier à leur difficulté à s'engager et atténuer leur déconnexion des émotions.

Aconitum : Aconitum convient aux personnes impulsives et agitées. Ils peuvent être confrontés à des changements brusques et à un idéalisme excessif. Ce remède peut aider à traiter leur tendance à choquer et à atténuer leur résistance à l'autorité.

Arsenicum Album : Les personnes traitées par Arsenicum Album peuvent être agitées et impatientes face à la routine. Elles peuvent être aux prises avec un comportement excentrique et des tendances perturbatrices. Ce remède peut traiter leur imprévisibilité et atténuer leur excès d'idéalisme.

Ignatia : Ignatia convient aux personnes qui ont des difficultés à s'engager et qui peuvent faire preuve d'agitation. Ils peuvent être confrontés à un comportement impulsif et à un excès d'idéalisme. Ce remède peut les aider à se déconnecter de leurs émotions et à atténuer leur tendance à la provocation.

Nux Vomica : Les personnes souffrant de Nux Vomica peuvent manifester de l'impatience face à la routine et de l'agitation. Ils peuvent avoir du mal à supporter les changements brusques et l'impulsivité. Ce remède peut traiter leur résistance à l'autorité et atténuer leur idéalisme excessif.

Natrum Muriaticum : Natrum Muriaticum convient aux personnes qui ont tendance à provoquer et à s'agiter. Ils peuvent être confrontés à un comportement excentrique et à l'impulsivité. Ce remède peut les aider à se déconnecter de leurs émotions et à atténuer leur résistance à l'autorité.

Lachesis : Les personnes Lachesis peuvent ressentir de l'impatience face à la routine et de l'agitation. Elles peuvent être confrontées à des changements brusques et à un comportement excentrique. Ce remède peut remédier à leur tendance à choquer ou à provoquer et atténuer leur idéalisme excessif.

Soufre : Sulphur convient à ceux qui sont impulsifs et qui peuvent lutter contre l'agitation. Ils peuvent avoir des tendances perturbatrices et un comportement excentrique. Ce remède peut les aider à faire face à leur résistance à l'autorité et à atténuer leur idéalisme excessif.

Caractéristiques difficiles de Neptune :

Illusions, délires, fuite, confusion, tromperie, désorganisation, vulnérabilité à la dépendance, idéaux irréalistes, sensibilité excessive, manque de limites, abnégation, tendance à éviter la confrontation, idéalisation des autres, perception trouble, troubles émotionnels, manque de concentration.

Remèdes homéopathiques pour les caractéristiques difficiles de Neptune :

Natrum Muriaticum : Les personnes Muriaticum peuvent être confrontées à une sensibilité excessive et à un manque de limites. Elles peuvent éprouver de la confusion et être vulnérables à la dépendance. Ce remède peut remédier à leur tendance à éviter la confrontation et atténuer leurs préférences idéalisantes.

Pulsatilla : Pulsatilla convient aux personnes qui ont une sensibilité excessive et qui peuvent lutter contre la confusion. Ils peuvent faire preuve d'idéaux irréalistes et d'un manque de limites. Ce remède peut aider à traiter leur tendance à éviter la confrontation et à atténuer leur vulnérabilité à la dépendance.

Arsenicum Album : Les personnes souffrant d'Arsenicum Album peuvent éprouver de la confusion et des idéaux irréalistes. Ils peuvent être confrontés à une sensibilité excessive et à l'abnégation. Ce remède peut traiter leurs troubles émotionnels et atténuer leur manque de limites.

Sépia : Sepia convient aux personnes qui manquent de limites et peuvent être confrontées à la confusion. Ils peuvent éprouver des troubles émotionnels et une sensibilité excessive. Ce remède peut les aider à surmonter leur vulnérabilité à la dépendance et à atténuer leur tendance à idéaliser les autres.

Lachesis : Les personnes Lachesis peuvent être confrontées à des idéaux irréalistes et à un manque de limites. Ils peuvent être confrontés à une sensibilité excessive et à l'abnégation. Ce remède peut remédier à leur perception trouble et atténuer leur tendance à éviter la confrontation.

Stramonium : Stramonium convient aux personnes qui sont confuses et qui peuvent être confrontées à un manque de limites. Ils peuvent éprouver des troubles émotionnels et être vulnérables à la dépendance. Ce remède peut aider à lutter contre leur tendance à idéaliser les autres et à atténuer leurs illusions.

Acide phosphorique : Les personnes souffrant d'acide phosphorique peuvent être désorganisées et confuses. Elles peuvent être confrontées à un manque de concentration et à une vulnérabilité à la dépendance. Ce remède peut traiter leur tendance à s'échapper et atténuer leur perception trouble.

Cannabis Indica : Cannabis Indica convient aux personnes qui sont confuses et qui peuvent être confrontées à un manque de limites. Ils peuvent faire l'expérience de la désorganisation et de la vulnérabilité à la dépendance. Ce remède peut les aider à faire face à leurs tendances à l'évasion et à atténuer leurs idéaux irréalistes.

Caractéristiques difficiles de Pluton :

Obsessions, luttes de pouvoir, problèmes de contrôle, peur de la vulnérabilité, émotions intenses, ressentiment, bouleversements transformationnels, manipulation, comportement destructeur, entêtement, peur du changement, difficulté à lâcher prise, fixations, besoin de secret, peurs profondes.

Remèdes homéopathiques pour les caractéristiques difficiles de Pluton :

Lachesis : Les personnes Lachesis peuvent être confrontées à des luttes de pouvoir et à des problèmes de contrôle. Elles peuvent avoir peur de la vulnérabilité et des émotions intenses. Ce remède peut traiter leur tendance à la manipulation et soulager leur anxiété face au changement.

Natrum Muriaticum : Natrum Muriaticum convient aux personnes qui ont peur de la vulnérabilité et qui peuvent être confrontées à des fixations. Ils peuvent éprouver du ressentiment et des émotions intenses. Ce remède peut les aider à surmonter leur peur du changement et à atténuer leurs problèmes de contrôle.

Sepia : Sepia convient aux personnes qui ont des difficultés à lâcher prise et qui peuvent être confrontées à des fixations. Ils peuvent éprouver des émotions intenses et des luttes de pouvoir. Ce remède peut les aider à surmonter leur peur de la vulnérabilité et à atténuer leur entêtement.

Thuja Occidentalis : Les personnes atteintes de Thuja Occidentalis peuvent avoir peur de la vulnérabilité et du changement. Elles peuvent être aux prises avec des luttes de pouvoir et des problèmes de contrôle. Ce remède peut aider à répondre à leur besoin de secret et à soulager leurs fixations.

Staphysagria : Staphysagria convient aux personnes qui ont des luttes de pouvoir et qui peuvent avoir peur de la vulnérabilité. Ils peuvent ressentir des émotions intenses et avoir peur du changement. Ce remède peut traiter leur tendance à la manipulation et atténuer leur comportement destructeur.

Arsenicum Album : Les personnes qui utilisent Arsenicum Album peuvent avoir peur de la vulnérabilité et avoir des problèmes de contrôle. Elles peuvent être aux prises avec des émotions intenses et des luttes de pouvoir. Ce remède peut aider à répondre à leur besoin de secret et à soulager leurs fixations.

Carcinosinum : Carcinosinum convient aux personnes qui ont peur de la vulnérabilité et du changement. Ils peuvent être aux prises avec des obsessions et des problèmes de contrôle. Ce remède peut traiter leurs peurs profondes et atténuer leurs tendances à la manipulation.

Ignatia : Les personnes Ignatia peuvent ressentir des émotions intenses et avoir du mal à lâcher prise. Elles peuvent être confrontées à la peur de la vulnérabilité et à des luttes de pouvoir. Ce remède peut aider à traiter leur ressentiment et à soulager leurs fixations.

Chiron :

Caractéristiques difficiles : Blessures, Insécurité, Douleurs émotionnelles profondes, Sentiments d'inadéquation, Traumatismes non guéris, Vulnérabilités.

Remèdes homéopathiques : Chiron représentant les blessures et la guérison, il n'y a pas de corrélation directe avec les remèdes homéopathiques. Un travail de guérison et des thérapies seraient plus appropriés.

Cérès :

Caractéristiques difficiles : Dépendance, excès de soins, Perception d'une perte de contrôle, Manipulation émotionnelle, Difficulté à trouver l'équilibre.

Remèdes homéopathiques : Ceres est associé à l'éducation et à la subsistance. Les remèdes qui favorisent l'équilibre émotionnel, tels que Natrum Muriaticum ou Pulsatilla, peuvent donc s'avérer utiles.

Junon :

Caractéristiques difficiles : Codépendance, attachements malsains, difficulté à s'affirmer dans les relations, peur de la trahison.

Remèdes homéopathiques : Les thèmes de Junon sont principalement axés sur les relations, donc les remèdes qui traitent de la communication et de l'équilibre émotionnel, comme Ignatia ou Natrum Muriaticum, peuvent être envisagés.

Pallas Athéna :

Caractéristiques difficiles : Réflexion excessive, paralysie analytique, difficulté à trouver des solutions créatives, manque de réflexion stratégique.

Remèdes homéopathiques : Pallas Athena est associée à la sagesse et à la stratégie. Les remèdes qui favorisent la clarté mentale et la concentration, tels que Lycopodium ou Nux Vomica, peuvent donc s'avérer utiles.

Vesta :

Caractéristiques difficiles : Accro au travail, trop d'engagement dans les tâches, difficulté à maintenir l'équilibre entre le travail et la vie privée, négligence des besoins personnels.

Remèdes homéopathiques : Les thèmes de Vesta sont liés au dévouement et à la concentration. Les remèdes qui traitent de l'équilibre et de la gestion du stress, comme Sepia ou Aurum, peuvent donc être envisagés.

Nœud Nord :

Caractéristiques difficiles : Résistance à la croissance, stagnation, peur du changement, rester dans sa zone de confort, éviter les leçons de vie.

Remèdes homéopathiques : Le Nœud Nord représente le chemin de la croissance, donc les remèdes qui soutiennent l'adaptabilité et l'acceptation du changement, comme Arsenicum Album ou Lachesis, peuvent être pertinents.

Clause de non-responsabilité : Toutes les informations relatives à la médecine homéopathique doivent être considérées comme un simple divertissement. Aucun conseil médical n'a été donné de quelque manière que ce soit. Si vous avez des inquiétudes concernant votre santé, veuillez contacter un professionnel de la santé qualifié de votre choix.

Liste complète des caractéristiques difficiles de chaque signe et des remèdes qui pourraient aider à résoudre ces caractéristiques difficiles et la symptomatologie.

Caractéristiques difficiles du Bélier :

Impulsivité, impatience, insouciance, tempérament rapide, prise de décision impulsive, égocentrisme, manque de considération pour les autres, nature compétitive, agitation, difficulté à aller jusqu'au bout, agressivité, tendance à se lancer dans l'action sans réfléchir, faible capacité d'écoute, entêtement, comportement autoritaire, manque de patience, besoin de stimulation constante, tendance à ignorer les conséquences, besoin de gratification instantanée.

Remèdes homéopathiques pour les caractéristiques du Bélier :

Belladonna : Les personnes Belladonna peuvent être impulsives et avoir un tempérament rapide. Elles peuvent faire preuve d'agressivité et d'un manque de patience. Ce remède peut les aider à surmonter leur tendance à se lancer dans l'action sans réfléchir et leur besoin de gratification instantanée.

Lycopodium : Lycopodium convient aux personnes qui ont l'esprit de compétition et qui peuvent être égocentriques. Ils peuvent prendre des décisions impulsives et avoir un comportement autoritaire. Ce remède peut traiter leur impatience et leur tendance à ignorer les conséquences.

Nux Vomica : Les personnes souffrant de Nux Vomica peuvent avoir un tempérament rapide et être impatientes. Ils peuvent être agressifs et compétitifs, et manquent souvent de patience. Ce remède peut aider à traiter l'impulsivité et la tendance à se lancer dans l'action sans réfléchir.

Bryonia : Les personnes souffrant de Bryonia peuvent être impatientes et égocentriques. Elles peuvent se montrer agressives et compétitives. Ce remède peut les aider à prendre des décisions impulsives et à satisfaire leur besoin de gratification instantanée.

Chamomilla : Chamomilla convient à ceux qui ont un tempérament rapide et qui peuvent être égocentriques. Ils peuvent faire preuve d'agitation et d'agressivité. Ce remède peut aider à traiter leur comportement impulsif.

Caractéristiques difficiles du Taureau :

Entêtement, résistance au changement, tendances matérialistes, possessivité, attachement au confort, inflexibilité, paresse, résistance aux idées nouvelles, difficulté à s'adapter au changement, excès de gourmandise, réticence à prendre des risques, importance excessive de la routine, attachement excessif aux possessions, difficulté à lâcher prise, peur du changement, stagnation, opinions rigides, importance excessive du confort physique, résistance au changement, difficulté à embrasser de nouvelles expériences.

Remèdes homéopathiques pour les caractéristiques du Taureau :

Calcarea Carbonica : Les individus peuvent faire preuve d'entêtement et de résistance au changement. Ils ont tendance à être matérialistes et possessifs. Ce remède peut aider à remédier à leur inflexibilité et à l'importance excessive qu'ils accordent au confort physique.

Lycopodium : Convient à ceux qui ont des opinions rigides et peuvent être possessifs. Ils peuvent avoir des tendances matérialistes et résister aux idées nouvelles. Ce remède peut remédier à leur inflexibilité et à leur peur du changement.

Nux Vomica : Les individus peuvent être confrontés à l'entêtement et à la possessivité. Ils peuvent résister au changement et avoir des difficultés à s'adapter. Ce remède peut aider à lutter contre la rigidité et l'importance excessive accordée à la routine.

Pulsatilla : Les individus peuvent faire preuve d'attachement au confort et de possessivité. Elles peuvent résister aux idées nouvelles et avoir du mal à lâcher prise. Ce remède peut remédier à leur réticence à prendre des risques et à leur peur du changement.

Bryonia : Convient à ceux qui ont des tendances inflexibles et matérialistes. Ils peuvent faire preuve de possessivité et d'attachement au confort. Ce remède peut les aider à surmonter leur résistance aux idées nouvelles et à mettre l'accent sur la routine.

Sepia : Ces personnes peuvent être confrontées à l'attachement au confort et à la possessivité. Ils peuvent résister au changement et avoir du mal à lâcher prise. Ce remède peut aider à traiter leur inflexibilité et l'importance excessive qu'ils accordent au confort physique.

Ignatia : Ces personnes peuvent faire preuve de résistance au changement et de possessivité. Elles peuvent lutter contre l'inflexibilité et l'attachement au confort. Ce remède peut remédier à leur difficulté d'adaptation et à leur peur du changement.

Silicea : Convient à ceux qui ont des opinions rigides et peuvent être possessifs. Ils peuvent avoir des tendances matérialistes et résister aux idées nouvelles. Ce remède peut aider à remédier à leur inflexibilité et à l'importance excessive qu'ils accordent au confort physique.

Remèdes homéopathiques pour les caractéristiques du Taureau :

Les individus Calcarea Carbonica peuvent faire preuve d'entêtement et de résistance au changement. Ils ont tendance à être matérialistes et possessifs. Ce remède peut les aider à faire face à leur inflexibilité et à l'importance excessive qu'ils accordent au confort physique.

Lycopodium : Lycopodium convient à ceux qui ont des opinions rigides et peuvent être possessifs. Ils peuvent avoir des tendances matérialistes et résister aux idées nouvelles. Ce remède peut remédier à leur inflexibilité et à leur peur du changement.

Nux Vomica : Les personnes souffrant de Nux Vomica peuvent être confrontées à l'entêtement et à la possessivité. Elles peuvent résister au changement et avoir des difficultés à s'adapter. Ce remède peut les aider à surmonter leur rigidité et l'importance excessive qu'elles accordent à la routine.

Pulsatilla : Les personnes atteintes de Pulsatilla peuvent faire preuve d'attachement au confort et de possessivité. Elles peuvent résister aux idées nouvelles et avoir du mal à lâcher prise. Ce remède peut remédier à leur réticence à prendre des risques et à leur peur du changement.

Bryonia : Bryonia convient aux personnes qui ont des tendances inflexibles et matérialistes. Ils peuvent faire preuve de possessivité et d'attachement au confort. Ce remède peut les aider à surmonter leur résistance aux idées nouvelles et à mettre l'accent sur la routine.

Sépia : Les personnes sépia peuvent être confrontées à l'attachement au confort et à la possessivité. Elles peuvent résister au changement et avoir du mal à lâcher prise. Ce remède peut les aider à faire face à leur inflexibilité et à l'importance excessive qu'elles accordent au confort physique.

Ignatia : Les personnes Ignatia peuvent faire preuve de résistance au changement et de possessivité. Elles peuvent lutter contre l'inflexibilité et l'attachement au confort. Ce remède peut remédier à leur difficulté d'adaptation et à leur peur du changement.

Silicea : Silicea convient à ceux qui ont des opinions rigides et qui peuvent être possessifs. Ils peuvent avoir des tendances matérialistes et résister aux idées nouvelles. Ce remède peut aider à remédier à leur inflexibilité et à l'importance excessive qu'ils accordent au confort physique.

Caractéristiques difficiles des Gémeaux :

Agitation, superficialité, incohérence, tendance aux commérages, difficulté à se concentrer, énergie dispersée, impatience, impulsivité, manque de suivi, nervosité, relations superficielles, tendance à sauter d'un sujet à l'autre, importance excessive accordée aux activités intellectuelles, manque d'engagement, courte durée d'attention, difficulté à prendre des décisions, instabilité, tendance à l'exagération, importance excessive accordée aux relations sociales, difficulté à s'en tenir à une tâche, mépris des détails pratiques.

Remèdes homéopathiques pour les caractéristiques des Gémeaux :

Pulsatilla : Les personnes souffrant de Pulsatilla peuvent faire preuve d'agitation et de superficialité. Ils peuvent être confrontés à l'incohérence et à une énergie dispersée. Ce remède peut les aider à faire face à leur instabilité et à leur tendance à sauter d'un sujet à l'autre.

Natrum Muriaticum : Natrum Muriaticum convient aux personnes qui ont une courte durée d'attention et qui peuvent être impatientes. Ils peuvent faire preuve de nervosité et d'impulsivité. Ce remède peut les aider à faire face à leur énergie dispersée et à leur difficulté à se concentrer.

Lycopodium : Les personnes qui utilisent Lycopodium peuvent avoir des problèmes d'incohérence et de manque de suivi. Elles peuvent être commères et avoir une approche superficielle. Ce remède peut remédier à leur instabilité et à l'importance excessive qu'elles accordent aux activités intellectuelles.

Nux Vomica : Nux Vomica convient aux personnes impatientes et impulsives. Ils peuvent être confrontés à un manque de suivi et à une énergie dispersée. Ce remède peut les aider à faire face à leur manque d'attention et à leur tendance à l'exagération.

Silicea : Les personnes souffrant de Silicea peuvent avoir des difficultés à se concentrer et faire preuve d'incohérence. Ils peuvent lutter contre l'agitation et l'impatience. Ce remède peut les aider à faire face à leur énergie dispersée et à leur tendance à sauter d'un sujet à l'autre.

Gelsemium : Gelsemium convient à ceux qui ont une courte durée d'attention et qui peuvent être impatients. Ils peuvent faire preuve de nervosité et d'un manque de suivi. Ce remède peut les aider à faire face à leur instabilité et à leur difficulté à se concentrer.

Sepia : Les personnes Sepia peuvent être confrontées à l'incohérence et au manque de suivi. Elles peuvent être commères et avoir une approche superficielle. Ce remède peut remédier à leur instabilité et à l'importance excessive qu'elles accordent aux relations sociales.

Chamomilla : Chamomilla convient aux personnes impatientes et impulsives. Ils peuvent avoir des problèmes de nervosité et d'énergie dispersée. Ce remède peut les aider à faire face à leur manque d'attention et à leur tendance à l'exagération.

Caractéristiques difficiles du cancer :

Hyperémotivité, humeur maussade, attachement, surprotection, difficulté à oublier le passé, soins au point de se négliger, sensibilité à la critique, peur du rejet, évitement de la confrontation, sautes d'humeur, attachement au confort, tendance à se replier dans sa coquille, hypersensibilité, réticence à montrer sa vulnérabilité, difficulté à fixer des limites, manipulation émotionnelle, peur d'être blessé, difficulté à exprimer ses émotions, excès de nostalgie.

Remèdes homéopathiques pour les caractéristiques du cancer :

Les personnes souffrant de Pulsatilla peuvent être d'humeur changeante et se cramponner. Ils peuvent être excessivement émotifs et sensibles aux critiques. Ce remède peut aider à remédier à leur attachement au confort et à leur tendance à se renfermer dans leur coquille.

Natrum Muriaticum convient à ceux qui ont du mal à oublier le passé et qui sont peut-être trop sensibles. Ils peuvent être repliés sur eux-mêmes et craindre d'être rejetés. Ce remède peut les aider à surmonter leur réticence à se montrer vulnérables et leur tendance à éviter la confrontation.

Les personnes Ignatia peuvent être confrontées à des sautes d'humeur et à une sensibilité à la critique. Elles peuvent avoir des difficultés à fixer des limites et craindre d'être blessées. Ce remède peut les aider à faire face à leurs hauts et bas émotionnels et à leur tendance à se replier sur elles-mêmes.

Sepia convient à ceux qui ont du mal à oublier le passé et qui peuvent être surprotecteurs. Ils peuvent lutter contre la manipulation émotionnelle et éviter la confrontation. Ce remède peut aider à traiter leur sensibilité et leur réticence à se montrer vulnérables.

Caractéristiques difficiles du Lion :

Centrage sur l'ego, comportement de recherche d'attention, arrogance, besoin de validation constante, fierté excessive, égocentrisme, tendance à dominer, entêtement, résistance à la critique, comportement autoritaire, tendances dramatiques, désir d'admiration, réticence à partager les feux de la rampe, difficulté à reconnaître les défauts, intolérance à l'opposition, importance excessive de l'apparence, tendance à être autoritaire, impatience avec les autres, difficulté à faire preuve d'humilité, tendance à être exigeant.

Remèdes homéopathiques pour les caractéristiques du Lion :

Les personnes atteintes de Lycopodium peuvent faire preuve d'égocentrisme et d'un comportement de recherche d'attention. Ils peuvent être arrogants et avoir besoin d'être constamment validés. Ce remède peut aider à lutter contre leur égocentrisme et leur tendance à dominer.

Nux Vomica convient à ceux qui ont tendance à être autoritaires et à résister à la critique. Ils peuvent être impatients avec les autres et avoir des tendances dramatiques. Ce remède peut aider à traiter leur comportement autoritaire et leur besoin de validation constante.

Les personnes qui utilisent Staphysagria peuvent être confrontées à un orgueil excessif et à un égocentrisme. Elles peuvent avoir des difficultés à reconnaître leurs défauts et à résister aux critiques. Ce remède peut les aider à faire face à leur arrogance et à leur tendance à dominer.

Belladonna convient à ceux qui ont une tendance dramatique et un désir d'admiration. Ils peuvent être impatients avec les autres et ont besoin d'être constamment validés. Ce remède peut aider à traiter leur comportement de recherche d'attention et leur tendance à être autoritaire.

Caractéristiques difficiles de la Vierge :

Perfectionnisme, surcritique, pointilleux, tendances obsessionnelles compulsives, anxieux, inquiet, hyper concentré sur les détails, difficulté à voir la situation dans son ensemble, suranalyse, jugement, autocritique, doute de soi, inflexibilité, attentes rigides, peur de l'échec, ordre excessif, prédisposition aux problèmes de santé, Tendance hypocondriaque, Accent excessif sur la propreté, Sceptique, Submergé par les détails, Difficulté à déléguer, Micromanagement, Tendance à s'inquiéter pour les autres, Difficulté à exprimer ses émotions, Répression des émotions, Difficulté à lâcher prise, Peur de l'imperfection, Accent excessif sur la routine, Besoin de contrôle, Attachement excessif aux possessions.

Remèdes homéopathiques pour les caractéristiques de la Vierge :

Natrum Muriaticum : Les individus peuvent faire preuve de perfectionnisme et de tendances obsessionnelles compulsives. Elles suppriment leurs émotions et ont peur de l'imperfection. Ce remède peut aider à traiter leur nature autocritique et la tension intérieure qu'elles ressentent.

Arsenicum Album Convient à ceux qui sont pessimistes et qui ont peur de l'échec. Ils peuvent être des bourreaux de travail et réprimer leurs émotions. Ce remède peut les aider à lutter contre leur anxiété et l'importance excessive qu'ils accordent à la réussite matérielle.

Lycopodium Les individus peuvent être trop critiques et porter des jugements. Elles peuvent avoir des attentes rigides et craindre la critique. Ce remède peut aider à lutter contre le doute de soi et la tendance à la microgestion.

Calcarea Carbonica Convient à ceux qui ont peur du changement et ont du mal à se détendre. Ils peuvent être trop responsables et réprimer leurs émotions. Ce remède peut les aider à surmonter leur anxiété et leur tendance à s'isoler.

Pulsatilla Convient à ceux qui ont du mal à lâcher prise et craignent le chaos. Ils ont tendance à réprimer leurs émotions et à craindre la critique. Ce remède peut aider à répondre à leur besoin d'expression émotionnelle et à leur tendance à se martyriser.

Sepia Les personnes peuvent être confrontées à l'attachement au confort et à la possessivité. Elles peuvent résister au changement et avoir du mal à lâcher prise. Ce remède peut les aider à faire face à leur rigidité et à l'importance excessive qu'elles accordent au confort physique.

Ignatia Les individus peuvent faire preuve de résistance au changement et de possessivité. Elles peuvent lutter contre l'inflexibilité et l'attachement au confort. Ce remède peut remédier à leur difficulté d'adaptation et à leur peur du changement.

Silicea Convient à ceux qui ont des opinions rigides et peuvent être possessifs. Ils peuvent avoir des tendances matérialistes et résister aux idées nouvelles. Ce remède peut aider à remédier à leur inflexibilité et à l'importance excessive qu'ils accordent au confort physique.

Les caractéristiques difficiles de la Balance :

Indécision, tendance à plaire aux gens, difficulté à s'affirmer, évitement des conflits, besoin d'harmonie à tout prix, superficialité, importance excessive de l'apparence, réticence à faire des vagues, tendance à compromettre ses besoins personnels, peur du rejet, importance excessive des partenariats, difficulté à prendre des décisions, tendance à être passif-agressif, réticence à affronter les situations difficiles, tendance à être diplomate au point d'être malhonnête, difficulté à fixer des limites, attachement excessif à l'opinion des autres.

Remèdes homéopathiques pour les caractéristiques de la Balance :

Pulsatilla Les individus peuvent être confrontés à l'indécision et à des tendances à plaire aux gens. Elles ont tendance à éviter les conflits et ont du mal à s'affirmer. Ce remède peut aider à répondre à leur besoin d'harmonie et à leur tendance à faire des compromis sur leurs besoins personnels.

Sepia Convient à ceux qui ont des difficultés à s'affirmer et à éviter les conflits. Ils peuvent être confrontés à un attachement excessif à l'opinion des autres et à une tendance à compromettre leurs besoins personnels. Ce remède peut les aider à faire face à leur réticence à affronter des situations difficiles.

Lycopodium Les individus peuvent faire preuve d'indécision et de superficialité. Elles peuvent avoir peur d'être rejetées et éviter les conflits. Ce remède peut les aider à surmonter leur réticence à faire des vagues et à accorder trop d'importance à l'apparence.

Natrum Muriaticum Convient à ceux qui ont des difficultés à s'affirmer et qui ont besoin d'harmonie à tout prix. Ils peuvent être confrontés à la superficialité et à l'évitement des conflits. Ce remède peut les aider à faire face à leur réticence à affronter des situations difficiles et à leur tendance à compromettre leurs besoins personnels.

Caractéristiques difficiles du Scorpion :

Intensité, Obsession, Tendances secrètes, Méfiance, Comportement manipulateur, Jalousie, Peur de la vulnérabilité, Tendance à la rancune, Difficulté à pardonner, Blessures émotionnelles profondes, Besoin de contrôle, Entêtement, Tendance à l'autodestruction, Vindicte, Comportement compulsif, Peur de la trahison, Difficulté à lâcher prise, Rancune, Désir de pouvoir et de contrôle, Volatilité émotionnelle.

Remèdes homéopathiques pour les caractéristiques du Scorpion :

Lachesis Les individus peuvent faire preuve d'intensité et de tendances secrètes. Elles peuvent être confrontées à un comportement manipulateur et à la méfiance. Ce remède peut aider à répondre à leur besoin de contrôle et à leur peur de la vulnérabilité.

Nux Vomica Convient à ceux qui sont autodestructeurs et vindicatifs. Ils peuvent avoir un comportement intense et être rancuniers. Ce remède peut les aider à surmonter leur peur de la trahison et leur besoin de contrôle.

Sepia Les individus peuvent être confrontés à des blessures émotionnelles profondes et à la peur de la vulnérabilité. Elles peuvent avoir des difficultés à pardonner et avoir des tendances au secret. Ce remède peut aider à répondre à leur désir de pouvoir et de contrôle.

Staphysagria Convient à ceux qui ont tendance à s'autodétruire et à garder rancune. Ils peuvent avoir un comportement intense et des tendances à la manipulation. Ce remède peut les aider à surmonter leur peur de la vulnérabilité et leur besoin de contrôle.

Caractéristiques difficiles du Sagittaire :

Agitation, Impulsivité, Excès de confiance, Tendance à l'exagération, Impatience, Manque d'engagement, Difficulté à se concentrer, Idéalisme excessif, Tendance à être direct au point de manquer de respect, Importance excessive de la liberté, Mépris des détails, Agitation, Difficulté à s'en tenir aux plans, Tendance à fuir les responsabilités, Manque de tact, Prise de décision impulsive, Insouciance, Suivi incohérent, Tendance à se faire plaisir, Impatience avec la routine.

Remèdes homéopathiques pour les caractéristiques du Sagittaire :

Nux Vomica Les individus peuvent faire preuve d'agitation et d'impatience. Elles peuvent être confrontées à l'impulsivité et au manque d'engagement. Ce remède peut les aider à faire face à leur tendance à l'exagération et à leur difficulté à s'en tenir à leurs projets.

Pulsatilla Convient à ceux qui ont des difficultés à se concentrer et qui manquent d'engagement. Ils peuvent faire preuve d'agitation et d'impulsivité. Ce remède peut les aider à faire face à leur tendance à fuir les responsabilités et à accorder trop d'importance à la liberté.

Sulfur Les personnes peuvent avoir des problèmes d'agitation et de manque d'engagement. Ils peuvent faire preuve d'impatience et de mépris pour les détails. Ce remède peut aider à résoudre leur tendance à faire des excès et leur difficulté à s'en tenir aux plans.

Lycopodium Convient à ceux qui sont impulsifs et ont tendance à exagérer. Ils peuvent être confrontés à l'impatience et au manque d'engagement. Ce remède peut les aider à faire face à leur manque de tact et à l'importance excessive qu'ils accordent à la liberté.

Caractéristiques du Capricorne

Perfectionnisme, tendance à être un bourreau de travail, pessimisme, importance excessive accordée au statut et à la réputation, peur de l'échec, suppression des émotions, difficulté à demander de l'aide, rigidité et discipline, difficulté à exprimer sa vulnérabilité, cynisme, tendance à la dépression, importance excessive accordée à la réussite matérielle, difficulté à se détendre, autocritique sévère, distanciation, difficulté à accepter le changement, sur-responsabilité, ambition menant à l'épuisement professionnel, contrôle excessif de soi.

Remèdes homéopathiques pour les caractéristiques ci-dessus.

Aurum metallicum (Or) : Ce remède est souvent indiqué pour les personnes ambitieuses, axées sur le succès et sujettes à une profonde dépression si elles ont l'impression d'avoir échoué. Il est également utile pour les personnes qui répriment leurs émotions et craignent l'échec.

Calcarea carbonica (carbonate de calcium) : Utile pour les personnes qui sont travailleuses, assidues et qui ont peur du changement. Ces personnes peuvent également être trop responsables et avoir du mal à se détendre.

Nux vomica : Indiqué pour les personnes accros au travail et très ambitieuses. Ils peuvent être excessivement compétitifs, enclins à l'épuisement professionnel et avoir du mal à se détendre. Ils peuvent également être très critiques et irritables.

Silicea (Silice) : Les personnes perfectionnistes ont peur de l'échec et sont très rigides. Elles peuvent également avoir tendance à réprimer leurs émotions.

Kali carbonicum (carbonate de potassium) : Utile pour les personnes qui sont rigides dans leurs routines et disciplines et qui peuvent être trop responsables.

Staphysagria : Souvent utilisé pour les personnes qui suppriment leurs émotions, en particulier après s'être senties humiliées ou embarrassées. Il est également utile pour les personnes qui ont des difficultés à exprimer leur vulnérabilité.

Natrum muriaticum (sel commun) : Ce remède est destiné aux personnes qui ont du mal à exprimer leurs émotions et qui peuvent les refouler, ce qui les rend distantes ou leur donne un sentiment d'isolement.

Arsenicum album : Ce remède peut être utile à ceux qui sont anxieux au sujet de leur sécurité, trop préoccupés par l'ordre et la perfection, et qui peuvent être très critiques.

Lycopodium (Club moss) : Utile pour ceux qui sont trop préoccupés par leur réputation et qui ont peur de l'échec. Ils peuvent se montrer courageux mais se sentent intérieurement peu sûrs d'eux.

Caractéristiques du Sagittaire

Agitation, impulsivité, excès de confiance, tendance à exagérer, impatience, manque d'engagement, difficulté à se concentrer, idéalisme excessif, tendance à être brutal au point de manquer de respect, trop grande importance accordée à la liberté, mépris des détails, agitation, difficulté à s'en tenir aux plans, tendance à fuir les responsabilités, manque de tact, prise de décision impulsive, insouciance, suivi incohérent, tendance à se faire plaisir, impatience face à la routine.

Remèdes homéopathiques pour les caractéristiques du Sagittaire

Nux Vomica : S'attaquant à l'agitation et à l'impatience, ce remède aide à gérer l'impulsivité et les problèmes d'engagement tout en réduisant les tendances à l'exagération.

Pulsatilla : Convient à ceux qui ont des difficultés à se concentrer et à s'engager, Pulsatilla aide à gérer l'agitation et l'impulsivité, en favorisant la responsabilité.

Soufre : Pour les personnes qui luttent contre l'agitation et l'engagement, Sulphur aide à gérer l'impatience et à améliorer l'attention aux détails.

Lycopodium : En accord avec les tendances à l'impulsivité et à l'exagération, Lycopodium encourage l'engagement et gère l'impatience, favorisant ainsi une communication plus réfléchie.

Remèdes homéopathiques pour les caractéristiques du Capricorne :

Natrum Muriaticum : Ce remède traite les émotions réprimées, le pessimisme, l'isolement et le matérialisme. Il peut aider les individus à trouver un équilibre émotionnel et à se connecter plus ouvertement avec les autres.

Arsenicum Album : Pour ceux qui sont des bourreaux de travail, qui luttent contre le pessimisme et qui ont peur de l'échec. Ce remède les aide à gérer leur ambition et leurs tendances au perfectionnisme.

Lycopodium : Ce remède est utile pour les personnes qui ont des tendances au pessimisme et au surmenage. Il favorise l'autocompassion et atténue l'autocritique sévère.

Calcarea Carbonica : Pour les personnes qui s'isolent par peur de l'échec. Ce remède aide à équilibrer le travail et la détente, en réduisant la discipline rigide.

Pulsatilla : Pour les émotions réprimées et l'isolement, ce remède encourage la vulnérabilité et la recherche d'aide, diminuant ainsi la peur de montrer sa faiblesse.

Sepia : Gérant l'excès de responsabilité et la résistance au changement, Sepia favorise la flexibilité émotionnelle et réduit la peur de se montrer vulnérable.

Nux Vomica : Pour les bourreaux de travail enclins à l'isolement, Nux Vomica aide à relâcher le contrôle excessif de soi et la peur de l'échec, favorisant ainsi des limites plus saines entre vie professionnelle et vie privée.

Causticum : S'attaquant aux émotions refoulées et au pessimisme, ce remède encourage l'adaptabilité et l'ouverture au changement.

Caractéristiques difficiles du Verseau :

L'éloignement, le détachement émotionnel, la difficulté à se connecter personnellement, l'arrogance intellectuelle, le comportement excentrique, la rébellion, les luttes de conformité, la distance émotionnelle, l'isolement, les luttes avec l'intimité, le centrage sur les idées, la communication impersonnelle, le mépris de la tradition, l'imprévisibilité, la difficulté à exprimer ses sentiments, l'indépendance excessive, l'entêtement, les opinions fixes, la difficulté à former des relations, le rejet de la vulnérabilité émotionnelle.

Remèdes homéopathiques pour les caractéristiques du Verseau :

Lachesis : S'attaquant à la distanciation et au détachement émotionnel, Lachesis favorise l'établissement de liens profonds et l'ouverture émotionnelle.

Pulsatilla : Pour ceux qui luttent contre le manque de liens personnels et le détachement émotionnel, Pulsatilla encourage l'expression des sentiments et la recherche d'un soutien émotionnel.

Phosphorus : Ce remède s'attaque à la distance émotionnelle et au comportement excentrique, favorisant une expression émotionnelle équilibrée et un sens plus fort de soi.

Nux Vomica : S'attaquant aux luttes de conformité et à l'arrogance intellectuelle, Nux Vomica encourage la coopération et l'ouverture à diverses perspectives.

Sepia : Pour les personnes qui s'isolent émotionnellement, Sepia favorise l'établissement de relations plus profondes et l'acceptation de la connexion émotionnelle.

Lycopodium : Favorisant les liens personnels et le détachement émotionnel, Lycopodium aide à gérer l'entêtement et encourage l'ouverture d'esprit.

Natrum Muriaticum : Ce remède aide à exprimer les sentiments et à traiter le détachement émotionnel, aidant ainsi les personnes du Verseau à trouver un équilibre émotionnel.

Silicea : Ce remède, qui s'attaque à la distanciation et à l'isolement émotionnel, favorise l'établissement de relations significatives et la création de liens personnels.

Caractéristiques difficiles des Poissons :

Evasion, idéalisme irréaliste, émotivité excessive, vulnérabilité aux influences, difficultés à établir des limites, tendance au martyre, crédulité, confusion réalité-illusion, manque de direction, auto-sabotage, mentalité de victime, empathie excessive, tendance à la dépendance, évitement de la confrontation, difficulté à dire non, trop grande importance accordée à la connexion émotionnelle, complaisance envers les gens, difficultés à s'affirmer, perte de soi dans les autres.

Remèdes homéopathiques pour les caractéristiques des Poissons :

Natrum Muriaticum : S'attaquant à l'évasion et aux difficultés de délimitation, Natrum Muriaticum aide à établir des limites émotionnelles saines et à réduire la vulnérabilité.

Lycopodium : Pour ceux qui ont un idéalisme peu pratique et une émotivité excessive, Lycopodium aide à trouver une direction pratique et un équilibre émotionnel.

Ignatia : En cas de mentalité de victime et d'empathie excessive, Ignatia favorise la force intérieure et l'autonomie.

Pulsatilla : Pour les personnes qui évitent la confrontation et qui sont trop émotives, Pulsatilla favorise l'établissement de limites saines et la recherche d'un équilibre dynamique.

Phosphorus : Ce remède s'attaque à l'évasion et à la perte de soi dans les autres, aidant les individus à établir leur identité et à trouver leur voie.

Nux Vomica : Nux Vomica s'attaque à l'évitement de la confrontation et aux tendances à plaire aux gens. Il aide l'individu à s'affirmer et à développer sa confiance en soi.

Sepia : Pour ceux qui luttent contre l'affirmation de soi et la vulnérabilité, Sepia encourage l'adoption d'une force personnelle et d'un équilibre émotionnel.

Lachesis : S'adressant à la vulnérabilité et à la sensibilité émotionnelle, Lachesis aide à trouver la clarté au milieu de la confusion émotionnelle et favorise la confiance en soi.

En conclusion, un astrologue très bien formé, qui connaît également les remèdes homéopathiques, pourrait examiner l'astrologie individuelle, c'est-à-dire la carte du ciel, par exemple, et évaluer si une ou plusieurs planètes particulières sont en difficulté, puis se référer aux informations ci-dessus et, grâce à une analyse complète de la symptomatologie individuelle, prescrire un remède pour soulager l'état de l'individu. La même chose s'appliquerait à un signe contesté dans le thème d'une personne, et la même procédure pourrait s'appliquer aux caractéristiques utilisées pour les planètes.

La synergie de l'astrologie et de l'homéopathie : Une approche holistique de la guérison

Dans le domaine de la médecine holistique, l'intégration de diverses modalités a toujours été un sujet d'exploration et d'innovation. Si la prise en charge homéopathique classique est depuis longtemps la pierre angulaire d'un traitement personnalisé, il existe une piste intrigante à considérer : l'intégration des connaissances astrologiques. Ce mariage de deux disciplines anciennes peut amplifier le bien-être des patients et offrir une compréhension plus complète des parcours de santé individuels.

L'astrologie, avec sa compréhension profonde des corps célestes et de leur influence sur la vie humaine, est un guide depuis des siècles. En examinant la position des planètes importantes dans les différents signes, on peut se faire une idée des prédispositions et des tendances d'une personne. Cette base astrologique peut constituer un complément précieux à la prise en charge homéopathique traditionnelle, en enrichissant notre compréhension de la dynamique interne des patients.

L'essence de cette approche réside dans l'étude du placement des planètes et de leurs interactions. En identifiant les planètes significatives dans les différents signes, nous démêlons la tapisserie unique de la constitution d'un individu. L'interaction énergétique entre les planètes et les signes donne naissance à diverses qualités qui, lorsqu'elles sont examinées dans le cadre homéopathique, peuvent donner un aperçu plus approfondi de la constitution du patient et de ses susceptibilités potentielles.

L'examen des aspects planétaires, en particulier ceux qui posent problème, est au cœur de cette exploration. Tout comme en homéopathie, nous cherchons à traiter les déséquilibres, nous cherchons également à identifier les disharmonies énergétiques potentielles dans les schémas célestes. La danse complexe de ces énergies planétaires, combinée aux principes homéopathiques, permet une compréhension globale du paysage mental, émotionnel et physique d'une personne.

Par exemple, le placement du Soleil dans un signe spécifique peut mettre en lumière la vitalité et l'expression de soi. Associé à l'homéopathie, cet éclairage offre des pistes pour traiter les problèmes de santé liés à l'identité et à l'image de soi. De même, la position de la Lune dans un signe révèle des nuances émotionnelles qui, intégrées à l'homéopathie, peuvent guider les traitements visant le bien-être et l'équilibre émotionnels.

Bien entendu, une telle approche ne nie pas l'importance des méthodes homéopathiques traditionnelles ; au contraire, elle les complète. L'astrologie agit comme une couche complémentaire qui renforce notre capacité à percevoir les dimensions subtiles de l'être du patient. En puisant dans les énergies célestes, nous approfondissons notre compréhension de l'état holistique de l'individu.

Cependant, il est essentiel de garder une perspective pragmatique. Cette synthèse de l'astrologie et de l'homéopathie n'est pas un conseil médical. Il s'agit d'un outil de réflexion qui explore l'interconnexion des énergies cosmiques et humaines. Toute personne ayant des problèmes de santé devrait consulter un professionnel de la santé agréé pour obtenir des conseils appropriés.

En conclusion, l'intégration de l'astrologie dans la prise en charge homéopathique classique offre une approche dynamique des soins aux patients. En approfondissant les positions des planètes, leurs aspects et leur interaction énergétique, nous créons une tapisserie plus riche de compréhension. Cette synergie harmonieuse renforce notre capacité à répondre aux besoins des patients de manière holistique, en reconnaissant la danse complexe entre le céleste et l'humain. Alors que nous entamons ce voyage d'exploration, souvenons-nous que la guérison est une entreprise multidimensionnelle et que chaque couche que nous découvrons nous rapproche du cœur du bien-être.

Cette synergie lui permet de répondre intuitivement aux stimuli et défis extérieurs avec courage et détermination. Ses idées inspirantes s'alignent sur son approche proactive, ce qui lui permet de comprendre et de naviguer efficacement dans la dynamique de son environnement.

Ce qui suit est un exemple d'analyse de la carte d'un individu en utilisant à la fois l'homéopathie, les praticiens standards, la méthodologie et les connaissances astrologiques :

Jane Natal Chart Interpretation : An In-Depth Scholarly Analysis avec quelques recommandations de remèdes homéopathiques.

Placements planétaires :

Soleil en Verseau dans la Maison 4

Le Soleil en Verseau de Jane dans la 4ème maison élucide sa propension à l'innovation et à l'originalité, qui s'étend même à la maison et à la famille. La disposition non conventionnelle inhérente au Verseau s'aligne harmonieusement avec sa vision futuriste, menant potentiellement à un domicile doté d'une technologie de pointe ou à une structure familiale qui s'écarte des normes conventionnelles.

Lune en Lion dans la 10e maison

Le placement de la Lune en Lion dans la 10e maison met en lumière le lien émotionnel profond qui unit Jane à sa carrière et à son statut public. La prédilection du Lion pour le dramatisme et le leadership indique un penchant possible pour les vocations qui la propulsent sous les feux de la rampe, où ses expressions émotionnelles trouvent une scène publique.

Mercure en Capricorne dans la 3e maison

Communication Jane adopte un comportement pragmatique et autoritaire grâce à la position de Mercure en Capricorne dans la 3e maison. Son discours fait preuve d'une précision mesurée, reflétant sa prédilection pour une articulation calculée. Cette approche mesurée garantit que ses paroles ont du poids et suscitent le respect.

Vénus en Poissons dans la 5e maison

Les penchants romantiques de Jane sont imprégnés d'un idéalisme rêveur, une caractéristique qui découle du placement de Vénus en Poissons dans la 5e maison. Ses perceptions amoureuses penchent vers l'éthéré, conduisant parfois à l'idéalisation de ses partenaires. Cette position suggère également une profonde affinité pour les arts, qui peut se manifester par une passion ardente pour les formes transcendantes de créativité, telles que la musique ou le cinéma.

Mars en Taureau dans la 6e maison

Occupant la 6e maison, Mars en Taureau symbolise la persévérance inébranlable de Jane dans son travail et ses activités quotidiennes. Ses préférences professionnelles peuvent tendre vers des rôles produisant des résultats palpables, peut-être influencés par son appréciation de la stabilité et son aversion inhérente pour le changement.

Aspects bénéfiques :

Soleil Trine Lune

Le trigone harmonieux entre le Soleil et la Lune confère à Jane une compréhension inhérente entre son moi authentique et le domaine émotionnel. Cet alignement facilite une compréhension naturelle de ses sentiments, lui permettant de communiquer ses émotions avec authenticité et facilité.

Mercure Sextile Vénus

L'aspect sextile unissant Mercure et Vénus embellit les expressions verbales de Jane avec charme et élégance. Cette configuration heureuse lui donne la capacité d'articuler des sentiments amoureux et des mots de gratitude avec éloquence et grâce.

Mars Trine Pluton (en Vierge dans la 9ème Maison)

Le trigone entre Mars et Pluton dénote une formidable motivation et ambition dans le caractère de Jane. Ses actions découlent souvent d'intuitions profondes et d'aspirations transformatrices, la propulsant potentiellement vers des explorations d'une grande profondeur ou des voyages transformateurs.

Aspects difficiles :

Soleil Carré Mars :

Le carré entre le Soleil et Mars révèle des conflits potentiels entre les ambitions de Jane et son identité profonde. S'affirmer sans éclipser sa nature intrinsèque pourrait constituer un défi permanent.

Vénus Opposée à Saturne (en Vierge dans la 9ème Maison) :

L'opposition entre Vénus et Saturne expose Jane à l'intersection des aspirations romantiques et des réalités pragmatiques. Les leçons d'amour peuvent mettre en lumière l'importance de la patience et de l'engagement, même face aux contraintes de la réalité.

Lune en Quinconce avec Neptune (en Scorpion dans la 7ème Maison) :

L'aspect quinconce entre la Lune et Neptune souligne la difficulté de distinguer la fantaisie de la réalité dans les relations intimes. Les expériences émotionnelles de Jane peuvent parfois être piégées par des illusions ou des idées fausses concernant ses partenaires.

Suggestions homéopathiques pour les aspects difficiles :

Pour Soleil Carré Mars :

- Chamomilla : pour apaiser les périodes d'agitation ou d'agressivité accrues.

Pour Vénus Opposée à Saturne :

- Baryta Carbonica : Lorsque les sentiments de restriction ou de retard de l'amour deviennent accablants.

Pour Lune Quinconce Neptune :

- Ignatia : Pour ancrer Jane dans la confusion émotionnelle ou lorsque la réalité semble insaisissable.

Remèdes homéopathiques supplémentaires pour les aspects difficiles :

Pour Soleil Carré Mars :

- Staphysagria : Pour traiter la colère et l'irritabilité réprimées, en favorisant des exutoires plus sains pour s'affirmer.

- Lycopodium : Bénéfique pour renforcer la confiance en soi tout en prévenant les conflits inutiles.

Pour Vénus Opposée à Saturne :

- Natrum Muriaticum : pour lutter contre les sentiments d'isolement et d'étroitesse émotionnelle.

- Lachesis : Pour traiter la jalousie et l'insécurité dans les relations.

Pour la Lune en Quinconce avec Neptune :

- Nux Vomica : Pour favoriser l'ancrage émotionnel et la stabilité.

- Crocus Sativus : Pour faire face aux fluctuations émotionnelles et maintenir la clarté du partenariat.

Perspectives élargies :

La position du Nœud Lunaire Ascendant en Sagittaire dans la 8ème maison suggère que le parcours de Jane s'articule autour d'expériences transformatrices, potentiellement liées à des ressources partagées ou à de profondes révélations spirituelles.

Chiron en Bélier dans la 11ème maison signifie des blessures potentielles liées à la dynamique de groupe. Son parcours de guérison peut impliquer l'affirmation de son individualité dans un cadre collectif.

La Lune Noire Lilith en Cancer dans la 2ème maison implique des luttes liées à l'estime de soi et aux expériences familiales, l'incitant à affirmer sa valeur plus résolument.

Au fur et à mesure que l'on approfondit la tapisserie cosmique complexe tissée dans la carte du ciel de Jane, la perspective scientifique met en lumière l'interaction complexe des énergies planétaires qui façonnent son existence. Cette analyse complète lui permet de naviguer dans les courants célestes de la vie avec une compréhension profonde, guidant son voyage avec sagacité, assurance et une connaissance enrichie de la symphonie cosmique en jeu.

En conclusion :

Ce point culminant de l'exploration traverse les domaines de l'astrologie et de la médecine homéopathique, aboutissant à une réalisation d'une profonde importance. Il est impératif de souligner qu'il ne s'agit pas d'un simple effort intellectuel, mais plutôt d'un lien substantiel qui relie les influences cosmiques au domaine du bien-être.

L'interaction complexe que nous avons disséquée ici transcende le domaine des constructions théoriques. Il s'agit d'une symphonie dynamique orchestrant les rythmes harmonieux de l'univers avec le tissu complexe de la santé humaine. L'astrologie apparaît comme le moyen de dévoiler les schémas qui régissent ce ballet cosmique, éclairant ainsi l'impact profond des corps célestes sur l'existence humaine. Parallèlement, dans le domaine de l'homéopathie, ces résonances cosmiques s'incarnent dans les nuances vibratoires des remèdes.

Les êtres humains, par essence, servent de conduits aux énergies, canalisant les fréquences qui traversent le cosmos. L'amalgame de l'astrologie avec le cadre de la médecine homéopathique comble le fossé qui sépare le céleste et l'humain, liant les dimensions macrocosmiques et microcosmiques. Cette synthèse permet d'infuser la sagacité cosmique dans l'essence de la vie quotidienne.

Dans cette fusion complexe, les remèdes se transforment en vaisseaux de clairvoyance céleste. Ils acquièrent les attributs archétypaux associés aux planètes et aux signes, résonnant selon la cadence cosmique qui imprègne l'univers. À l'instar de la progression cyclique des phases lunaires, les remèdes reflètent les rythmes pulsés de la guérison, recalibrant les disharmonies, alignant les énergies et revigorant la vitalité.

La synergie synchronisée de l'astrologie et de l'homéopathie nous incite à reconnaître notre implication dans un grand récit, où les entités célestes, terrestres, les étoiles, les planètes et les êtres humains convergent comme des fils interconnectés dans le tissu de l'existence. Le thème de naissance joue le rôle d'une carte marine, guidant les individus dans les couloirs labyrinthiques de leur expédition de santé. En tandem, les remèdes se transforment en guides, aidant à naviguer dans le paysage complexe du bien-être.

En traversant le temps, nos ancêtres regardaient vers le ciel, cherchant des conseils et des avertissements dans les corps célestes. La modernité, cependant, nous éloigne souvent de ces récits cosmiques. Cette alliance entre l'astrologie et l'homéopathie nous rappelle notre lien permanent avec le cosmos - un lien qui s'étend sur des millénaires. Elle affirme que le pouls de l'univers bat en nous, guidant notre voyage vers le bien-être.

Quelques similitudes frappantes entre l'astrologie et la médecine homéopathique

L'astrologie et l'homéopathie plongent leurs racines dans d'anciens systèmes de compréhension et sont utilisées depuis des siècles pour aider les individus dans divers aspects de leur vie. Bien qu'elles aient des pratiques et des philosophies distinctes, elles partagent certains thèmes et approches sous-jacents.

Approche holistique :

L'astrologie considère l'individu dans son ensemble, en tenant compte non seulement du signe solaire (que la plupart des gens appellent leur "signe du zodiaque"), mais aussi de l'ensemble du thème natal, qui comprend la position de toutes les planètes au moment de la naissance. L'homéopathie traite l'individu dans sa globalité plutôt que de s'attaquer à des symptômes spécifiques. Un homéopathe prend en compte les aspects émotionnels, mentaux et physiques avant de recommander un remède.

Traitement/analyse individualisé(e) :

En astrologie, le thème natal de chaque personne est unique en fonction de l'heure et du lieu de sa naissance. Les astrologues fournissent des informations adaptées à ce thème personnel. En homéopathie, les remèdes sont choisis en fonction des symptômes, des émotions et de la constitution générale de la personne. Ce qui est efficace pour une personne ne l'est pas nécessairement pour une autre souffrant de la même maladie.

Influence énergétique :

L'astrologie croit en l'influence des énergies cosmiques sur les individus, les positions planétaires affectant les dispositions et les événements humains. L'homéopathie fonctionne selon le principe "qui se ressemble s'assemble". On pense que l'essence énergétique de la substance, lorsqu'elle est fortement diluée, peut stimuler le processus de guérison du corps.

La connexion de la nature :

L'astrologie s'appuie sur les cycles naturels des corps célestes et leur position dans le cosmos. L'homéopathie utilise des substances naturelles (végétales, minérales, animales) comme base de ses remèdes.

Des racines anciennes :

L'astrologie a des racines anciennes dans les civilisations babylonienne, égyptienne et gréco-romaine. Bien que l'homéopathie soit plus moderne que l'astrologie, puisqu'elle a été fondée à la fin du XVIIIe siècle par Samuel Hahnemann, elle s'appuie sur des principes de guérison anciens.

Pp

Pratique intuitive et empathique :

Les praticiens des deux disciplines développent souvent un sens profond de l'intuition et de l'empathie. Les astrologues "lisent" une carte, à la recherche de schémas et de connexions, tandis que les homéopathes "lisent" un patient, en tenant compte des signes émotionnels ou mentaux les plus subtils.

L'astrologie et l'homéopathie offrent toutes deux des perspectives uniques pour comprendre et aider l'expérience humaine. Elles trouvent un écho auprès de ceux qui recherchent des voies alternatives ou complémentaires vers la connaissance de soi et la guérison, en mettant l'accent sur l'interconnexion de l'individu avec le monde qui l'entoure.

Microcosme et Macrocosme : Exploration du concept séculaire selon lequel les humains (microcosme) reflètent l'univers plus vaste (macrocosme)

L'interaction entre le microcosme et le macrocosme est un thème central qui s'est répercuté dans les annales de la pensée philosophique, spirituelle et scientifique. Enracinée dans les traditions anciennes, l'idée suggère que les êtres humains individuels (le microcosme) reflètent ou sont une version miniature de l'univers plus vaste ou du cosmos (le macrocosme). Ce principe se retrouve à la fois dans l'astrologie et dans l'homéopathie, bien que de manière différente. Penchons-nous sur ce lien profond :

Le concept de microcosme-macrocosme remonte aux civilisations anciennes. Les Grecs, par exemple, pensaient que le corps humain était un petit univers en soi, reflétant le grand cosmos. De même, l'ancien concept chinois du Tao croit en l'harmonie cosmique, où chaque élément individuel reflète sa totalité.

L'astrologie repose sur le principe fondamental selon lequel le cosmos, ou macrocosme, influe sur les vies humaines individuelles, le microcosme. Les positions et les mouvements des corps célestes au moment de la naissance d'une personne sont censés façonner son caractère, son destin et les événements de sa vie.

Cartes natales : Ce sont essentiellement des instantanés cosmiques de l'univers au moment de la naissance d'un individu. Elles représentent la manière dont le macrocosme (l'univers) à ce moment-là influence le microcosme (l'individu).

Transits : Lorsque les planètes se déplacent, elles interagissent avec les positions natales, ce qui suggère que nos expériences microcosmiques continuent d'évoluer en réponse aux changements des schémas macrocosmiques.

Bien que l'homéopathie se concentre principalement sur le principe de "ce qui se ressemble s'assemble", certaines interprétations de sa philosophie entrent en résonance avec la relation entre le microcosme et le macrocosme.

Force vitale : L'homéopathie croit en l'existence d'une force ou d'une énergie puissante à l'intérieur de chaque individu. Cette énergie est un reflet microcosmique de la force vitale plus incroyable ou de la signification de l'univers.

Remèdes : Dérivés de substances naturelles, ils sont censés contenir l'essence ou l'esprit de la matière d'origine, qu'il s'agisse d'une plante, d'un minéral ou d'un animal. Cette essence reflète les énergies macrocosmiques de la nature dans le domaine microcosmique de l'individu.

L'astrologie et l'homéopathie, à travers leurs optiques respectives, promeuvent toutes deux l'idée d'interconnexion et d'unité entre l'individu et l'univers.

Philosophie hermétique : "Ce qui est en haut est en bas ; ce qui est en bas est en haut". Cet ancien axiome hermétique résume parfaitement la relation entre le microcosme et le macrocosme. L'astrologie et l'homéopathie sont toutes deux en résonance avec ce principe, suggérant qu'en comprenant un niveau (individuel ou cosmique), il est possible d'obtenir des informations sur l'autre.

Si les individus sont de véritables reflets de l'univers, les modalités de guérison telles que l'astrologie et l'homéopathie offrent des voies vers l'équilibre et le bien-être en s'attaquant aux symptômes physiques et aux connexions cosmiques plus profondes.

Remédiation astrologique : Les astrologues suggèrent souvent des remèdes basés sur les positions planétaires afin d'aligner les énergies individuelles sur le cosmos.

Guérison homéopathique : En utilisant des remèdes en résonance avec la force vitale de l'individu, l'homéopathie cherche à rétablir l'équilibre et l'harmonie, à l'image de l'équilibre naturel du cosmos.

En conclusion, le principe du microcosme et du macrocosme témoigne de la quête perpétuelle de l'humanité pour la connexion et la compréhension. En nous considérant comme des entités uniques et des reflets d'un grand dessein cosmique, nous trouvons des voies pour une introspection plus profonde, la guérison et l'unité dans la vaste tapisserie de l'existence.

Un autre parallèle intéressant entre l'astrologie et la médecine homéopathique est le concept d'holisme.

Le holisme est l'idée que les systèmes et leurs propriétés doivent être considérés comme un tout, et non comme une simple collection de parties. Selon cette approche, un système individuel (un être humain, un écosystème ou un groupe social) est plus que la somme de ses parties. C'est le système dans son ensemble qui détermine le comportement de ses fonctions. Il s'oppose au réductionnisme, qui vise à comprendre les systèmes complexes en les réduisant aux interactions de leurs parties. L'accent est mis sur l'interconnexion et l'interdépendance de tous les aspects d'un système. Le holisme estime que la compréhension de l'ensemble du système peut apporter des éclaircissements qui ne sont pas apparents lorsque l'on étudie uniquement les parties individuelles.

L'homéopathie est un système de médecine qui considère l'individu comme un tout intégré, englobant l'esprit, le corps et l'âme. L'homéopathie ne se contente pas de traiter des maladies, elle traite des individus présentant des schémas pathologiques spécifiques. Deux personnes souffrant de la même maladie peuvent recevoir des traitements différents en fonction de leurs symptômes, de leurs sentiments et de leurs expériences. Un homéopathe tiendra compte des symptômes mentaux et émotionnels d'un patient, ainsi que de ses symptômes physiques. L'homéopathie considère que le corps et l'esprit sont intimement liés et que les déséquilibres de l'un peuvent affecter l'autre. La croyance en une "force vitale" ou "énergie de vie" qui maintient la santé est au cœur de l'homéopathie. La maladie est considérée comme une perturbation de cette force vitale et les remèdes homéopathiques visent à rétablir l'équilibre.

L'astrologie étudie les positions et les mouvements des corps célestes et leur influence potentielle sur les affaires humaines et les phénomènes naturels. Le thème natal d'un individu, ou thème de naissance, est un instantané de l'univers au moment exact de la naissance.

Il représente la position des planètes et des autres corps célestes, et chacun d'eux interprète divers aspects de la personnalité, des émotions et du parcours de vie potentiel de l'individu. En astrologie, chaque monde, signe et maison est interconnecté. Les relations entre les planètes peuvent indiquer des zones de tension, d'harmonie ou de concentration dans la vie d'une personne. Les astrologues pensent que les mondes continuent de se déplacer et d'évoluer et qu'ils interagissent avec les positions des planètes dans le thème natal d'une personne, indiquant les phases potentielles ou les défis de la vie.

L'astrologie considère que les individus sont intrinsèquement liés au cosmos. Les positions et les mouvements des corps célestes sont censés refléter les rythmes et les modèles internes des individus et même des sociétés.

L'homéopathie et l'astrologie utilisent toutes deux une approche holistique, soulignant l'interconnexion des différents éléments, qu'il s'agisse de symptômes dans le corps ou de positions des corps célestes. Elles privilégient la compréhension de l'individu ou de la situation en tant que système complet plutôt que de se concentrer uniquement sur des parties isolées.

La médecine homéopathique et l'astrologie partagent également une affinité pour le symbolisme et l'interprétation.

L'astrologie est imprégnée d'une riche tapisserie de symboles qui représentent les corps célestes, leurs positions et leurs relations les uns avec les autres. Chaque élément astrologique, des signes du zodiaque aux planètes et aux maisons, a sa représentation symbolique.

Symboles planétaires : Chaque planète symbolise différentes facettes de la vie. Par exemple, Vénus représente l'amour et la beauté, tandis que Mars symbolise l'agressivité et le dynamisme.

Signes du zodiaque : Les douze signes du zodiaque, du Bélier aux Poissons, sont des symboles représentant des caractéristiques et des traits de caractère inhérents. Chaque personnage a son logo, comme le Lion pour le Lion ou le Scorpion pour le Scorpion.

Maisons : Les douze maisons d'un thème astrologique symbolisent différents domaines de la vie, de l'image de soi aux relations et à la carrière.

Aspects : Il s'agit des angles que forment les planètes entre elles et qui ont leur symbole. Par exemple, le "trine" (120°) indique l'harmonie, tandis que le "square" (90°) suggère la tension.

En astrologie, l'interprétation de ces symboles consiste à comprendre leur signification et leur relation. Le placement d'une planète dans un signe ou une maison spécifique et ses aspects avec d'autres planètes peuvent fournir des indications sur la personnalité d'un individu, ses tendances et son chemin de vie potentiel.

L'homéopathie est un système médical qui interprète les signes et symptômes subtils d'un individu afin de déterminer le remède le plus approprié.

Symboles des symptômes : En homéopathie, les symptômes sont des symboles de l'effort du corps pour se guérir. Une toux, par exemple, peut être le moyen pour le corps d'expulser des substances nocives.

Images du remède : Chaque remède homéopathique présente une "image" de nombreux symptômes physiques, émotionnels et mentaux. Cette image est créée à partir de l'expérimentation, qui consiste à tester des substances sur des individus sains afin de déterminer les symptômes qu'elles produisent.

Miasmes : Il s'agit de dispositions héritées ou acquises à l'égard de maladies ou d'affections spécifiques. Samuel Hahnemann, le fondateur de l'homéopathie, les a décrits comme des "principes infectieux" ou des causes sous-jacentes de maladies. Ils ont leurs symboles et leurs interprétations, qui peuvent guider le traitement.

Puissance et dose : la dilution et la vigueur d'un remède (sa force) ont une signification symbolique. Des forces plus élevées peuvent être utilisées pour des affections plus profondes et plus chroniques, tandis que des puissances plus faibles peuvent être utilisées pour des symptômes aigus.

Pour un homéopathe, interpréter ces symboles signifie comprendre les différences nuancées entre les remèdes et faire correspondre l'image du remède au profil des symptômes du patient. Il s'agit d'un processus méticuleux d'observation, de recherche et de compréhension des indications subtiles présentées par le patient.

L'astrologie et l'homéopathie sont toutes deux des pratiques profondément symboliques qui s'appuient sur l'interprétation de ces symboles pour fournir des informations, que ce soit sur le parcours de vie et la personnalité d'un individu ou sur sa santé et son bien-être. Bien que les caractères puissent sembler simples, leur interprétation exige une connaissance, une compréhension et une intuition approfondies. Les deux disciplines considèrent l'individu comme une entité holistique, où les signes et les symptômes, ou les placements planétaires, sont les pièces interconnectées d'un gigantesque puzzle.

La médecine homéopathique et l'astrologie ont des racines anciennes communes. Bien que distinctes, elles se recoupent souvent dans les pratiques médicales et les textes philosophiques anciens.

Comme nous l'avons vu, la médecine homéopathique, développée à la fin du XVIIIe siècle par Samuel Hahnemann, repose sur le principe du "pareil au même", selon lequel une substance provoquant des symptômes chez une personne en bonne santé peut traiter des symptômes similaires chez une personne malade lorsqu'elle est administrée sous une forme diluée.

Beaucoup plus ancienne, avec des origines remontant à l'époque babylonienne, l'astrologie postule que les événements célestes influencent les événements humains et les caractéristiques individuelles.

Les deux domaines ont des liens historiques profonds avec les anciennes pratiques médicales :

Les Grecs croyaient en l'équilibre des quatre humeurs (sang, flegme, bile jaune et bile noire). La compensation ou le déséquilibre de ces humeurs était censé être en corrélation avec certains événements astrologiques. Par exemple, Mars, chaud et sec, était associé à la bile jaune (choléra).

Hippocrate, souvent appelé le père de la médecine, est célèbre pour avoir dit : "Celui qui ne comprend pas l'astrologie n'est pas un médecin mais un imbécile".

Guérir par la résonance individualisée

L'homéopathie, en tant qu'approche thérapeutique holistique, considère les symptômes non seulement comme des problèmes à éradiquer, mais aussi comme des manifestations de déséquilibres plus profonds au sein de l'individu.

Les homéopathes adoptent une technique d'entretien globale. Ils ne se concentrent pas uniquement sur la maladie, mais s'intéressent à l'état émotionnel de la personne, à son histoire personnelle, à ses préférences (comme l'alimentation et la température) et même à des symptômes physiques apparemment sans rapport avec la maladie. Ce vaste éventail d'informations permet d'esquisser une image holistique de la personne et de s'assurer que le remède trouve un écho à tous les niveaux.

La Materia Medica homéopathique est un recueil de remèdes, chacun ayant son profil de symptômes et de caractéristiques. Un remède n'est pas choisi uniquement en raison de quelques signes concordants, mais parce que sa forme est en résonance avec l'ensemble de l'état de la personne. Par exemple, si plusieurs remèdes peuvent traiter les maux de tête, la nature exacte du mal de tête, les symptômes qui l'accompagnent et les conditions émotionnelles permettent d'affiner le choix.

Étant donné la profonde individualisation intrinsèque aux deux domaines, il n'est peut-être pas surprenant qu'il y ait eu une convergence :

Certains praticiens utilisent les connaissances astrologiques pour affiner leurs choix de remèdes. Par exemple, l'influence de Saturne peut mettre en évidence des peurs profondes ou des problèmes chroniques, orientant l'homéopathe vers des remèdes connus pour des thèmes similaires.

L'astrologie et l'homéopathie reposent toutes deux sur un point de vue philosophique qui valorise l'expérience nuancée de l'individu. Plutôt que de proposer des solutions génériques, les deux disciplines respectent l'interaction complexe des facteurs qui façonnent la vie et la santé de chaque personne.

L'astrologie et la médecine homéopathique, bien qu'issues de paradigmes différents, se recoupent admirablement dans leur profond respect de l'individualité. La danse céleste complexe au moment de la naissance, tout comme l'ensemble nuancé des symptômes présentés à un homéopathe, racontent une histoire unique. Les deux domaines remettent en question l'approche conventionnelle et standardisée de la compréhension de l'être humain, en prônant une compréhension plus riche, plus complexe et plus personnalisée du parcours de chaque individu.

Les remèdes homéopathiques, quant à eux, constituent un système de médecine alternative utilisé depuis plus de deux siècles. L'homéopathie considère le patient dans sa globalité, s'attaquant non seulement aux symptômes physiques, mais aussi aux aspects émotionnels et mentaux. Cette approche globale peut conduire à une guérison plus profonde. Les remèdes homéopathiques étant fortement dilués, beaucoup pensent qu'ils offrent des traitements avec des risques minimes d'effets secondaires, ce qui en fait une alternative plus sûre pour les personnes sensibles aux médicaments conventionnels. L'homéopathie est fondée sur le principe de la "similitude des remèdes". L'idée est que les substances qui provoquent des symptômes chez les personnes en bonne santé peuvent être utilisées sous forme diluée pour stimuler les processus naturels de guérison de l'organisme.

Certaines personnes souffrant de maladies chroniques affirment avoir trouvé un soulagement à leurs symptômes grâce à des traitements homéopathiques lorsque d'autres modalités ont échoué. Certains remèdes homéopathiques sont destinés à traiter les troubles émotionnels et psychologiques, de l'anxiété à la dépression en passant par les traumatismes. Les adeptes affirment que ces traitements peuvent apporter un soulagement profond et favoriser le bien-être mental.

En résumé, les lectures astrologiques et les traitements homéopathiques offrent tous deux un éventail de bienfaits thérapeutiques et psychologiques, selon leurs partisans. Si la communauté scientifique aborde souvent ces domaines avec scepticisme, les expériences personnelles et les témoignages de nombreuses personnes témoignent de leur importance dans divers contextes culturels et individuels. Qu'il s'agisse de trouver son chemin dans les étoiles ou de rechercher une guérison holistique à partir de remèdes naturels, ces pratiques continuent d'être une source de réconfort, d'orientation et de guérison pour de nombreuses personnes à travers le monde.

En général, les sociétés multiculturelles ont largement profité de ces disciplines.

La médecine homéopathique et l'astrologie se sont imposées dans diverses sociétés au cours des siècles, influençant tout, de la culture populaire aux événements historiques importants. L'impact sociétal de ces pratiques, souvent façonné par l'évolution des attitudes et des contextes historiques, offre une fenêtre sur l'interaction complexe entre les systèmes de croyance et la société dans son ensemble.

La médecine homéopathique, née à la fin du XVIIIe siècle, s'est développée comme une alternative à ce qui était perçu comme des pratiques agressives, souvent nocives, de la médecine traditionnelle. Au fur et à mesure qu'elle gagnait du terrain, notamment en Europe et aux États-Unis, ses implications sociétales devenaient plus prononcées :

En termes de culture pop, la popularité de l'homéopathie a connu des vagues, avec l'approbation de célébrités et d'influenceurs à différents moments de l'histoire. L'approbation de l'homéopathie conduit souvent à des pics d'intérêt et d'adoption de la part du public.

Sur le plan social, l'homéopathie a introduit l'idée d'un traitement individualisé. Elle mettait l'accent sur le traitement holistique des patients, en tenant compte des aspects émotionnels, mentaux et physiques. Cette approche contrastait avec les traitements plus génériques de la médecine traditionnelle, ce qui a donné lieu à des discussions plus larges sur les soins aux patients et les besoins individuels.

Des hôpitaux et des écoles homéopathiques ont vu le jour au XIXe siècle et au début du XXe siècle, signe de son acceptation institutionnelle.

Avec l'essor des grandes sociétés pharmaceutiques au XXe siècle, l'homéopathie a été confrontée à des défis, souvent décrite comme l'outsider face à "Big Pharma". Cette dynamique a fait avancer les débats sur l'éthique médicale, les droits des patients et l'influence des entreprises sur les soins de santé.

L'astrologie, dont les racines remontent à des millénaires, a vu son influence croître et décroître à travers les sociétés, mais sa marque sur la culture et l'histoire est indéniable :

La culture populaire a adopté l'astrologie sans réserve, surtout ces derniers temps. Les horoscopes sont publiés dans les journaux quotidiens et la question "Quel est votre signe ?" est devenue un sujet de conversation courant. Les plateformes de médias sociaux regorgent d'astrologues et de passionnés qui partagent des prédictions, des mèmes et des idées basées sur les signes du zodiaque.

Historiquement, de nombreux dirigeants et monarques ont fait appel à des astrologues pour les guider. Ainsi, la reine Élisabeth Ire avait son astrologue de cour, John Dee, qui a joué un rôle dans le choix de la date du couronnement. De tels exemples soulignent l'influence de l'astrologie sur des événements et des décisions historiques importants.

Sur le plan social, l'astrologie a souvent été un outil d'introspection et de compréhension de soi. En particulier dans les périodes de bouleversements sociaux ou d'incertitude personnelle, les gens se sont tournés vers l'astrologie pour obtenir des éclaircissements et des conseils.

La division du temps en mois, la dénomination des jours et même le concept de la semaine de sept jours dans de nombreuses cultures ont des fondements astrologiques, ce qui montre à quel point l'astrologie est profondément ancrée dans les structures sociétales.

En ce qui concerne le scepticisme de la société, l'astrologie, comme l'homéopathie, a été confrontée à ses détracteurs. Les remises en question de sa validité par la communauté scientifique ont suscité des débats plus larges sur la croyance, la compréhension fondée sur des preuves et le rôle de l'intuition et de la spiritualité dans la vie quotidienne.

En résumé, la médecine homéopathique et l'astrologie ont laissé des traces indélébiles dans la société, façonnant la culture populaire, influençant les événements historiques et suscitant des débats sur des questions philosophiques et éthiques plus larges. Leur persistance et leur évolution soulignent le désir humain de guérison, de compréhension et de connexion à quelque chose de plus significatif, qu'il s'agisse du cosmos ou des principes sous-jacents de la nature.

L'actualité et la résurgence de l'intérêt pour l'astrologie dans L'homéopathie au XXIe siècle

Le XXIe siècle a été le témoin d'un regain notable de popularité de l'astrologie et de l'homéopathie, les progrès numériques, les plateformes de médias sociaux et une évolution globale vers la guérison alternative jouant un rôle essentiel à cet égard.

L'ère numérique, caractérisée par l'omniprésence de l'internet et des smartphones, a démocratisé l'accès à l'information. L'astrologie et l'homéopathie se sont ainsi rapprochées des individus, brisant les frontières géographiques et culturelles :

Les moteurs de recherche et les sites web spécialisés ont facilité la consultation de l'horoscope ou la recherche d'un remède homéopathique. L'accès instantané à l'information signifie que n'importe qui, n'importe où, peut approfondir ces domaines à son rythme et à sa convenance.

Les applications consacrées à l'astrologie, telles que Co-Star et The Pattern, fournissent des informations quotidiennes personnalisées, rendant ainsi l'art ancien pertinent et accessible à la génération technophile. De la même manière, les outils de recherche de remèdes homéopathiques et les plateformes de télésanté mettent les utilisateurs en contact avec des praticiens et des ressources homéopathiques.

Les médias sociaux ont joué un rôle important dans ce regain d'intérêt :

Des plateformes comme Instagram, Twitter et TikTok regorgent d'astrologues et de passionnés d'homéopathie qui partagent des informations succinctes, des témoignages, des mèmes et bien d'autres choses encore. Ces plateformes permettent de créer des communautés, où des personnes partageant les mêmes idées peuvent partager leurs expériences, poser des questions et apprendre les unes des autres.

Les influenceurs et les célébrités qui parlent ouvertement de leur expérience de l'astrologie et de l'homéopathie ajoutent une couche d'acceptation et de curiosité de la part du grand public. Lorsque des personnalités influentes attribuent leur bien-être mental ou leur guérison à ces domaines, leurs nombreux adeptes sont souvent intrigués et cherchent à en savoir plus.

L'évolution globale vers des modalités de guérison alternatives, soutenue par un scepticisme croissant à l'égard de l'approche unique de la médecine conventionnelle et des préoccupations concernant les effets secondaires des produits pharmaceutiques, a également contribué à cette évolution :

De nombreuses personnes se tournent vers des traitements holistiques et individualisés, qu'elles considèrent comme plus en phase avec les rythmes et les besoins naturels de l'organisme. L'homéopathie, qui a pour principe de traiter l'individu et pas seulement la maladie, s'inscrit parfaitement dans ce contexte.

Le mouvement plus large du bien-être, qui englobe tout, de la méditation de pleine conscience à l'alimentation biologique, a créé un environnement propice à l'astrologie et à l'homéopathie. L'astrologie procure un bien-être spirituel et psychologique, en donnant un aperçu du caractère et de l'objectif de chacun, tandis que l'homéopathie promet un équilibre physique et émotionnel sans produits chimiques synthétiques.

En conclusion, le paysage numérique interconnecté du XXIe siècle, associé à une évolution globale vers un bien-être individualisé et holistique, a insufflé une nouvelle vie à l'astrologie et à l'homéopathie. Ces pratiques anciennes, autrefois reléguées à la marge, trouvent aujourd'hui un regain de pertinence et d'acceptation dans la société moderne, grâce à la technologie et à l'évolution de l'état d'esprit mondial. L'astrologie et l'homéopathie sont prêtes à répondre à ces nouveaux besoins, car les gens se tournent de plus en plus vers l'intérieur pour trouver des réponses et vers l'extérieur pour trouver des solutions holistiques.

Conclusion

De nombreuses célébrités ont adopté l'astrologie et l'homéopathie, ainsi que la famille royale, pour n'en citer que quelques-unes.

Katy Perry : La chanteuse pop a souvent mentionné sa croyance en l'astrologie. Elle a déjà tweeté sur le fait que Mercure était en rétrogradation, faisant allusion à son influence potentielle sur sa vie.

Megan Fox : L'actrice a déclaré dans des interviews qu'elle consultait un astrologue et qu'elle croyait fermement au monde spirituel.

Madonna : L'emblématique pop star s'est intéressée à divers domaines ésotériques, dont l'astrologie. Elle a fait référence à des signes astrologiques dans sa musique et a parlé de l'influence de l'astrologie sur sa vie dans des interviews.

Rihanna : La chanteuse a des tatouages représentant des signes astrologiques et est connue pour son intérêt pour l'astrologie. Elle en a parlé dans des interviews et a même intégré des thèmes zodiacaux dans sa ligne Fenty Beauty.

Homéopathie et médecines alternatives :

Paul McCartney : L'ancien Beatle est connu pour utiliser des remèdes homéopathiques et est un fervent défenseur du végétarisme et de la santé holistique.

Gwyneth Paltrow : L'actrice et fondatrice de la marque de style de vie Goop est l'une des célébrités les plus actives dans la promotion des traitements de santé alternatifs, y compris l'homéopathie.

Cindy Crawford : La top-modèle a déclaré publiquement qu'elle utilisait des remèdes homéopathiques pour elle-même et sa famille.

Usain Bolt : Le légendaire sprinter a utilisé des remèdes homéopathiques, en particulier Arnica Montana, pour se remettre de ses blessures.

Jennifer Aniston : La célèbre actrice est connue pour avoir utilisé des remèdes homéopathiques et milite en faveur de diverses approches de santé naturelles et holistiques.

Orlando Bloom : L'acteur a déclaré qu'il utilisait des vitamines et des remèdes homéopathiques pour rester en bonne santé.

David Beckham : le célèbre footballeur a utilisé de l'arnica pour soigner ses ecchymoses et a montré qu'il croyait en l'homéopathie à plusieurs reprises.

Elle Macpherson : La top-modèle a mentionné l'utilisation de remèdes homéopathiques pour préserver sa santé et son bien-être.

Cher : La chanteuse et actrice a mentionné l'utilisation de l'homéopathie dans diverses interviews et lui a attribué une partie de sa vitalité.

La famille royale :

La reine Élisabeth II : la reine est connue pour avoir été mécène de l'hôpital homéopathique royal de Londres, et il a été rapporté qu'elle utilisait des remèdes homéopathiques.

Prince Charles : fervent défenseur de l'homéopathie, le prince Charles a plaidé avec force pour son intégration dans le National Health Service (NHS) au Royaume-Uni. Il a été critiqué pour sa position, mais reste un fervent partisan de la médecine alternative.

Prince Philip : Il a été rapporté que le duc d'Édimbourg a utilisé des remèdes homéopathiques, en particulier lors de ses voyages.

Princesse Diana : Outre son intérêt pour l'astrologie, la défunte princesse était connue pour avoir utilisé et approuvé des traitements homéopathiques.

L'intérêt de la famille royale pour l'homéopathie remonte à plusieurs générations. Leur mécénat et leur utilisation personnelle ont contribué à la reconnaissance et à l'acceptation de l'homéopathie au Royaume-Uni et au-delà.

Ces célébrités et membres de la cour royale britannique ont largement contribué à mettre l'astrologie et l'homéopathie sous les feux de la rampe, influençant les perspectives et les choix de leurs adeptes et fans dans le monde entier.

Perspectives d'avenir :

Astrologie :

Alors que nous contemplons l'avenir de l'astrologie, la technologie jouera sans aucun doute un rôle monumental dans son évolution. Les progrès rapides de l'IA et de l'apprentissage automatique pourraient conduire à des lectures astrologiques plus personnalisées et plus précises, garantissant que les informations fournies sont adaptées à l'empreinte astrologique unique de chaque individu.

Les plateformes en ligne, soutenues par des logiciels en constante évolution, offriront probablement des expériences astrologiques immersives. La réalité augmentée pourrait permettre aux individus de visualiser les alignements planétaires, facilitant ainsi une meilleure compréhension de leurs influences cosmiques.

L'évolution des opinions sociales est susceptible d'intégrer davantage l'astrologie dans la vie quotidienne. Au fur et à mesure que les jeunes générations, souvent plus ouvertes au mélange de la science et de la spiritualité, atteignent l'âge adulte, l'acceptation et la pratique de l'astrologie pourraient devenir plus courantes.

La recherche dans le domaine de l'astrologie, qui était autrefois accueillie avec scepticisme, pourrait connaître un regain de vigueur. Grâce à l'amélioration des capacités de calcul, les chercheurs pourraient approfondir de vastes ensembles de données et explorer les corrélations potentielles entre les mouvements planétaires et le comportement humain.

L'homéopathie :

L'avenir de l'homéopathie, tout comme celui de l'astrologie, est étroitement lié aux avancées technologiques. Les plateformes pilotées par l'IA pourraient aider à sélectionner le remède le plus approprié pour un individu, en tenant compte de nombreux facteurs, des symptômes physiques aux états émotionnels.

La télémédecine, propulsée par la révolution numérique en cours, est sur le point de rendre les soins homéopathiques plus accessibles. Les consultations virtuelles pourraient devenir la norme et permettre aux individus, où qu'ils se trouvent, d'entrer en contact avec des homéopathes de renom dans le monde entier.

L'évolution des opinions sociales, en particulier la tendance à la santé et au bien-être holistiques, pourrait renforcer la position de l'homéopathie dans la médecine traditionnelle. Alors que les effets secondaires des médicaments allopathiques suscitent de plus en plus d'inquiétudes, de plus en plus de personnes pourraient se tourner vers l'approche douce et individualisée de l'homéopathie.

La recherche en homéopathie pourrait bénéficier des logiciels informatiques avancés et de l'intelligence artificielle. Ces outils pourraient aider à documenter et à analyser les schémas de réaction des patients, ce qui permettrait de mieux comprendre l'efficacité des remèdes et, peut-être, de mieux les faire accepter par la communauté médicale au sens large.

Conclusions :

En réfléchissant aux trajectoires futures de l'astrologie et de l'homéopathie, il devient évident que la technologie, en particulier l'IA et l'apprentissage automatique, jouera un rôle central. À mesure que les frontières entre les pratiques conventionnelles et alternatives s'estompent, grâce à l'évolution des opinions sociales et à de solides méthodologies de recherche, ces deux domaines ont un immense potentiel pour s'épanouir de manière inédite. Leur sagesse ancestrale, associée aux innovations modernes, promet un avenir où les individus auront une approche plus holistique et personnalisée pour se comprendre et atteindre le bien-être.

Alors que nous nous aventurons plus avant dans l'astrologie et la médecine homéopathique, je vous invite à vous joindre à moi dans ce voyage captivant. Ces pratiques, riches en histoire et affinées au fil des siècles, offrent des perspectives et des remèdes qui sont toujours d'actualité. Dans les prochains chapitres, nous approfondirons ces sujets et vous présenterons des perspectives et des points de vue détaillés. Ensemble, explorons l'art et la pratique de ces domaines fascinants.

En conclusion de ce discours, il nous incombe d'intérioriser cette prise de conscience. La contemplation du ciel nocturne devrait transcender la simple observation des corps célestes lointains ; elle devrait servir de miroir réfléchissant qui dévoile les complexités de l'existence humaine. Les remèdes ne doivent pas être considérés uniquement comme des substances matérielles ; ils encapsulent des conduits qui transmettent la résonance des forces cosmiques à l'intérieur de leurs matrices vibratoires. Le ballet cosmique, loin d'être distant, résonne profondément au cœur de notre être.

Dans l'odyssée de la guérison, cette conscience assume le rôle d'un compagnon permanent. Assimilons que nous sommes composés à la fois de poussières d'étoiles et d'essence humaine, et que nous existons en tant que confluence harmonieuse du céleste et du terrestre. Cette interaction cosmique, où la sagesse ancienne converge avec la contemporanéité et produit une résonance, nous incite à affirmer : "Ramenez-le à la maison". Cette déclaration invite le cosmos à prendre part à cette danse harmonieuse, en éclairant notre chemin et en harmonisant notre voyage avec la symphonie céleste.

Chapitre 6 : Perspectives de la médecine homéopathique et synthèse des informations.

Dans le dernier chapitre, nous discutons des développements et des progrès dans le domaine de l'homéopathie et réfléchissons à son potentiel pour l'avenir des soins de santé. Nous examinons l'intérêt croissant pour les médecines complémentaires et la manière dont l'homéopathie trouve sa place dans les soins de santé traditionnels. En outre, nous examinons les recherches en cours et les progrès réalisés dans les pratiques homéopathiques, ainsi que les efforts continus visant à établir les avantages de la médecine homéopathique.

Principes de la médecine homéopathique

La médecine homéopathique, introduite par Samuel Hahnemann à la fin du XVIIIe siècle, repose sur un ensemble de principes distincts qui guident sa philosophie et sa pratique. Au cœur de cette médecine se trouve la "loi des semblables", un principe qui suggère qu'une substance capable d'induire des symptômes spécifiques chez un individu sain peut être utilisée pour traiter des symptômes analogues chez une personne malade. Ce concept fondamental, connu sous le nom de "ce qui est semblable soigne ce qui est semblable", est la pierre angulaire de la prescription homéopathique. En appliquant des remèdes qui imitent les symptômes de l'affection, l'homéopathie vise à stimuler la réaction de guérison innée de l'organisme.

L'homéopathie met l'accent sur l'individualisation. Cette approche holistique reconnaît la nature multidimensionnelle de chaque personne, qui englobe des aspects physiques, émotionnels et mentaux. Plutôt que de considérer les symptômes de manière isolée, les homéopathes cherchent à saisir l'interconnexion de ces aspects pour comprendre la constitution d'un individu. Cette perspective globale permet d'élaborer des stratégies de traitement sur mesure qui s'attaquent non seulement aux manifestations superficielles de l'affection, mais aussi aux déséquilibres sous-jacents qui contribuent à l'état de santé.

L'utilisation de remèdes hautement dilués est conforme au principe de la "dose minimale". Selon ce principe, la puissance thérapeutique d'un remède augmente à mesure que son dosage diminue. En utilisant des quantités minimales de la substance active, l'homéopathie vise à mobiliser la force vitale de l'organisme, ou énergie vitale, sans déclencher de réactions indésirables. Cet équilibre délicat vise à déclencher une réponse curative tout en respectant l'équilibre inné de l'organisme.

La préparation des remèdes homéopathiques implique un processus unique connu sous le nom de "potentialisation". Cette méthode complexe comprend la dilution en série et la succussion, un processus d'agitation rythmique. L'objectif de la potentialisation est d'amplifier l'essence énergétique de la substance originale tout en atténuant toute toxicité potentielle. Ce concept met en évidence la nature paradoxale de l'homéopathie, où l'on pense que l'augmentation de la dilution renforce la puissance du remède.

Évolution historique

La genèse de la médecine homéopathique est attribuée à Samuel Hahnemann, médecin, chimiste et linguiste allemand visionnaire. La désillusion de Hahnemann face aux interventions médicales brutales de son époque, telles que les saignées et les purges, l'a poussé à rechercher des méthodes alternatives plus sûres et plus en phase avec les mécanismes de guérison du corps. Son voyage l'a conduit à découvrir la loi des similitudes et le concept de potentialisation.

L'opus magnum d'Hahnemann, "Organon of the Medical Art", publié en 1810, est un jalon essentiel dans le développement de l'homéopathie. Cet ouvrage fondateur a non seulement codifié les principes de la pratique homéopathique, mais il a également jeté les bases de son émergence en tant qu'approche médicale distincte. Dans ses pages, Hahnemann expose ses idées sur la nature de la maladie, le rôle des symptômes et les principes régissant l'administration des remèdes.

Importance dans le paysage de la santé

La médecine homéopathique occupe une place essentielle au sein des médecines complémentaires et alternatives (MCA). Sa douceur, son caractère non invasif et l'accent mis sur le bien-être holistique en font une option attrayante pour les personnes à la recherche de traitements qui s'alignent sur les capacités innées de guérison du corps.

En particulier, l'approche individualisée de l'homéopathie en fait un outil précieux pour la gestion des maladies et des affections chroniques. Là où la médecine conventionnelle peut offrir des solutions limitées ou provoquer des effets secondaires indésirables, les stratégies personnalisées de l'homéopathie s'attaquent aux causes profondes des maladies, facilitant ainsi une guérison complète et durable.

Bien que l'homéopathie ait fait l'objet de scepticisme et de débats sur ses fondements scientifiques, sa popularité ne se dément pas dans les diverses cultures du monde. Des pays comme l'Inde, la France, l'Allemagne, le Brésil et le Royaume-Uni ont adopté l'homéopathie comme option thérapeutique. D'innombrables personnes ont témoigné du soulagement et de l'amélioration apportés par les remèdes homéopathiques.

Des recherches en cours continuent d'explorer les mécanismes par lesquels l'homéopathie exerce ses effets et son efficacité clinique. Alors que les discussions persistent au sein de la communauté médicale, les partisans de l'homéopathie plaident en faveur d'une reconnaissance et d'une investigation accrues.

Alors que la société s'oriente vers des approches de soins de santé intégratives mettant l'accent sur le bien-être global, les principes durables et les traitements personnalisés de l'homéopathie sont prêts à contribuer à l'évolution du paysage des soins de santé. Cette discipline aux multiples facettes offre des voies supplémentaires vers le bien-être, embrassant la complexité de la santé humaine tout en s'alignant sur les aspirations de ceux qui recherchent des soins complets et individualisés.

Le chapitre consacré à la présentation d'une variété de médicaments homéopathiques sous le titre materia Medica peut être utile à de nombreux lecteurs.

Pour les profanes :

L'acquisition de connaissances sur les remèdes homéopathiques les plus couramment prescrits devient un outil puissant pour les profanes, leur permettant de prendre leurs décisions en matière de santé en toute confiance. Cette compréhension va au-delà de la simple reconnaissance de l'existence de l'homéopathie - elle offre un aperçu de l'étendue remarquable des affections que l'homéopathie peut traiter efficacement. En se familiarisant avec ces remèdes, les individus s'ouvrent à des possibilités de guérison qui auraient pu passer inaperçues auparavant.

Cette nouvelle prise de conscience n'est pas qu'une question de connaissances théoriques ; elle se traduit par une responsabilisation pratique. En connaissant les remèdes fréquemment prescrits, les individus peuvent prendre des décisions éclairées concernant leur parcours de santé. Imaginez que vous ayez une compréhension fondamentale des thérapies qui soulagent souvent des symptômes ou des conditions spécifiques. Cette connaissance, telle une boussole, guide les individus vers des options pertinentes, leur offrant un sentiment de contrôle et de participation à leur bien-être.

L'utilité de ces connaissances va plus loin. Il s'agit d'une boîte à outils pour les situations de tous les jours, lorsque des maux et des désagréments mineurs surviennent. Tout à coup, les individus peuvent utiliser l'homéopathie comme une forme d'autogestion de la santé, en traitant les problèmes courants de manière efficace et naturelle. Imaginez que vous sachiez quel remède peut apaiser un mal de tête, soulager une indigestion ou atténuer le stress. Cette familiarité permet aux individus d'adopter des solutions d'auto-assistance et de premiers soins, ce qui favorise une gestion proactive de la santé.

L'essence holistique de l'homéopathie est une autre dimension qui se dévoile à travers la compréhension des remèdes couramment prescrits. Grâce à cette connaissance, les profanes peuvent apprécier la danse complexe entre leur bien-être physique, émotionnel et mental. Ils commencent à comprendre qu'un remède ne se contente pas de cibler un symptôme isolé, mais qu'il s'adresse à l'individu. Cette perspective holistique est conforme à la croyance selon laquelle la santé est une interaction harmonieuse de diverses facettes, et les remèdes abordent cette complexité de manière globale.

L'attrait de l'homéopathie réside dans son approche douce et naturelle de la guérison. En connaissant les remèdes couramment prescrits, les profanes reconnaissent qu'ils explorent une voie qui correspond à leur désir de solutions non invasives et sûres. Dans un monde souvent dominé par des interventions médicales agressives, cette prise de conscience peut être rassurante et réconfortante. Elle favorise l'établissement d'un lien avec une forme de guérison qui correspond à leurs valeurs et à leurs préférences.

L'intégration de l'homéopathie à la médecine conventionnelle est une possibilité dynamique que la connaissance des remèdes fréquemment prescrits peut ouvrir. Les profanes peuvent apprendre à reconnaître les scénarios dans lesquels l'homéopathie peut compléter les approches médicales traditionnelles. Cette compréhension intégrative met en évidence le potentiel d'une stratégie de soins de santé collaboratifs, où diverses modalités travaillent ensemble pour soutenir des conditions de santé complexes. En substance, la compréhension des remèdes couramment prescrits brosse un tableau complet des offres de l'homéopathie, mettant en lumière son potentiel en tant qu'approche holistique et collaborative du bien-être.

Pour les praticiens de l'homéopathie :

La pratique de l'homéopathie devient nettement plus efficace et efficiente lorsque les praticiens connaissent bien les 100 remèdes les plus prescrits. Cette familiarité transforme le processus de prescription en un effort rationalisé et perspicace. Les praticiens peuvent évaluer rapidement les symptômes et la constitution d'un patient, en passant mentalement au crible un répertoire de remèdes pour identifier les options appropriées. La rapidité avec laquelle cela se produit améliore la capacité du praticien à fournir des traitements opportuns et ciblés, un facteur essentiel dans les soins aux patients.

Au-delà de la simple efficacité, la compréhension des remèdes fréquemment prescrits permet aux praticiens d'incarner la véritable essence de l'homéopathie, à savoir le traitement individualisé. Grâce à cette connaissance, les praticiens disposent d'une palette de remèdes pour créer des solutions personnalisées adaptées aux besoins de chaque patient. Cette personnalisation approfondie amplifie le potentiel de réussite du traitement, car elle reconnaît que la santé est un parcours profondément personnel influencé par une myriade de facteurs.

La connaissance des remèdes couramment prescrits n'est pas seulement un marqueur d'expertise clinique ; elle témoigne de l'engagement d'un praticien dans son métier. La capacité à naviguer dans ce corpus de connaissances reflète des années d'études, de pratique et de dévouement. Cette connaissance approfondie inspire confiance aux patients, qui recherchent souvent des praticiens ayant une compréhension nuancée des remèdes et de leurs applications. Il ne s'agit pas seulement de connaître les remèdes, il s'agit d'incarner l'esprit de la guérison homéopathique.

La compilation des remèdes fréquemment prescrits est plus qu'une simple collection d'idées ; c'est une mine de preuves qui souligne la validité de l'homéopathie. En analysant les schémas de prescription et en observant les résultats, les praticiens contribuent au développement d'une pratique homéopathique fondée sur des preuves. Cette approche empirique défie le scepticisme et ajoute de la crédibilité à l'homéopathie dans le paysage plus large des soins de santé. Elle s'inscrit dans la tradition de recherche et de découverte qui définit l'évolution des modalités médicales.

En fin de compte, la compréhension de la signification des remèdes couramment prescrits transcende la simple connaissance. Elle incarne l'essence même de l'homéopathie : un voyage vers l'autonomisation, la compréhension et la guérison. Que ce soit pour les profanes qui cherchent à explorer leurs options en matière de santé ou pour les praticiens qui souhaitent affiner leur art, le chapitre sur la materia medica sert de porte d'entrée vers un monde de possibilités et de connaissances en matière de guérison.

Respect de la sagesse curative innée du corps :

Au cœur de l'homéopathie se trouve le profond respect de la sagesse innée du corps en matière de guérison. La loi des similitudes, principe fondamental de l'homéopathie, reconnaît la capacité de l'organisme à reconnaître et à contrer les déséquilibres. Les remèdes homéopathiques poussent doucement les mécanismes naturels du corps, lui permettant de rétablir l'harmonie et l'équilibre. Cette philosophie inspire un sentiment de confiance dans les capacités de guérison inhérentes au corps, en accord avec l'interconnexion complexe du corps et de l'esprit.

Une perspective holistique de la santé :

La perspective holistique de l'homéopathie considère les individus comme des entités dynamiques composées d'aspects physiques, émotionnels et mentaux. En s'adressant à la personne dans son ensemble plutôt qu'à des symptômes isolés, l'homéopathie reconnaît l'interaction entre ces dimensions. Cette approche garantit que les traitements sont en résonance avec le bien-être de l'individu, favorisant la guérison physique et l'équilibre émotionnel et mental.

Améliorer la connexion corps-esprit :

L'homéopathie souligne le lien complexe entre le corps et l'esprit. Les états émotionnels et mentaux sont considérés comme faisant partie intégrante de la santé. Les remèdes homéopathiques tiennent compte du contexte dynamique de l'individu et reconnaissent l'influence des émotions sur le bien-être physique. En favorisant l'équilibre émotionnel, l'homéopathie soutient un processus de guérison plus complet et plus harmonieux.

Soins personnalisés et centrés sur le patient :

Les homéopathes excellent dans la prestation de soins personnalisés. Des consultations détaillées permettent d'approfondir les expériences, les préférences et les symptômes uniques d'un individu. Cette approche centrée sur le patient reconnaît le récit de l'individu et favorise une alliance thérapeutique entre le praticien et le patient. Les remèdes sont soigneusement sélectionnés en fonction des symptômes de l'individu, ce qui favorise un traitement adapté et efficace.

Guérison sûre et non invasive :

Les remèdes homéopathiques sont préparés par un processus méticuleux de dilution et de succussion, ce qui permet d'obtenir des solutions hautement diluées. Ils sont donc sûrs et non invasifs, et conviennent aux personnes de tous âges. L'absence d'effets secondaires nocifs ou d'interactions médicamenteuses permet à l'homéopathie de s'intégrer parfaitement aux traitements conventionnels, améliorant ainsi le bien-être général sans poser de risques supplémentaires.

Promotion de la conscience de soi et de l'autonomie :

Grâce à son approche holistique et à l'accent mis sur la compréhension de la constitution unique de chacun, l'homéopathie encourage la conscience de soi et la responsabilisation. Les individus deviennent des participants actifs dans leur parcours de guérison, apprenant à reconnaître les schémas, les déclencheurs et les déséquilibres. Cette responsabilisation s'étend au-delà de la santé et favorise un sentiment d'autonomie dans divers aspects de la vie.

Contribuer à un paysage sanitaire équilibré :

L'homéopathie complète la médecine conventionnelle en offrant une perspective alternative ancrée dans l'équilibre et la synergie. Son approche naturelle s'inscrit dans l'intérêt croissant pour les thérapies intégratives et complémentaires. En contribuant à l'équilibre du paysage des soins de santé, l'homéopathie enrichit les choix des patients, en garantissant une gamme diversifiée de modalités de guérison.

Catalyseur pour une vie en pleine conscience :

Les principes holistiques de l'homéopathie transcendent les soins de santé, devenant des catalyseurs de la vie en pleine conscience. L'accent mis sur l'interconnexion et l'équilibre encourage les individus à adopter des perspectives similaires au quotidien. Cet effet d'entraînement s'étend à la nutrition, à l'exercice, à la gestion du stress et à l'ensemble des choix de vie, améliorant ainsi la qualité de vie globale.

Cultiver des praticiens compatissants :

Les praticiens homéopathes incarnent la compassion et l'empathie. La relation patient-praticien est fondée sur le respect mutuel, l'écoute active et la compréhension. Cette approche favorise non seulement la santé physique, mais aussi le bien-être émotionnel.

Les praticiens servent de guides, de partenaires et de sources de soutien dans la recherche d'une santé optimale.

Élever l'expérience de la guérison :

L'homéopathie transcende la guérison physique, élevant l'expérience de la guérison pour englober les aspects émotionnels, mentaux et spirituels. En adoptant une philosophie holistique, les individus se voient offrir une feuille de route complète vers le bien-être. Le voyage devient un processus de transformation qui s'adresse à l'individu dans son ensemble, enrichissant non seulement la santé mais aussi la croissance personnelle et la découverte de soi.

En conclusion, la contribution multiforme de l'homéopathie à la société dans une perspective holistique est une tapisserie de respect de la sagesse du corps, de bien-être holistique, de soins personnalisés et d'autonomisation. Cette modalité douce mais puissante s'aligne sur le paradigme évolutif de la santé, en comblant le fossé entre la santé physique et l'harmonie émotionnelle. En encourageant la conscience de soi, en favorisant l'équilibre et en renforçant le lien entre le corps et l'esprit, l'homéopathie sert de phare au bien-être holistique dans le paysage des soins de santé modernes. Son impact va bien au-delà des remèdes, inspirant une approche plus consciente, plus connectée et plus autonome de la santé et de la vie.

Opportunités :

Soins personnalisés et centrés sur le patient :

À une époque où les soins de santé s'orientent vers une approche plus centrée sur le patient, l'homéopathie est particulièrement bien placée pour fournir des soins personnalisés qui traitent les symptômes physiques et le bien-être émotionnel et mental. Les patients recherchent de plus en plus des traitements qui correspondent à leurs valeurs et à leurs préférences, et l'approche individualisée de l'homéopathie trouve un écho favorable.

Médecine complémentaire et intégrative :

L'intégration des médecines complémentaires et alternatives (CAM) dans les soins de santé traditionnels gagne du terrain. La compatibilité de l'homéopathie avec les traitements conventionnels en fait un atout précieux dans les modèles de soins de santé intégratifs. Les efforts de collaboration entre les praticiens homéopathes et les prestataires de soins de santé traditionnels peuvent permettre d'offrir aux patients des soins plus complets et plus holistiques.

Des recherches et des preuves de plus en plus nombreuses :

L'accumulation de recherches scientifiques au cours des dernières années a contribué à l'établissement d'une base de données probantes en faveur de l'homéopathie. La poursuite des efforts de recherche peut éclairer ses mécanismes d'action, son efficacité clinique et ses applications potentielles. Les collaborations entre les praticiens de l'homéopathie, les chercheurs et les institutions universitaires peuvent renforcer le corpus de preuves et la crédibilité de l'homéopathie.

L'évolution mondiale vers les soins préventifs et le bien-être correspond bien à la philosophie de l'homéopathie, qui consiste à traiter les déséquilibres sous-jacents afin de prévenir le développement de maladies chroniques. Alors que les gens accordent de plus en plus d'importance au maintien de leur santé et de leur bien-être, l'homéopathie peut leur permettre de prendre des mesures proactives en vue d'une santé optimale.

Les progrès de la technologie :

L'ère numérique a permis à l'homéopathie d'étendre sa portée et son impact. Les plateformes en ligne, les ressources éducatives et les options de télémédecine permettent aux praticiens de l'homéopathie d'entrer en contact avec des patients situés dans des lieux géographiques différents. Les avancées technologiques facilitent également la communication, l'éducation et le partage des connaissances au sein de la communauté homéopathique.

L'autonomisation et l'engagement des patients :

L'homéopathie met fortement l'accent sur la responsabilisation des patients afin qu'ils participent activement à leur parcours de guérison. Avec l'augmentation des connaissances en matière de santé et l'engagement des patients, les individus cherchent à s'impliquer davantage dans leurs décisions en matière de soins de santé. L'approche de l'homéopathie, centrée sur le patient, s'inscrit parfaitement dans cette tendance, en favorisant un sentiment d'appropriation et de responsabilité à l'égard de sa santé.

Une portée mondiale :

Le paysage numérique permet à l'homéopathie de transcender les frontières géographiques. Les praticiens peuvent s'adresser à un public mondial par l'intermédiaire de plateformes en ligne, de webinaires et de consultations virtuelles. Cette portée mondiale facilite l'apprentissage interculturel, l'échange de connaissances et la diffusion d'informations sur les avantages de l'homéopathie.

Stratégies pour relever les défis :

Plaidoyer et éducation :

Il est essentiel de lutter contre les idées fausses et de sensibiliser le public aux principes et aux avantages de l'homéopathie. Les efforts de sensibilisation peuvent inclure des campagnes d'information, des ateliers et des collaborations avec des organismes de santé afin de fournir des informations précises au public et aux professionnels de la santé.

Pour renforcer sa position dans le paysage de la santé, l'homéopathie peut continuer à investir dans des recherches rigoureuses et des pratiques fondées sur des preuves. La collaboration avec les établissements universitaires, les organismes de recherche et les organismes de financement peut contribuer à l'élargissement de la base de données probantes étayant son efficacité.

L'homéopathie peut rechercher activement des collaborations avec les prestataires de soins de santé conventionnels, en comblant le fossé entre les différentes modalités. Des initiatives éducatives conjointes, des partenariats interdisciplinaires et des réseaux d'orientation peuvent faciliter l'intégration des soins aux patients et contribuer à une approche plus holistique.

Une communication ouverte entre les praticiens et les patients est essentielle pour instaurer la confiance et répondre aux préoccupations. Les praticiens homéopathes peuvent s'engager dans des discussions transparentes sur les principes, les mécanismes et les résultats potentiels des traitements homéopathiques afin de favoriser une prise de décision éclairée.

L'instauration de dialogues et de collaborations avec les établissements de soins de santé, les facultés de médecine et les universités peut favoriser une meilleure compréhension de la valeur de l'homéopathie. L'intégration de l'homéopathie dans les programmes universitaires, les projets de recherche et les équipes de soins de santé interdisciplinaires peut aider à intégrer l'homéopathie dans le système de soins de santé au sens large.

L'établissement de réseaux et de partenariats internationaux peut faciliter l'échange de connaissances, la collaboration en matière de recherche et les efforts de sensibilisation à l'échelle mondiale. La mise en relation avec des praticiens, des chercheurs et des organisations de différentes régions peut contribuer à la croissance et au progrès de l'homéopathie.

Dans le paysage évolutif des soins de santé, l'homéopathie est confrontée à des défis et à des opportunités qui façonnent son rôle dans la fourniture de soins holistiques et individualisés. En saisissant les opportunités, en relevant les défis et en adoptant des stratégies qui favorisent l'éducation, la recherche, la collaboration et l'autonomisation des patients, l'homéopathie peut continuer à briller en tant que modalité de guérison précieuse et stimulante. Son potentiel de contribution aux soins personnalisés, à la santé préventive et à la médecine intégrative la positionne comme une lueur d'espoir pour les personnes à la recherche d'un bien-être holistique.

En conclusion, j'espère que le lecteur a acquis un plus grand sentiment de maîtrise de sa santé. J'avais l'intention de fournir une base solide pour incorporer des méthodes de bien-être appropriées. J'espère que vous aurez tous un sentiment de maîtrise de votre vie, de votre famille, de vos enfants et de votre communauté.

Je nous souhaite à tous une vie merveilleuse, remplie de joie, de bonheur et de bonne santé.

Soyez toujours en bonne santé.

Je vous bénis.

Dr Victor Denis Purcell

Vous trouverez ci-dessous quelques ressources qui pourraient vous être utiles

Organon of Medicine" de Samuel Hahnemann - Il s'agit du texte fondateur et de l'œuvre principale de Hahnemann, le fondateur de l'homéopathie.

. "The Complete Homeopathy Handbook" par Miranda Castro - Un guide complet des remèdes homéopathiques et de leurs applications pour divers problèmes de santé.

"Desktop Guide to Keynotes and Confirmatory Symptoms" par Roger Morrison et Nancy Herrick - Ce livre permet d'identifier les symptômes caractéristiques de différents remèdes.

. "Materia Medica Pura" de Samuel Hahnemann - Cet ouvrage classique décrit divers remèdes homéopathiques.

"Homeopathic Medicine at Home" de Maesimund B. Panos et Jane Heimlich - Un guide pratique pour l'utilisation de l'homéopathie dans les affections courantes et les situations de premier secours.

. "The Science of Homeopathy" de George Vithoulkas est un livre qui approfondit les principes et la philosophie de l'homéopathie.

. "Kent's Repertory of the Homeopathic Materia Medica" par James Tyler Kent - Un répertoire largement utilisé qui aide à trouver des remèdes homéopathiques en fonction des symptômes.

"Lectures on Homeopathic Philosophy" par James Tyler Kent - Une collection de conférences qui expliquent les principes fondamentaux de l'homéopathie.

"Les maladies chroniques : Their Peculiar Nature and Their Homeopathic Cure" de Samuel Hahnemann est un ouvrage important qui explore le traitement des maladies chroniques par l'homéopathie.

. "The Prescriber" par John Henry Clarke - Un guide pratique pour prescrire des remèdes homéopathiques sur la base de symptômes spécifiques.

:

"Essential Synthesis" par Frederik Schroyens - Un répertoire complet qui combine des informations provenant de divers répertoires homéopathiques.

. "La science de l'homéopathie" de George Vithoulkas est un ouvrage classique qui explique les principes de l'homéopathie et son application pratique.

. "Clinical Materia Medica" par E.A. Farrington - Une collection détaillée d'expériences cliniques avec divers remèdes homéopathiques.

"Homeopathic Drug Pictures" par M.L. Tyler - Ce livre décrit les caractéristiques mentales et émotionnelles de divers remèdes homéopathiques.

"Principles and Practice of Homeopathy : The Therapeutic and Healing Process" (Principes et pratique de l'homéopathie : le processus thérapeutique et de guérison) de David Owen - Un livre qui explore la prescription homéopathique et la gestion des cas.

. "The Homeopathic Treatment of Small Animals" par Christopher Day - Un guide sur l'utilisation de l'homéopathie pour traiter les animaux de compagnie et les petits animaux.

"Le génie de l'homéopathie : Lectures and Essays on Homeopathic Philosophy" par Stuart Close - Une collection de conférences qui approfondissent la philosophie et les principes de l'homéopathie.

"Les miasmes homéopathiques : A Modern View" par Ian Watson - Ce livre explore le concept des miasmes en homéopathie et leur pertinence dans la pratique moderne.

. "Homeopathy and Mental Health Care : Integrative Practice, Principles, and Research" par Christopher Johannes - Un ouvrage complet qui examine le rôle de l'homéopathie dans les soins de santé mentale.

"Nature's Materia Medica" par Robin Murphy - Un materia medica qui fournit des informations sur la source, la préparation et les indications de divers remèdes homéopathiques.

Certainement ! Voici d'autres ouvrages sur l'homéopathie à découvrir :

"Le traitement homéopathique des enfants : Pediatric Constitutional Types" par Paul Herscu - Un livre qui se concentre sur les types constitutionnels chez les enfants et leur traitement homéopathique.

. "Homeopathy : Beyond Flat Earth Medicine" par Timothy R. Dooley - Un guide complet qui traite des principes homéopathiques, de la prise de cas et de la sélection des remèdes.

. "L'esprit des médicaments homéopathiques : Essential Insights to 300 Remedies" par Didier Grandgeorge est un livre perspicace qui permet de mieux comprendre les différents remèdes homéopathiques.

"La révolution homéopathique : Why Famous People and Cultural Heroes Choose Homeopathy" par Dana Ullman - Ce livre présente des études de cas de personnes influentes qui ont eu recours à l'homéopathie.

. "Impossible Cure : The Promise of Homeopathy" par Amy L. Lansky - Un récit personnel du voyage d'une mère vers l'homéopathie et de son impact sur la santé de son fils.

. "Prisma - The Arcana of Materia Medica Illuminated" par Frans Vermeulen - Un materia medica complet avec des descriptions vivantes des remèdes.

"The Twelve Tissue Remedies of Schussler" par Boericke et Dewey - Un ouvrage classique sur l'utilisation des sels tissulaires de Schussler comme remèdes homéopathiques.

"Une histoire d'amour homéopathique : The Story of Samuel and Melanie Hahnemann" par Rima Handley - Une biographie de Samuel Hahnemann et de sa femme Melanie, qui donne un aperçu de leur vie et de leur contribution à l'homéopathie.

. "Lotus Materia Medica" par Robin Murphy - Une materia medica avec des informations sur plus de 1200 remèdes homéopathiques.

"Homeopathy : Medicine for the New Millennium" par George Vithoulkas - Une collection de conférences données par George Vithoulkas, un éminent homéopathe, qui partage ses idées sur l'avenir de l'homéopathie.